한 권으로
정복하는

핵심
간호관리

한 권으로 정복하는 핵심 간호관리

발행일 2021년 11월 29일

편저자 장혜영
펴낸이 손형국
펴낸곳 (주)북랩
편집인 선일영
편집 정두철, 배진용, 김현아, 박준, 장하영
디자인 이현수, 한수희, 김윤주, 허지혜, 안유경
제작 박기성, 황동현, 구성우, 권태련
마케팅 김회란, 박진관
출판등록 2004. 12. 1(제2012-000051호)
주소 서울특별시 금천구 가산디지털 1로 168, 우림라이온스밸리 B동 B113~114호, C동 B101호
홈페이지 www.book.co.kr
전화번호 (02)2026-5777
팩스 (02)2026-5747

ISBN 979-11-6539-312-0 13510 (종이책)
979-11-6539-313-7 15510 (전자책)

2022년
최 신 판

한 권으로 정복하는 핵심 간호관리

장혜영 편저

북랩 book Lab

간호직 전공과목의 양은 상당합니다. 당장의 봐야 할 수험서가 두꺼우면 막판에는 암기에 질리게 됩니다. 이 책은 간호직 공무원 전용 수험서로 엮었습니다. 모든 내용을 표로 정리하여 가독성이 뛰어나고 적은 두께로 많은 양을 외우기에 최적화되어 있습니다. 간호직 전공과목은 이 책 하나면 충분하다고 자부합니다. 또한 간호사 국가시험용으로도 적합합니다.

이 책은 서브노트는 아닙니다. 메인으로 봐도 부족함이 없습니다. 요약집도 아닙니다. 모든 내용을 적은 페이지에 다 담았습니다. 그렇다고 이론서도 아닙니다. 한 번만 익히면 되는 잡다한 설명은 제외했기에 외우기만 하면 되는 알맹이만 있습니다. 또한 간호직 실무자들도 출제와 검토에 참여한다는 것을 고려하였을 때, 제가 간호직 공무원으로서 일하며 실제 업무에 꼭 필요하다고 생각되는 내용 또한 강조하였습니다.

많은 업무량과 공부에 치여 지푸라기라도 잡는 심정으로 이 책을 펼친 우리 간호사들과 간호학도들…. 이 책을 수험서로 선택해줘서 매우 감사하며, 저의 합격에도 큰 도움이 되었듯이 여러분에게도 그럴 것이고 목표했던 공직으로 가는 지름길이 되어 줄 것입니다. 병원과는 다른 길이 곧 펼쳐질 것입니다. 꼭 그렇게 될 겁니다.

장혜영

목차

III. 조직 … 53

IV. 인적자원관리 … 85

V. 지휘 … 119

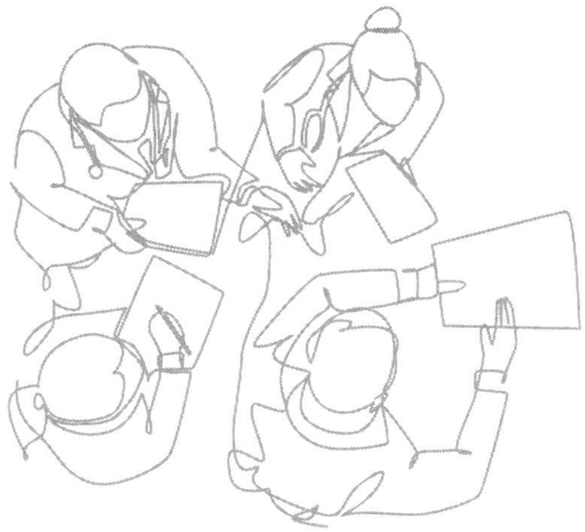

I.

간호관리의 이해

01 간호관리의 개념

관리

- 조직 공동의 목표를 설정하고 이를 달성하기 위해 체계적이고 합리적인 수행방법을 통해 목표를 이루는 일련의 과정
  ㉠ 관리과정: 기획, 조직, 인사, 지휘, 통제
  ㉡ 관리지원기능: 의사결정, 의사소통, 동기부여, 갈등관리 등
- 목적달성을 위한 인적·물적 자원의 효율적 이용
- 관리의 목표: 최소의 자원을 투입하여 최대의 목표를 달성할 수 있도록 하는 것(조직성과 측면의 목표)
- **간호관리의 궁극적 목적: 대상자의 안위와 만족**

[간호관리의 정의]
- 투입을 산출로 바꾸는 과정
- 간호조직의 목표를 달성하기 위한 집단활동
- 대상자에게 양질의 간호서비스를 제공하기 위해 간호사들이 알고 실천해야 할 지식과 기술(기법)
- 간호조직이 추구하는 목적을 더욱 효과적이고 효율적으로 달성하기 위한 수단
- 대상자에게 양질의 간호서비스를 제공하기 위해 간호직원들의 노력과 필요한 모든 자원의 활용을 기획·조직·인사·지휘·통제하는 과정과 기능(길리스)

관리 과정

길리스	자료수집과 계획→조직→인사→지휘→통제	스토너	기획→조직→지휘→통제(인사 x)
페이욜	기획→조직→지휘→조정→통제(인사 x)	**귤릭**	기획(P)→조직(O)→인사(S)→지휘(D)→조정(Co)→보고(R)→예산(B)

- 일반적 관리과정: **기획→조직→인사→지휘→통제(매리너-토미** & 마르퀴스와 휴스턴)
  ㉠ 기획: 조직 목표를 설정하고 이를 효율적으로 달성하기 위한 **구체적인 행동 방안**을 **사전**에 **선택**하는 과정
  ㉡ 조직: 조직구성원들이 조직 목표를 성취할 수 있도록 업무, 권한, 자원 등을 배당하는 과정, 조직 목적 달성을 위한 공식적 구조를 만드는 것
  ㉢ 인사: 유능한 인력을 조달·유지·개발·활용하는 과정(확보관리, 개발관리, 보상관리, 유지관리). 시간 소요가 가장 많은 과정
  ㉣ 지휘: 조직 목표 달성을 위해 업무를 지시, 감독, 조정하는 과정으로 리더십을 발휘하고 조직구성원들에게 동기부여(격려)하는 과정
  ㉤ 통제: 수행된 업무성과의 목표달성 여부를 확인, 평가하여 피드백을 통해 목표 성취에 필요한 계획을 수정하는 과정

관리 VS 행정

	관리	행정
목표	분명하고 단일한 특성	공익을 추구하며 불분명하고 복잡한 특성
권력성	정치권력 내포하지 않음	강제성과 정치권력 내포
독점성/경쟁성/능률성	경쟁을 도모하여 능률을 향상시킴	독점성이 높고 경쟁성이 제한됨
법령에 의한 제약	법령의 제약이 적음	법령의 제한을 엄격히 받아야 함 (전 국민 대상의 권력을 내포한 개념)
평등성	평등성을 덜 강조한 개념	법 앞에 평등한 개념(고도의 합법성 요구)

<table>
<tr><td rowspan="3">조직 성과 지표</td><td>생산성</td><td colspan="2">• 일정기간 동안의 투입과 산출의 비율. 경영성과 측정 지표(관리의 최종목표), 효과성과 효율성 두 개념 모두 포함</td></tr>
<tr><td>효과성</td><td>• 목적이 적합한지, 목적을 달성하였는지 가치추구의 개념
• 목적, 결과, 대상, 대외지향적, 장기적 측정</td><td rowspan="2">상호보완적</td></tr>
<tr><td>효율성</td><td>• 목적달성을 위해 자원을 생산적으로 잘 사용했는지 투입과 산출에 대한 관계를 의미하는 경제성(능률성)의 개념
• 수단, 과정, 방법, 대내지향적, 단기적 측정</td></tr>
<tr><td>실무에서 간호 관리의 중요성 (필요성)</td><td colspan="3">• 의료기술 및 보건의료산업의 발전
- 간호전문직에도 변화를 요구→간호사의 역량 개발, 간호전문직을 조직하고 향상시킬 수 있는 간호관리 필요성 증가
- 보건의료 조직 내에서 간호전문직의 책임 완수의 중요성 부각
• 의료시스템의 복잡화, 대형화에 따른 의료기관 간 경쟁 심화: 비용 효과적이고 합리적인 조직관리 요구됨
• 고객 요구의 다양화에 부응하는 양질의 간호서비스의 필요성 증가, 환자안전 및 의료서비스의 질 관리 요구 증가
• 의료인력 중 간호인력의 높은 비중: 질 높은 환자 간호를 수행하기 위해 간호사들은 간호관리가 필요</td></tr>
<tr><td>간호 관리의 학문적 특성</td><td colspan="3">㉠ 통합성: 인간과 조직을 이해하기 위해 여러 학문의 이론 및 연구방법을 통합
㉡ 인간중심성: 간호관리 구성원인 간호사들의 자기개발, 개인적 성장, 자아실현 욕구의 충족을 통한 간호조직의 계속적 발전이라는 목표 추구
㉢ 성과지향성: 간호조직의 성과(조직 유효성)를 높이려는 목적
㉣ 과학적 방법론: 경험적 관찰에 근거에 바탕을 두어 객관성 및 실증성을 확보
㉤ 상황적합성: 조직 목표달성을 위해 다양한 상황에 알맞은 지식과 기법을 객관적, 보편적 원리로 제시</td></tr>
</table>

길리스의 간호관리 체계모형

- 간호조직은 병원의 하부조직으로 병원의 내·외적 환경에 따라 영향을 받고 내·외적 환경과 상호작용하는 **개방체계**임
- 간호관리는 의사결정, 의사소통, 동기부여, 질 관리 등의 **지원기능**을 수행함

투입	**변환과정(관리과정)**					산출
	기획	조직	인사	지휘	통제	
정보/자료 재정(자금) 기술 물자/기구 시설/설비 공급품/소모품 건물/설계 생산자 투입요소: 간호인력(수,특성,배치), 간호 직원의 기술, 경험, 교육(유무, 계획), 훈련, 간호업무량, 간호사의 환자에 대한 **태도** 소비자 투입요소: 환자상태(중증도), 환자분류, 간호요구도(간호 강도), 환자 특성, 환자의 간호사에 대한 **태도**	목표관리 의사결정 재무관리 시간관리	조직구조 직무관리 조직문화 조직변화 간호전달 체계 결정	확보관리 간호전달 체계 적용 개발관리 직무수행 평가 보상관리 유지관리 노사협상	리더십 동기부여 주장 행동 의사소통 갈등관리 직무 스트레스 관리	간호 질 관리 환자안전관리 간호표준설정 업무수행평가 피드백	환자만족도 환자간호시간 간호생산성 간호서비스의 양 간호서비스의 질 간호사의 직무만족 직원개발(인력개발) 간호교육, 간호연구 조직 활성화 비용편익/간호수가 환자 재원일수 응급실 재방문율 자가간호능력향상 치료순응도 투약실천율 합병증 발생률 사망률, 이환율, 유병률 건강증진 직원 이직률·결근율

간호관리자 유형 & 카츠의 관리기술

관리자의 조직 계층에 따른 분류		카츠(Katz)의 관리 기술	
최고 관리자	• **환경과 관련**하여 조직의 장기적 목표, 전략, 정책 등을 결정 • 조직의 **사회적 책임**을 맡고 있으며, 간호부의 모든 활동을 기획·조직·지휘·통제(**수행 x**) • **조직 전체**에 **장기적 또는 전반적**으로 영향을 미치는 의사결정 수행 • 궁극적으로 **조직의 성공·실패**를 **좌우하는 책임**을 짐 • 조직 외부환경과의 상호작용(얼굴마담) 및 조직의 사회적 책임 수행 예 간호부원장, 간호이사, 간호본부장, 간호부장	**개념적 기술**	• **조직을 전체로** 보고 각 부분이 어떻게 의존관계를 유지하는지 통찰할 수 있는 능력으로 **최고관리자**에게 가장 중요한 관리기술 • 조직의 **모든 이해관계**와 개인의 활동을 조직 전체 상황에 적합하게 진행하는 능력 • 외부고객과 내부고객의 요구를 이해하는 능력 • **조직문제를 규명**, 대안을 모색하여 해결책을 찾아 수행하는 능력 • **환경**과 조직의 복잡성을 이해하고 대처하는 능력 (변화하는 보건의료체계의 현실을 받아들이고 빠르게 대처하는 능력) • 조직의 **목적**과 간호단위 내 **목표**를 **연결**시키는 기술 • 중요도: 최고관리자 > 중간관리자 > 일선관리자
중간 관리자	• 최고관리자가 설정한 조직의 목표·전략·정책을 수용하고 **집행을 위한**(**실제 행동으로 옮기는 데 필요한** 지시, 통제, 확인 등의) 제반활동 수행 • 일선관리자가 해야 할 조직의 목표와 계획을 전달하고 일선관리자를 지휘·감독 • **최고**관리자와 **일선**관리자 상호 간의 관계를 **조정**하는 역할 • 구성원의 상호활동 **조정** • **단기 실천계획** 수립, **세부 행동절차** 결정, **전술적** 목표 결정, **부서별 계획** 수립 • **실무와 인력에 관련된** 방침·절차·규칙 등 수립 예 간호 차장, 간호과장, 간호감독, 간호팀장	**인간적 기술**	• 다른 사람들과 성공적으로 상호작용하고 의사소통할 수 있는 능력 • **동기부여**에 대한 이해와 **리더십**을 효과적을 적용하는 것 포함 • 조직의 일원으로서 효과적으로 협력하여 다른 사람들과 함께 일할 수 있게 분위기를 구축하는 능력 • 위협적이지 않고, 개방적이고 안정된 환경을 조성하는 능력도 포함 • **어느 계층이나 비슷한 비중을 차지**하지만, 상대적으로 중간관리자에게 중요 • 중요도: 중간관리자 ≥ 최고관리자 = 일선관리자
일선 관리자	• 아래로 다른 관리자 없이 현장에서 **실제로 업무를 수행** • 조직구성원을 **직접 지휘 및 감독**하는 관리층 • 조직의 **실무적 역할** 조정 • 구성원의 실무적 역할 교정, 작업 운영·지휘, **현장**감독, **운영적 목표** 설정 • 기술적 역량을 구성원에게 전달하거나 고객의 기대와 요구를 부서에 전달하는 역할(**직접 고객과 대면**) 예 책임간호사, 팀리더, 파트장(수간호사)	**실무적 (전문적) 기술**	• **일선관리자**가 업무수행에 필요한 지식, 방법, 기구 및 설비를 사용할 수 있는 능력 • 전문화된 분야에서의 도구, 절차, 기법을 사용할 수 있는 능력 • 특정 분야를 감독하는 데 필요한 지식, 방법, 테크닉 • 중요도: 일선관리자 > 중간관리자 > 최고관리자

※ 기능별 중요도 비중
㉠ 인사·기획 기능: 최고 > 중간 > 일선관리자 순
㉡ 조직·지휘 기능: 일선 > 중간 > 최고관리자 순
㉢ 통제기능: 최고 ≒ 중간 ≒ 일선관리자

민츠버그의 10가지 관리자의 역할

	역할	역할 서술	활동 및 사례
대인관계 역할	관리자가 조직에서 부여된 **공식적 권한과 지위**를 통하여 수행되는 활동으로, 주로 **다른 사람들과의 관계**와 관련된 일을 하는 역할		
	대표자	법적이나 사회적으로 요구되는 상징적이고 일상적인 의무의 수행	• 의식에 참여하거나 **공적·법적·사회적 기능** 수행 (얼굴마담) • 법적서류 서명, 대표자 연설, 방문객 접대, 조직행사 주관 등
	지도자 (리더)	부하직원들을 **동기유발**시키고 직원의 **채용과 훈련**을 담당	• **부하 직원과**의 상호작용 • 구성원에게 **역할을 나눠주고** 격려하면서 부족한 부분은 보완하도록 **지도, 동기부여 및 피드백**
	섭외자 (연결자)	정보를 제공해주는 사람들(**외부인들**)과의 네트워크 유지	• **외부인(타부서 사람, 경쟁자 등)과 상호작용** • 타부서의 직원, 전문가, 물품공급업자, 환자 등과의 관계를 유지
정보적 역할	조직 내외의 사람들과의 **교류**를 통해 많은 **정보**를 수집, 이용, 전달하는 역할		
	모니터 (정보수집자)	다양하고 특정한 정보를 조직과 환경에서 찾아 수집함	• 주변환경을 모니터하면서 직간접적으로 정보를 수집·관리하고 관련 자료를 정리 및 관리 • **조직 내외의 정보를 수집**
	전달자 (정보공급자)	외부인이나 타 직원으로부터 받은 정보를 조직의 다른 사람에게 전파함	• **수렴한 정보를 조직 내부에 전달**하며 부하직원과 의사소통 • 외부 정보를 조직 **내부에** 전달
	대변인	외부인에게 조직의 계획, 활동, 결과 등을 알리며 조직에서 전문가로 활동	• 이사회에 참석하고 조직 내부 정보를 **외부에** 알림 • 조직의 계획, 정책, 활동, 성과 등 조직 내부의 정보를 **조직 외부의 사람들에게** 전달
의사결정 역할	수집된 정보를 바탕으로 여러 관리 문제를 해결하기 위한 의사결정을 하는 역할		
	기업가 (변화촉진자)	조직과 환경에서 기회를 찾고 개선과 변화를 위한 사업을 추진함	• 변화를 위한 **프로젝트 개발 및 신사업 추진** • 새로운 서비스 창출, 시장조사, 조직구조 개선 및 재정비 등
	고충처리자 (문제해결자)	조직이 어려움에 당면 시 위기해결을 위한 올바른 행동을 수행함	• 어려움과 위기를 해결하기 위해 전략을 수행함 • 조직 내외에서 발생하는 **분쟁과 위기에 개입하여 해결**
	자원분배자 (자원할당자)	중요한 결정을 내리기 위해 조직의 모든 **자원**을 할당하는 책임을 짐	• 스케줄링, 예산책정, 직무설계 등의 역할 • 조직의 자원(인적·물적·재정적) 배분 방법 및 배분 대상을 결정하는 역할
	협상자 (중재자)	중요한 협상에서 조직을 대표함	• 조직 내·외부와의 협상 역할 • 노동조합과의 조정활동(단체교섭, 노사협정), 물품공급업자와의 계약체결 등

02 간호관리 이론

관리이론 분류

			인간에 대한 관점	
			합리적	자연적(사회적 능률 중요시)
Scott의 조직이론 분류	**조직에 대한 관점 (환경적 요소 고려여부)**	폐쇄적	**[폐쇄-합리적 조직이론]** 1900~1930 조직의 효율성 강조, 정확성·안정성·책임성을 요구 환경·인간적 가치와 비공식적 조직의 중요성 간과 예 과학적 관리론, 고전적 관료제론, 행정관리학파	**[폐쇄-자연적 조직이론]** 1930-1960 심리적·사회적 인간 문제에 치우침(개인을 강조) 비공식적 조직을 지나치게 강조, 조직의 논리 외면 조직을 유기체로 간주, 인간의 복잡성을 나타내지 못함 예 인간관계론, X-Y성숙이론, 성숙-미성숙이론, 2요인론
		개방적	**[개방-합리적 조직이론]** 1960-1970 조직을 유기체로 간주, 환경에의 효율적 적응 강조 인간을 무한한 잠재력과 가변성을 지닌 복잡한 존재로 파악 조직과 환경을 지나치게 **구체적이고 실물적으로** 봄 조직의 전략적 선택의 중요성 간과 시스템의 상이한 요소들의 독립적 생존력 부정 예 체계이론, 구조적 상황이론	**[개방-자연적 조직이론]** 1970- **조직의 목표달성보다 효과적 생존**을 중요시 조직의 자기조직화 및 학습 중요시 조직의 비합리적인 동기적 측면에 관심 조직문제 대한 **처방적 측면 부족** 예 카오스이론, 현대조직이론(팀제이론, 네트워크 조직이론, 프로세스 조직이론, 학습조직이론 등)

시간에 따른 분류		관점에 따른 분류	
	㉠ 고전적 관리이론: 과학적 관리론, 행정관리론, 관료제 이론 ㉡ 신고전적 관리이론: 인간관계론, 행태과학론, 의사결정론 ㉢ 현대적 관리이론: 체계이론, 상황이론, 카오스이론, 경영과학이론		㉠ **구조론적** 관점: **과학적 관리론**, **행정관리론**, **관료제론**, 의사결정론 ㉡ **인간론적** 관점: **인간관계론**, 집단역동, 지도자론, 행동과학론 ㉢ **통합론적** 관점: **체계이론**, **상황이론**, 사회기술이론

관리이론

<table>
<tr>
<td rowspan="2">고전적
관리이론</td>
<td>과학적
관리론
(테일러)</td>
<td>
• 시간-동작 연구에 의한 직무의 표준화와 일일 과업량을 설정(직무설계)
• 상의하달형 의사전달체계 구축
• 전문화, 분업화 원리에 따라 기계적 능률성 강조
• 문서화된 규칙과 절차 설정, 물리적 환경 개선
• 성과에 합당한 경제적 보상(차별성과급제, 인센티브제)
• 관리 목표는 효율성, 생산성 증대
• 근로자(관리자X)의 업무 효율성을 위한 근로조건의 표준화와 임금의 표준화 설정: 과업의 표준화를 위해 '유일 최선의 방법(one-best way)' 강조
• 인간관: X론적 인간(생산성 향상은 조직과 개인의 욕구 모두 충족), 경제인(경제적 보상에 따른 동기유발), 기계인(표준에 따른 수행)
• 근로자의 능력을 확인하여 적합한 업무를 수행하도록 배치(적정인 선발, 훈련)
• 단점: 개인차 고려하지 않음, 인간성 경시, 매우 높은 달성기준, 관리자의 일방적 명령과 통제, 비공식 조직 경시, 외부환경 무시, 경영의 과학이 아닌 작업의 과학, 노동의 과학→조직 전체의 합리화가 아닌 공장 내부의 합리화
</td>
</tr>
<tr>
<td>행정관리론
(페이욜)</td>
<td>
• 관리자(근로자X)의 조직관리 원칙
• 광범위하고 일반적인 관리이론으로 주로 조직을 관리하는 보편적인 원리에 중점을 두는 이론. 일반관리론 또는 경영과정론
• 관리자의 기능을 기획·조직·지휘·조정 및 통제로 구분(인사 無)
• 조직을 관리하는 관리자의 역할에 중점을 두고 연역적 방법 사용(생산성에 역점 ×)

[행정관리론의 14개 관리원칙]
① 분업화의 원칙: 모든 과업을 세분화, 전문화, 지식화하여 특정 업무에 전념할 수 있도록 함
② 권한의 원칙: 권한은 명령하고 복종시킬 수 있는 권리이며 책임과 떨어질 수 없음(권한과 책임의 원칙)
③ 규율의 원칙: 규칙을 준수하고 규칙에 따라 일함
④ 명령통일(명령일원화)의 원칙: 하위자의 직무수행자는 한 명의 직무 지시자에게 지시를 받아야 함
⑤ 지휘일원화(방향일관성)의 원칙: 동일한 목적의 일련의 업무활동은 한명의 지휘자로 하여금 기획되고 협의 되어야 함
⑥ 공동목표 우선의 원칙: 조직의 이익은 개인의 이익에 우선되어야 함
⑦ 합당한 보상의 원칙: 급여와 그 지급이 공정해야 함(공정한 급여에 대한 기준 또한 필요)
⑧ 집권화의 원칙: 조직 전체에 대한 총괄 및 의사 결정의 중심이 있어야 하며 권력은 상위계층에 집중되어야 함(but 모든 상황은 집권화와 분권화의 균형 필요)
⑨ 계층연쇄의 원칙: 모든 계층 간에는 단절됨없이 명령과 보고체계가 연결되어야 함
⑩ 질서의 원칙: 적재적소의 원칙. 인적·물적 자원의 적재적소의 배치
⑪ 공평의 원칙: 관리자는 부하직원을 사적인 감정없이 공평하게 대하여야 함
⑫ 고용안정의 원칙: 능력은 고용의 안정에서 발휘될 수 있으므로 직원들에게 고용안정에 대한 확신을 심어줘야 함
⑬ 창의성의 원칙: 조직구성원에게 행동계획을 세우고 실행에 옮기도록 용기와 자유를 주어야 함↔집권화의 원칙
⑭ 사기(협동·단결·단합)의 원칙: 팀의 사기를 높이는 것은 조직 내의 조화와 통일을 강화시킴(동기부여, 시너지효과)

• 장점: 효율적인 행정원리(관리원리) 발견, 행정의 3요소인 사람·장소·작업 간의 체계적 관계설정에 대한 이해도 증가, 조직관리 전략 연구에 영향을 줌
• 단점: 관리를 정태적이고 비인간적 과정으로 파악, 원칙들 간 의미가 애매하고 구체적 상황에서 효과를 기대하기 어려움, 원칙들 간 충돌 및 검증 제한, 조직구성원에 대한 이해보다 최고관리자가 규범적으로 해야 하는 것에 지나친 치중
</td>
</tr>
</table>

고전적 관리이론	관료제이론 (막스 베버)	• **권한 체계에 기초**를 두고 있으며 **합리적인 관점**에서 **대규모 조직**을 **관료제**로 보는 이론**(합법적 권한에 의한 관료적 관리)** • 효율성과 효과성을 극대화하기 위해 조직의 **공식적**인 시스템 강조 • 합법적 권한에 기초를 둔 관료제 모형으로 공식적인 **규칙**의 제정과 준수 강조(누구에게나 공평하게 규칙, 절차 적용→**비개인성**) • 조직목표 수행을 위해 **지위와 권위에 근거**를 둔 리더십 구조를 강조 • 관리자는 **규칙, 표준 및 규범**을 명확하게 규정해야 함**(공식적 규칙)** • 단점: 지나친 권위주위와 특권주의, 문서주의, 할거주의 초래, 관료제 원리(수직)와 전문화 원리(수평)를 구분하지 못함, 인간적 측면 간과, 의사결정에 시간이 많이 소요되며 변화에 빠르게 대처할 수 없어 급변하는 조직 환경에는 적용이 어려움 [관료제의 5대 특성] ① 과업의 분업화, 전문화(업무능률 극대화, 명확한 직무 규정) ② 권한의 계층화 ③ 규칙·질서의 정형화(문서화, 공식화) ④ 비개인성(규칙·절차의 공평한 적용) ⑤ 능력에 기초한 경력 개발 및 승진(경력에 기초 ×) [참고: 막스 베버의 3가지 권한] ㉠ 전통적 지배: 전통적으로 권한이 부여된 지배자의 지배(세습) 예 조선의 왕위 세습 ㉡ 카리스마적 지배: 특정 인물의 비범한 자질에 기초한 힘에 의한 지배 예 히틀러, 박정희의 독재 ㉢ 합리적 지배: 법적 적합성(합법적 권한)에 근거한 지배(법치국가)→"관료제(합법적 권한에 의한 관료적 관리)"
신고전적 관리이론	인간관계론 (메이요 -호손 연구, 1940~1950)	• 인간의 **사회적·심리적 욕구**가 충족되어 **동기화**되면 생산성이 높아진다는 이론(**개인**의 존엄성 중시) • 인사담당제도, 고충처리제도, 제안제도 등의 발달 유도 • **원활한 의사소통, 근로자의 의사결정 참여 증대**에 대한 사회적, 심리적 욕구 충족은 생산능률 향상에 기여함 • 자생집단, 비공식조직, 직장이라는 **사회적 장소의 중요성**을 강조 • 민주적 리더십의 중요성을 부각, **Y론적 인간관** 확립, 행태과학론 기초 확립 • 단점: 인간적 측면의 지나친 강조로 상대적으로 조직의 논리나 경제적 측면이 무시됨, **'조직없는 인간'**이라는 비판, 감정의 논리 중시, **조직 외부환경 고려 ×**
	행태(행동) 과학론	• **인간 행위의 원리**를 여러 학문 분야의 도움을 받아 체계적·객관적으로 **일반화**하여 설명하려는 시도에서 발달(다학문적 접근) • **인간관: 총체적 인간관(복잡인)** • **인간에 대한 긍정적 태도 및 관리, 훈련의 중요성** 일깨움**(상황에 적합한 관리활동의 중요성)** • 근로자가 의사결정과정에 참여기회가 확대되어 조직 내 인간 행위에 관한 과제를 효율적으로 해결하는 데 기여 예 동기부여 이론: 욕구단계이론, ERG이론, 2요인론, XY이론, 성취동기이론, 기대이론, 리더십 이론: 자질이론, 행동이론, 상황이론

<table>
<tr><td rowspan="3">현대적 관리이론</td><td>체계이론
(버틀란피)</td><td>• 조직을 하나의 체계(system)로 보며 조직 내 인간의 행동은 태도, 성격, 의사소통, 보상제도 등과 같은 다양한 요소의 상호작용에 의해 결정됨
• 조직은 하나의 시스템이며 상호 의존하는 하부체계와 상호 관련 있는 하부체계로 구성됨
• 조직은 투입, 변환, 산출이 계속 반복하여 이루어지며 균형 상태를 유지하려는 특성(항상성)을 가짐
• 조직은 부분의 합보다 크고, 역동적 전체이며 개방체계이며 환류작용(피드백)을 수행
예 아이오와 모델</td></tr>
<tr><td>상황이론</td><td>• '조직에는 가장 좋은 하나의 방법이란 없다'라고 주장하여 조직 외부환경이 조직에 미치는 영향과 조직 유효성이 높아지는 시스템 간의 관계를 설명하여 상황에 적절한 조직구조와 조직관리 방법을 제시함
• 인간관: 합리적 인간관
• 구조적 상황이론: 조직구조 및 조직 유효성에 영향을 미치는 상황 요인을 규명
① 상황 변수: 조직 상황을 나타내는 일반적인 환경, 기술, 규모 등
② 조직특성 변수: 조직구조, 관리체계, 관리과정 등
③ 조직성과 변수: 조직 생산성, 구성원의 만족도 등의 조직의 성과, 효율성 또는 능률
• 조직의 효율성을 높을 수 있는 상황에 따른 관리기법 개발, 개인과 집단의 특성을 파악하여 집단 역동 사정
• 조직특성과 상황 간의 관련성을 체계적으로 연구할 수 있는 개념적 틀 제공
• 단점: 조직과 상황을 지나치게 실물적으로 보고, 시스템의 상이한 요소들의 독립적인 생존능력 부정함
예 상황적 합성 이론(피들러), 상황대응 이론(허쉬와 블랜차드)</td></tr>
<tr><td>카오스이론
(무질서이론)</td><td>• 상황에 맞추어 새로운 관리기법이나, 여러 관리기법을 혼용함
• 조직은 서로 얽혀있고 예측할 수 없는 결과를 초래하는 다양한 선택으로 구성됨
• 조직은 살아 움직이고 스스로 조직하는 시스템이며, 이 시스템은 복잡하며 스스로 적응함
• 조직은 환경에 대해 끊임없이 반응하고, 안정되지 않으며, 계속해서 변화함
※ 나비효과: 작은 변화가 예측할 수 없는 큰 변화를 만들어 낼 수 있음
• 특정한 디자인에 대한 애착을 버리고, 빨리 적응할 수 있고 변화 가능한 창조적이며 유통성 있는 형태를 요구함
• 관리자는 학습조직을 만들어야 함: 갈등을 인내하고, 실험을 지지하고, 위험을 감수하며 시행착오를 겪게 해야 함
• 조직 환경의 중요성을 강조하고 조직의 비합리적 동기 측면을 다룸(인간을 합리적으로 보지 않음)
• 사람 간의 관계와 업무 흐름의 방향은 직선이 아닌 원형의 움직임
• 단점: 처방적 측면이 부족</td></tr>
</table>

아이오와 모델

<table>
<tr><td rowspan="1">아이오와 모델 개요</td><td colspan="3">

- **간호관리학을 위한 이론적 모델**로서, 간호행정, 간호연구, 간호실무 및 교육을 위한 체험적 도구와 지식체 개발을 위한 기틀로 제시됨
- 간호이론과 관리이론을 합친 **체계적 접근법**을 통한 이론 중 하나로, **체계(system)이론**에 속함
- **환자집단 수준, 조직 수준, 보건의료체계 수준**의 세 수준은 각각 **'체계'와 '결과'의 두 영역**으로 나뉘며, 환자집단 수준이 가장 중요시됨
- '체계'와 '결과'의 두 영역에 포함되는 지식은 **간호관리자의 역할과 기능**에서 도출되며, 체계와 결과 간의 관계는 간호관리의 효과성 연구에 기여함
- 환자집단, 조직, 보건의료체계는 **개방체계**이고, 체계와 결과는 **상호작용**함

[아이오와 모델에서 간호관리자의 역할과 기능]

조직 내부	• 간호가 수행되는 환경, 간호서비스의 질과 비용의 통제 • 조직화된 간호서비스의 관리와 간호전달서비스	조직 외부	• 지역사회와 공공기관 등의 보건의료정책 수립에 대한 리더 역할

</td></tr>
<tr><td rowspan="6">아이오와 모델</td><td rowspan="2">환자 집단 수준</td><td>체계</td><td>• 환자 중증도, 간호표준, 표준화된 간호계획, 간호정보체계</td><td rowspan="2">• 아이오와 모델에서 가장 중심이 되는 부분
• 간호관리자가 임상실무지식을 사용하는 영역</td></tr>
<tr><td>결과</td><td>• 질 측정(합병증 사례, 재원기간, 환자만족도, 자원소비 및 비용 등)</td></tr>
<tr><td rowspan="2">조직 수준</td><td>체계</td><td>• 구조: 집권화, 조직 유형, 간호전달체계
• 과정: 의사소통, 리더십, 갈등관리 등
• 자원: 재정, 인적자원, 공간 등
• 통제: 질보장 프로그램, 위험관리
• 환경: 조직분위기, 조직의 가치</td><td rowspan="2">• 간호관리자가 간호서비스의 전달에 중점을 두는 영역
• 조직수준 내 요소들은 조직과 보건의료체계 내에서 요구하는 간호관리 측면의 서비스이며, 동시에 간호관리학의 지식체계 발전에 필요함</td></tr>
<tr><td>결과</td><td>• 성과: 목표달성, 성장, 생산성, 창의성 등
• 질: 환자만족, 직원만족 등
• 비용: 인건비, 물품비, 개발비 등</td></tr>
<tr><td rowspan="2">보건 의료 체계 수준</td><td>체계</td><td>• 구조: 보건의료전달체계의 유형, 조직 분류체계
• 과정: 경쟁, 정책개발, 협력, 전문성
• 자원: 재정, 인력공급, 교육체계
• 통제: 법과 규제, 작업표준, 자격인정기관
• 환경: 보건정책, 기술발전</td><td rowspan="2">• 간호관리자가 보건의료에 관련된 많은 분야에서 활동을 하는 영역
예 간호계 대표, 보건의료정책 참여, 간호부 관리, 보건의료전문분야 교육 담당 등</td></tr>
<tr><td>결과</td><td>• 성과: 의료배분, 의료접근, 평등
• 질: 국가수준에서 질병 발생률, 만족
• 비용: 보건의료의 전체 비용</td></tr>
</table>

필수 학습 주제 셀프 점검표

주제를 읽고 학습한 내용이 머릿속에 정확히 떠오르는지 셀프 점검해봅시다.

점검 주제		학습 완료	학습 미흡
간호관리 정의			
학자별 관리과정			
관리와 행정 비교			
효과성과 효율성 비교			
간호관리의 학문적 특성			
길리스의 간호관리 체계 모형			
조직 계층에 따른 관리자 분류			
카츠의 계층별 관리자 기술			
민츠버그의 10가지 관리자의 역할			
관리 이론	테일러의 과학적 관리론		
	페이욜의 행정 관리론 및 14개 관리원칙		
	막스베버의 관료제 이론		
	메이요의 인간관계론		
	현대적 관리 이론(체계이론, 상황이론, 카오스이론)		
아이오와 모델 개념 및 구성요소			

II.

기획

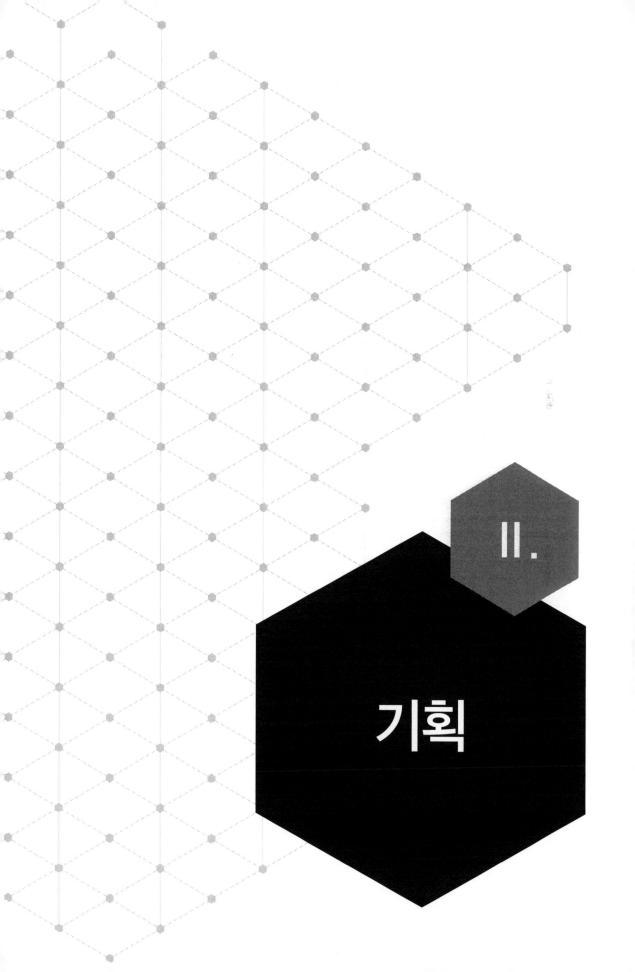

01 기획의 이해

기획	• 관리과정의 첫 단계로, 조직이 달성해야 할 **목표를 선정**하고 수행해야 할 행동 대안 가운데 **최선의 대안을 선택함**으로써 목표에 대한 합리적이고 효과적인 접근방법을 제시하는 것 • 조직이 나아갈 **방향**을 정하고 이를 구체화시키는 설계 작업으로, 조직의 사명과 비전, 철학, 목표, 정책 등을 규정하는 과정 [계획과 기획의 차이] ㉠ 계획(plan): 기획을 통해 산출되는 결과로, 활동목표와 방법을 의미(how to do) → 정태적 ㉡ 기획(planning): 계획을 수립·집행하는 과정으로, 새로운 아이디어를 포함하는 방향성을 지닌 창조행위(what to do) → 동태적
기획의 필요성	• 조직의 목표 달성 • 내·외적 환경변화에 적절한 대처 • 자원낭비의 최소화 • 의사결정 수준 향상 및 유연성 제공 • 통제의 기준 설정(통제 기준: 목표)
기획의 특성·기능	• 합리적 의사결정과정(변화하는 환경에 대응하는 지속적 의사결정 과정) • 동적인 개념(계획은 기획의 결과로 나타나는 정적개념) • 결정의 준비과정 → 집행과 구별됨 • 목표지향적 활동: 수립된 목표 달성을 위해 구체적 방법 제시 • 행동지향적 과정: 집행을 전제로 하는 의사결정 과정으로, 개방체계의 성격을 가지므로 조직이 **미래지향적**이고 **변화지향적**으로 나아갈 기초 제공 • 조직에게 방향성, 응집력 및 추진력을 제공하는 중요한 요소 → 목표 달성의 동기유발 • 기획은 다양한 목적을 지니며, 특히 상층관리자에게 중요한 기능으로 전략과 관련됨
기획의 장점 (필요성)	• **목표**와 정책을 구체화함 → 역할의 명료화 • 조직의 다양한 노력이 잘 **조정**되도록 함 • **통제**를 위한 성과 **표준 개발**을 가능하게 함 • 예측 불허한 변화에 대비할 수 있게 함 • 기획수립과정을 통해 관리자의 체계적인 사고능력을 향상시킴 • **행동지향적** 과정: 집행을 전제로 하는 의사결정 과정 • 기획수립에 참여하는 관리자들에게 상호작용, 책임에 대한 명확한 의미를 부여해 줌

기획의 원칙	㉠ 목적부합의 원칙(목적성의 원칙): 기획은 목표를 성취하기 위한 과정이므로 수립된 목적이 있어야 하며 목적은 명확하고 구체적으로 제시되어야 함 ㉡ 단순성 및 표준화의 원칙(간결성의 원칙): 기획은 간결하고 명료한 표현이어야 하며, 어려운 전문적인 용어나 술어는 가능한 피해야 함 기획의 대상을 표준화해야 함. 구성원들이 쉽게 이해할 수 있도록 평이하게 작성되어야 함 ㉢ 탄력성의 원칙(신축성·융통성의 원칙): 기획은 변화하는 상황에 대처하여 하부집행기관이 **창의력**을 발휘할 수 있도록 탄력적이어야 함 유동적인 **환경**과 상황의 변화에 대해 융통성과 탄력성을 가지고 필요에 따라 수정될 수 있어야 함 ㉣ 안정성의 원칙: 기획은 빈번한 수정으로 기획자체가 방향을 잃어서는 안 됨(일관적). 안정성이 높으면 더욱 효과적이고 경제적임 ㉤ 능률성(경제성·효율성)의 원칙: 가능한 한 **기존 자원을 최대한 활용**하여(새로운 자원을 최소로 활용) 주어진 비용으로 최대의 효과를 내어야 함 ㉥ 장래예측성의 원칙: 외부환경의 여러 가지 변화와 불확실성을 예측하고 이에 대처해야 함 ㉦ 포괄성의 원칙: 기획에는 필요한 제반 요소들이 빠짐없이 포함되어야 함 ㉧ 균형성의 원칙: 기획과 관련된 다른 기획 및 업무 사이에 적절한 균형과 조화를 이루어야 함 목표달성에 필요한 자원과 제반 요소 간에 상호균형과 조화를 이루어야 함 ㉨ 필요성의 원칙: 기획은 정당한 이유에 근거한 필요성이 있어야 함 ㉩ 계층화(계속성)의 원칙: 기획은 상위수준부터 시작하여 순차적으로 여러 개의 하위 수준의 기획이 파생되도록 함 목표와 수단이 조직 계층의 연쇄관계에 따라 구체화되어야 함 일반적이고 추상성이 높은 것부터 구체화 과정을 통해 연차적으로 파생하여야 함(추상 → 구체) ㉪ 일반성의 원칙: 기획은 어느 특수한 관리계층만의 독특한 기능이 아니고 **모든 관리계층의 기능**이므로 일반성을 가짐
좋은 기획의 조건	• **균형** 잡힌 기획이어야 함 • **조직 전체**의 목적 추진 방향의 범주에서 **통합된 효과**를 고려해야 함 • 가능한 기존의 자원을 최대한 이용해야 함 • 행위의 기준이 **표준화**되어 양과 질의 **측정이 가능**해야 함 • 명확하고 건전한 목표 설정에 근거를 둬야 함 • 일반적으로 안정성이 높고 효과적이고 경제적이어야 함 • 변화에 대응하는 **융통성(탄력성)**이 있어야 함 • 기획은 논리적으로 **모든 관리 활동에 선행**되는 활동이어야 함 • 간결하고 명료한 표현이어야 함(간결성) • 외부 환경변화와 **불확실성을 예측하고 대처함**으로 조직의 존립과 성장을 확보할 수 있어야 함
기획 과정	**목표설정** → 상황분석 및 문제 확인 → 대안의 제시(탐색)와 선택 → 대안의 우선순위 결정(의사결정) → 기획한 업무 수행 → 평가와 회환

기획방법

비용편익 분석 (CBA)	• CBA: cost-**benefit** analysis • 투입되는 비용과 **산출량**의 상관관계를 고려하여 편익이 큰 것을 기준으로 대안 선택 여부 혹은 우선순위를 명백히 하는 것 • 대상이 **화폐단위**로 측정(투입되는 비용과 결과 모두)되어야 하며, 화폐의 가치가 시간에 따라 변함
비용효과 분석 (CEA)	• CEA: cost-**effectiveness** analysis • 대안의 소요 비용과 그에 대한 **효과**를 대비하여 대안을 선택하는 것. 효과적인 목표의 달성도를 **비화폐단위**로 나타냄 • **화폐가치로 표현할 수 없는 사업**에 자원의 효율적인 이용의 문제에 적용하기 적합하여 보건, 국방, 경찰행정 등의 영역에서 많이 사용 • **외부효과 및 무형편익**이 많을 경우 자주 사용
PERT (작업망 체계모형)	• **대규모 일과성 사업**을 기획하고 일정을 짜며 **통제**하기 위한 기획방법 → 기획과 통제장치로서 매우 유용함 • 모든 활동들의 순서와 관계를 파악하여 시작부터 종료까지의 흐름의 도표화하여 진행 상황을 추적·감독 가능(**전체적 활동 파악 가능**) • 불확실한 상황에 대해 확률적인 방법에 의해 소요시간과 비용을 계산하여 각 하위 과업이 달성되는 데 **소요되는 시간을 3가지로 추정(낙관적·확률적·비관적 확률)** • 문제 발생 시 바로 확인 가능하며, 예상되는 문제점 미리 파악 가능 • 시간 단축, 비용 절감. 사업의 추진상황을 일목요연하게 파악할 수 있음. 다른 작업 간의 유기적인 관계, 상호관련성을 보여줌
CPM (주경로 기법)	• **소요 시간과 비용문제** 해결을 위해 시도된 기법 • **활동 상호 간의 연관성**을 고려하면서 프로젝트를 기획하고 관리하며 통제할 수 있는 효율적인 프로젝트 관리기법 • **한 가지의 추정시간**을 사용하여 한 작업이 **정시에 완성되지 않을 경우** 다른 작업을 시작할 수 없어 **전 사업이 지체되는 것을 기획자가 한눈에** 알 수 있으므로, 주 경로가 제 시간 내 완수되도록 관리자는 자원투입 및 작업속도를 조절함 • **활동기간이 확실**한 사업에 대해 가장 적절한 기획방법(※ PERT는 소요 시간 예측이 어려운 경우에 적절)
기획예산 제도 (PPBS)	• **장기적인 계획수립과 단기적인 예산 편성**을 하나로 통합시킴으로써 자원배분에 대한 의사결정을 일관성있고 합리적으로 하려는 제도 • 부서별로 예산을 배정하는 것이 아니라 **정책별로 예산을 배분**하여 사업대안들의 투입·산출·효과에 관심 • 최고위층과 전문 막료가 주도하는 하향적 흐름의 예산으로 **예산의 집권화**를 강화 • 과정: 계획수립(목표 구체화) → 계획에 따른 사업안 작성(대안의 파악 및 평가) → 전체 예산 편성(비용의 최소화) → 지속적 관리 통제
간트 차트	• 프로젝트 일정관리를 위한 수평 막대 형태의 도구로, 일직선 위에 각 활동의 착수시간과 완료시간을 나타내며 **계획 대비 현재 활동의 진행상황**을 표시함 • 다른 작업 간의 관계나 상호의존성은 표시할 수 없으나, 일정의 진행상황을 통해 **작업자별 작업의 성과를 비교**하기 쉬움

기획의 유형

분류기준	기획	설 명
기간	단기기획	• 1~3년의 기획으로 구체적이고 실현가능성이 높으며 중·장기 계획 집행을 위한 **운영** 기획 예 **예산**과 연결된 구체적인 실천계획, 하위관리자가 주로 수립하는 계획
	중기기획	• 3~7년(5년 전후)의 기획으로 장기기획을 위한 실제적인 목표를 설정하고 단기기획에 기준이나 지침을 제공 • **정치적 변수**나 기획대상의 성격 등과 관련하여 가장 많이 이용됨 예 경제개발 5개년 계획
	장기기획	• 10~20년(10년 전후)의 기획으로 전망의 성격이 강하고 기본 방향과 지침을 제시하며 중·단기 계획의 포괄적 지침이며 미래의 비전을 제시 • 장점: 장기적인 발전 전망과 비전 하에 **구조적인 변화**와 지속적인 개발을 추진할 수 있음 • 단점: **구체성이 결여**되어 실용성과 실현가능성이 약하며, 기획기간이 경과함에 따라 실제와 괴리되기 쉬움
계층	전략적 기획	• 조직의 포괄적 목표설정, 전략적 판단과 결정, 결정된 전략에 필요한 **자원 배분** 등 **포괄적** 목표를 달성하는 데 초점을 둠 • 조직의 **상층 관리자**가 수립하는 계획 • 조직 내외적 **환경변화**를 예측하고 이용 가능한 자원을 설정하여 목표달성을 위해 요구되는 **전반적** 계획체계 • 위험하고 불확실한 환경에서의 계획 • 종합적·포괄적·전사적(enterprise)기획. 경쟁적이고 불확실한 환경에서 조직이 나아갈 방향을 규정 • **정치적 성격**을 가지며 **일반적**인 용어로 표현하며 **사명과 비전**을 설정하고 이를 실현하기 위해 장기발전계획을 수립하는 과정 • **SWOT분석**과 **균형성과표**를 이용할 수 있으며, **혁신적이고 적응적**인 의사결정유형(전략적 의사결정) • 목적: 장기적 생존과 성장
	전술적 (관리적) 기획	• 전략적 기획을 구체화시킨 기획으로 **중간관리자**에 의해 수행되며 조직의 중기기획과 관련됨 • **업무수준(사업부 및 부서별)별** 기획으로, **부서별** 업무수준의 프로그램, 프로젝트 계획이나 이를 위한 정책, 규제, 절차 등이 포함됨 • 장기적인 목적의 수행과 관련(수단이자 목적)되며, 덜 위험하고 낮은 확실성의 환경에서의 기획 • 일상적이고 적응적인 의사결정유형(관리적 의사결정) • 목적: 전략적 기획 수행의 수단
	운영적 기획	• 단기적인 운영목표를 달성하기 위한 **단기기획**으로 **하위관리층(일선관리자)**에 의해 수행됨 • 1일~1년 동안의 **단기기획**으로 중기기획의 수행과 관련됨(수단) • 실제 업무수행에 필요한 활동계획을 작성하고 **실무적**인 기술이 요구됨 • **확실성이 높은** 환경에서의 계획. 직접적인 환자관리와 관련된 일일계획, 주간계획 • **업무적** 의사결정
고정성	고정기획	• 집행이 시작되는 시점과 끝나는 시점이 고정되어 있는 기획으로, **대부분의 개발 계획**들은 계획기간을 고정시킨 고정기획임
	연동기획	• 집행상의 융통성을 유지하기 위해 장기기획 또는 중기기획의 집행과정에서 매년 기획 내용을 **수정·보완**하되, 기획 기간을 1년씩 늦춰가며 동일 연한의 기획을 유지해 나가는 제도 • 구조적인 변화를 기대할 수 있는 장기기획의 장점과 계획의 실현가능성과 타당성이 높은 단기기획의 장점을 결합시키려는 시도 • 예산과 기획의 유기적 통합이 가능하여 집행의 신축성 유지가 가능하므로 변화에 대한 대응이 용이함

분류기준	기획	설 명
이용 빈도	일시적 기획 (단용 기획)	• 단기간 내에 특정 목표를 달성하기 위한 기획으로 목적이 성취되면 소멸됨 예 프로그램, 프로젝트, **예산** 등
	상시적 기획 (상용 기획)	• 일정 기간마다 규칙적으로 일어나는 활동에 사용되는 기획으로 반복적으로 수행되는 업무를 위한 지침을 제공하는 지속적 기획 예 정책, 규칙, 절차
시간적 방향성 (기획 양식)	반동적 기획	• 현재 상태의 불만족을 해결하여 조직을 **과거의 편안한 상태로** 회복시키려는 기획 • 문제를 전체 조직과의 통합성을 고려하지 않고 따로 분리하여 다루는 경우가 자주 발생하여 경솔한 의사결정이 이루어지기도 함 • 문제가 생긴 후 이에 반응하여 수립
	비활동형 기획	• 현재의 안정적인 환경에서 조직의 **현상유지**를 위해 에너지를 투자하는 기획으로 '현상유지의 편향성'을 특징으로 변화가 없이 현 상태를 유지하는 데 힘을 씀 • 변화가 일어날 경우 그 변화는 서서히 점진적으로 일어남
	사전활동형 기획	• 과거와 현재에 만족하지 않고 미래를 위해 첨단기술을 사용하는 **미래지향적** 또는 전향적 기획
	사전예비적 (상호작용적) 기획	• 변화의 욕구를 미리 예측하여 행해지거나 조직 내 성장을 촉진시키기 위해 이루어지는 기획 • **과거, 현재, 미래를 모두 고려**하여 기획 수립 • 조직 **외부환경에의 적응**을 필수요건으로 생각하며 역동적임 • 기획과정에서 가장 필요로 하는 **가장 바람직한** 기획

기획의 계층화(기획의 구성요소)

비전	• 조직의 사업 영역과 성장 목표가 명시된 조직의 **바람직한 미래상** • 실제적으로 볼 수 없는 무엇에 대한 **정신적**인 이미지로 조직의 **궁극적 목적** • 조직구성원이 변화하려는 노력을 한 방향으로 모으기 위해 정립함 • **CAR 원칙**: 비전 설정 시 믿음(credible), 매력(attractive), 현실성(realistic)을 고려해야 함 • 간결하게 한 두 문구나 문장으로 진술 예 국민과 함께하는 21C 초일류병원
목적 및 사명	• 조직의 **사회적 존재** 이유 혹은 **존재가치**와 필요성 • 조직의 목적을 명확히 설정하는 것이 기획의 첫 순서이며 목적과 사명 진술문은 기획 계층의 상부에 위치하며 철학과 목표의 지표가 됨 • 사명은 조직의 존재 이유와 미래의 목표를 확인하는 진술문임(조직수준) • 사명은 비슷한 서비스를 제공하는 **다른 조직과 차별되는 점을 규명함** 예 OO병원은 국가중앙병원으로서 세계최고 수준의 진료를 통하여 국민이 건강한 삶을 영위하도록 최선을 다한다.
철학 (핵심가치)	• 조직구성원의 행동을 이끄는 조직의 목적 달성을 위해 조직구성원을 움직이게 하는 **가치 또는 신념**으로 기획을 성취하기 위한 **방향성**을 서술함 • 조직경영의 의사결정과정에서 우선적으로 강조되는 **가치와 기준**이며, 조직구성원의 신조가 되고 공유해야 할 **가치와 신념체계** • 조직구성원에게 요구되는 **사고의 틀** • 추상적이며 포괄적임 예 환자중심, 인간존중, 지식창조, 사회봉사 [간호부의 철학에 포함되어야 할 내용] ㉠ 간호대상자인 **인간에 대한 신념** ㉡ 간호직원에 대한 의견 ㉢ **간호실무, 간호교육, 간호연구, 지역사회**에 대한 것 ㉣ **간호행정**의 의미 ㉤ **타 분야와 타학문과의 관계** ㉥ 간호부의 철학은 **병원의 사명 및 철학과 일치**
목표	• **기획이 지향하는 도달점**을 개념적으로 표현한 것이 목적이며 목적을 기대효과의 **구체적 수치**로 표현한 것이 목표임 • 목표는 조직이 활동을 통해 **일정 기간 내** 달성하고자 하는 성과를 **구체적인 수치**로 표현한 것으로 성취된 결과를 **측정하고 평가**할 수 있도록 함 • 조직이 업무를 수행하는 **최종 지점**이며, 조직의 비전을 실현하고 목적과 사명 및 철학을 실천하기 위한 **구체적 활동에 대한 행동지침** • 조직성(효율성, 효과성)를 판단하고 **통제할 기준**을 제공함 • **권위에 정당성**을 부여하고 **조정의 촉진**에 기여함 [목표 설정의 원칙] • 목표설정은 조직구성원과 협의하여 설정 • 설정된 목표의 달성 정도는 적기에 평가되어야 함 • 목표는 현실적으로 타당하며 예측 가능할수록 좋음 • 목표는 목적의 성취정도의 측정가능 한 결과로 서술되어야 함 • 목표는 서면화하여, 직접 적용을 받는 간호 실무자들이나 관련 타 부서에서도 내용을 알고 있어야 함 ※ 절차중심목표: 과정, 행위 중심 예 환자는 장루관리법에 대해 교육받을 것이다. 결과중심목표: 결과 중심 예 수술 후 환자는 진통제 투여에 의해 통증이 경감될 것이다.

정책(방침)	• 조직의 목표를 성취하기 위한 방법을 제시하고, 목표를 행동화하기 위한 과정과 **활동범위, 허용수준, 행동방침 등에 관한 포괄적인 지침** • 조직의 계획을 조정하고, 업무통제를 도와주어 **공평하고 일관성**있는 관리를 가능하게 함 • 조직의 의사결정을 안내하고 구성원들의 사고방식이 조직목표와 부합되게 사고와 **행동 방침을 결정**하는 지침이 되어 **행동의 일관성** 촉진 • 간호서비스 정책들은 **간호표준**과 간호사들의 **업무 지침서**로 제공되며 질 관리를 위한 **구조적 접근방법**으로 사용됨 • 대부분 **성문화 및 편람화**되어있음 • 주기적인 검토와 수정으로 계속 보완해나가야 하므로 안정성, 융통성, 공정성이 요구됨
절차	• 이론적 근거에 따라 간호활동을 **단계적·순차적**으로 기술하여 특정업무를 수행하는 관계나 방법을 제시하는 것 • 정책보다 자세하고 표준화된 업무행위의 지침으로 행위의 **시행순서(시간적 순서)**를 기술함 • 필요에 따라 검토되고 수정되어야 하며 가장 최근에 검토, 시행된 날짜를 기재하고 시대에 뒤떨어지면 과감하게 삭제할 필요도 있음 • 장점: 관리 노력을 유지하도록 함. **권한 위임이 촉진**되어 운영의 효율성 증대. 통제 촉진. 간호활동 조정하는 데 도움 • 단점: 구성원의 참여적 관리를 장려하지 않음. 개인적 판단력과 의사결정이 제한되며, 지속적인 보충·수정 및 검토 필요
규칙	• 절차와 관련되어 행동을 지시하고 특별한 상황에서 **행해야 할 것과 금지해야 할 것**을 알려주는 **명확한 지침**으로 **표준적인 업무 처리의 기준**이 됨 • 규칙과 규정의 대부분은 정책과 절차 편람에 포함되어야 하며 **자유재량권이 주어지지 않음**(정책보다 더 엄격하고 제한됨) • 규칙의 존재는 조직의 사기가 떨어지는 것을 막아주고 체계를 바로 서게 하며, 무너지는 도덕을 유지하는 데 필요함 • 유연성(융통성)이 작아 의사결정 시 조직이 경직되기 쉬우므로 **가능한 한 규칙과 규정이 적어야 함** • **오직 하나의 행위 선택**만을 허용하는 상황에서 기술됨
계획안	• 기획의 산물로서 조직의 목표와 방침에 근거하여 업무의 과정과 수단 및 자원을 구체화한 것으로 목표달성을 위한 청사진 • **기획의 결과**로 나타나는 **정태적** 개념 [계획안에 포함되는 요소] • 사업의 목적과 목표에 맞는 예상되는 결과 • 활동에 필요한 자원의 종류와 양 • 목표달성에 필요한 정책, 프로그램 절차, 규칙 등의 수단 • 계획안 수행을 위한 의사결정의 절차와 방법 • 계획안을 보완하기 위한 조정절차

02 목표관리(MBO)

<table>
<tr>
<td rowspan="3">개념</td>
<td rowspan="3">• 조직의 상위관리자와 하위관리자들이 <u>공동으로 목표</u>를 설정하여 기대되는 결과의 측면에서 개인의 능력 발휘와 책임소재를 명확히 함
• <u>미리</u> 뚜렷한 목표와 수단, 방법을 설정하여 계획적으로 업무를 수행함으로써 조직과 개인의 성과를 향상시키는 관리방법</td>
<td rowspan="3">구성요소</td>
<td>목표설정</td>
<td>• 기획의 기술적 측면과 인간적 측면을 동시에 고려해야 함
• 측정가능하고 관찰가능한 행동 용어로 기술되어야 함
• 목표설정 전 책임소재가 명확히 기술된 책무수단이 필요함</td>
</tr>
<tr>
<td>구성원참여</td>
<td>• 목표의 실현 가능성 증대, 목표의 수용 정도 증대
• 목표설정에 참여로 인한 직무만족도 증가 → 생산성 증가</td>
</tr>
<tr>
<td>피드백</td>
<td>• 목표는 수량화되어 정기적으로 평가되어야 함
• 필요시 조정 가능해야 함</td>
</tr>
<tr>
<td rowspan="2">특성</td>
<td rowspan="2">• 인간에 대한 긍정적인 철학과 참여적 관리 정신을 반영하고 있음
• 관리자와 구성원 간 신뢰를 구축하고 개방적 의사소통을 가능하게 함
• 직무에 관계된 업적(성과=목표달성에의 기여도)에 기반한 보상
→ 객관적인 성과 평가&성과에 대한 명확한 책임소재
• 조직에서 정치적인 게임과 압력을 극소화함
• 적극적이고 주체적이며 도전적인 기업문화를 창출함
• 하향식 방법뿐만 아닌 하위층의 참여에 의한 상향식 방법에 의해 상호적인 의사전달이 이뤄짐(쌍방향식 의사소통)
• 목표달성 기간을 명백히 하여 기간 내에 완성되어야 함
• 목표는 정기적으로 평가되고 조정 가능해야 함
• 목표관리는 자주적으로 목표를 설정하고 평가하며, 피드백하는 과정적인 자기관리시스템(기획과 통제의 통합)
• 결과지향적 목표, 측정가능한 목표, 구체적인 목표를 설정함
• 개인의 목표보다 조직의 목표를 우선시하여 목표를 설정함

결과 > 과정, 단기 > 장기, 양 > 질, 실적 > 태도</td>
<td>장점</td>
<td colspan="2">• 미리 목표, 수단, 방법을 계획하므로 업무 효율성 및 생산성 향상
• 업무능력의 개발과 촉진 → 조직의 효율성 향상
• 기획과 통제의 수단: 전략적 기획과 전술적 기획의 통합
• 공정한 업적 평가와 반영(결과에 대한 책임소재 명확)
• 목표 설정 및 평가 과정에서 구성원을 참여로 인한 동기부여(Y론적 인간관)
• 조직구성원의 참여와 민주성 제공 및 자율성 강조(분권화, 자율적 관리) → 하급자의 권위적 조직체계에 대한 불만 감소</td>
</tr>
<tr>
<td>단점</td>
<td colspan="2">• 목표설정의 곤란: 중간목표 설정에 이해상충, 갈등 발생
• 양을 중요시하는 경향으로 장기적인 목표, 가치와 질적·비계량화 목표 등한시
• 조직의 미래보다는 단기목표를 강조하는 경향이 있음
• 비신축성: 목표가 더이상 무의미하게 된 경우라도 관리자들은 일정기간동안 이를 변경하지 않으려 하는 경향이 있음
→ 불확실한 상황에서의 적용 곤란, 관료제 조직에 적용상의 한계
• 성과중심으로 부서 간 지나친 경쟁 유발
• 상호간 참여로 인한 목표 설정에 있어 시간과 비용 소모가 큼</td>
</tr>
<tr>
<td>과정</td>
<td colspan="4">문제분석 → 목표설정 → 활동계획 → 목표수행 → 중간평가 및 조정과정(피드백 발생) → 평가
㉠ 기대되는 결과와 실제 활동에 있어 어떤 변화가 있는지 중간평가를 통해 계획을 적절히 수정·보완하는 환류작용(피드백)이 발생함
㉡ 목표관리의 과정은 주기를 이루며 피드백됨. 피드백은 활력을 일으키고 구성원에게 동기를 부여하여 높은 업적 달성에 도움을 줌
㉢ 업적과 목표달성 정도를 관리자와 조직구성원이 함께 평가함</td>
</tr>
</table>

03 시간관리

시간관리 3요소

- 자신이 살고 있는 문화에 저촉되지 않아야 함
- 거부감 없이 자신이 다스릴 수 있어야 함
- 최고의 효율성을 높일 수 있는 방식으로 이루어져야 함

⇒ 시간관리는 나 자신, 환경, 목표가 존재할 때 형성됨

세대별 시간관리

- 1세대 시간관리: 메모지에 기록, 목록표 작성. 시간과 에너지가 많이 투입되는 여러 가지 일들을 표시하여 총괄하려는 시도
- 2세대 시간관리: 달력과 약속기록부 활용. 미래를 계획할 수 있도록 앞으로의 있을 일과 활동에 대한 스케줄 작성
- 3세대 시간관리: 기존의 시간관리 개념에 **우선순위 개념**이 추가되어 가치있고 중요한 것들을 명확히 밝힘. 구체적인 목표 설정과 일의 효율성 중시
- 4세대 시간관리: 시간이 아닌 자기 스스로를 관리하는 것으로 일 중심이 아닌 사람(인간관계)중심의 시간관리

시간관리 매트릭스

	긴급함	긴급하지 않음
중요함	[제1상한 활동(위기의 장, 필수의 상한)] 위기(사고, 천재지변 등) 급박한(당면한) 문제 기간이 정해진 프로젝트 마감 시간이 임박한 임무	**[제2상한 활동(예방의 장, 리더십의 상한, 시간관리자 유형)]** 예방, 생산능력 활동 인간관계 구축 새로운 기획 발굴, 가치관 정립 중장기 계획, 휴식, 운동, 교육 등
중요하지 않음	[제3상한 활동(현혹의 장)] 중요하지 않은 전화, 방문 타인의 문제 간섭 잠깐의 급한 질문 인기있는 활동(sns활동 등) 눈도장	[제4상한 활동(낭비의 장, 도피의 장)] 하찮은 일 일부 우편물이나 전화 시간 낭비거리(지나친 게임이나 투기성 주식) 현실도피성 소일거리

※ 중요도가 긴급도보다 중요함

시간관리 활동

① 역할 규명: 자신의 여러 가지 중요 역할을 기록함
② 목표 선택
③ 일정 계획
④ 매일의 적용: 제2상한을 중심으로 일주일의 계획을 수립하고 매일의 계획을 우선순위에 따라 조정
⑤ 위임하기: 다른 사람에게 책임과 권한을 주어 과도한 업무에서 해방될 수 있고 효율성을 높임

시간관리 관련 법칙

- 파레토 법칙: 20%의 시간 사용이 80%의 결과를 생산함 → 계획 시 우선순위 설정의 중요성 강조
- 파킨슨 법칙: 시간과 같이 고정된 자원은 운영 상에서 탄력성을 나타냄 → 일을 처리하는 제한 시간(기간)을 짧게 해야 효과적

04 의사결정

의사결정

- 조직의 목표를 효과적으로 달성하기 위해 선택가능한 2개 이상의 대안 중에서 **최선의 대안을 선택**하는 일련의 과정
- 의사결정의 중요성은 조직 상층부로 올라갈수록 증가
- 의사결정의 과정: 문제인식 → 대안탐색 및 선택 → 대안의 실행 → 결과의 평가 → feedback

[의사결정의 특성]

- 계속성: 의사결정은 목표달성을 위한 수단이며 지속적인 과정임
- 동태성: 의사결정은 **미래 행동에 영향**을 미치는 동적 과정임
- 선택적 행위: 의사결정은 여러 대안 중 **최선의 대안을 선택**하는 과정임
- 보편성: 의사결정은 **모든 계층에 필요**한 관리의 일반적 과정임
- 변화 가능성: 의사결정은 변화를 위한 핵심적인 과정임
- 의사결정은 **기획의 전 과정**에서 이루어지며 핵심적인 것임
- **의사결정의 질**은 **관리자의 업적과 효과를 측정**하는 척도가 되며 더 나아가 **조직의 성패를 좌우**하는 가장 큰 요인이 됨

[병원조직의 의사결정의 특성]

- 병원조직은 **다양한 목적**을 가짐
- 나타나는 **결과를 예측할 수 없는 진료의 특성**으로 계량적 목표설정이 어려움
- 다양한 전문인력으로 복잡하게 구성된 **집약적이고 협동적**인 조직
- 의료는 **무형**의 서비스로 **가시적인 척도를 나타내는 것이 어려움**
- 의료와 행정 등 **두 가지 이상의 계층**에서 지휘를 받음

[의사결정과 유사개념]

개념	정의	초점
의사결정	• 여러 대안 중 행동 방향을 선택하는 과정이며 **반드시 문제해결로 귀결되지 않음**	**선택**
문제해결	• **의사결정의 한 부분**이며 특히 **어려운 상황분석(원인분석)**을 중요시하는 체계적인 과정으로 **문제해결은 항상 의사결정과정을 거침**	**분석**
비판적 사고	• 한 상황을 평가할 때 **철학적인 질문과 주의깊고 세심한 판단**을 하는 능력으로 어떤 상황을 평가하는 과정 = 반영적 사고	**평가**
창조적 사고	• 대안의 독창성을 중시함	독창성

문제해결

- 현재 진행되고 있는 상태와 희망하는 상태 간의 차이를 없애기 위해 노력하는 과정으로 문제 상황의 **원인을 확인**하는 것이 중요함
- 의사결정은 대체로 문제에 의해 야기되지만 종종 **문제가 해결되지 않은 채 의사결정만 이루어지기도 함**
- 과정: 문제확인 → **문제 원인과 결과 분석**을 위한 자료수집 → 대안제시 → 대안평가 → 최적안 선택(대안선택) → 대안실시 → 결과평가 → 환류

	분류 기준	의사결정 유형	설 명
의사 결정 유형	문제의 적용수준	전략적 의사결정	• 주로 **상층관리자**가 **조직 전체**에 영향을 미치는 장기적인 의사결정 • 조직의 목표달성을 위해 최대의 능력을 발휘할 수 있도록 **자원을 배분**하는 의사결정 • 조직의 목표를 정립하고 조직과 환경과의 동태적인 균형을 확립하려는 의사결정 • 조직의 기본 목적이나 존속, 발전과 같은 문제에 관한 **비정형적**이고 **비구조적**인 의사결정
		전술적(관리적) 의사결정	• 관리적 의사결정 • 조직의 **중간관리자**가 수행하는 **중·단기 기획과 관련**되는 의사결정 • 최대의 생산성을 위해 **자원을 조직화**하는 과정에서 조직기구의 **관리에 관한 결정**과 **자원의 조달·개발**에 관한 결정
		운영적 의사결정	• 조직의 **일선관리층**에서 단기적인 전략 수행과 성과 달성에 필요한 관리 행동에 관해 의사결정을 내리는 것 • **현행 업무**의 수익성 극대화가 목적 • 전략적·전술적 의사결정을 구체화하고 **일상적으로 수행되는 업무**에 관한 정형적이고 구조적 의사결정
	문제의 구조화 (기준의 유무)	정형적(구조적) 의사결정	• 사전에 설정된 기준(규정, 표준운영절차 등)에 따라 **일상적이며 반복적**이고 주기적으로 이루어지는 의사결정 • 일상화되어 효율적이고 관리자의 책임 수준도 낮아서 대개 부하직원에게 **위임**될 수 있음 • 조직의 **하위관리자**의 의사결정에서 많이 나타남(보통 독자적 의사결정)
		비정형적 (비구조적) 의사결정	• 사전에 설정된 기준이나 해결방법이 없는 상황에서의 새롭고 독특한 의사결정**(불규칙적, 복잡한 문제)** • 미리 정해진 정책이나 절차가 없으므로 의사결정자는 외부전문가나 자신의 창의성에 의존해야 함 • **불확실성**을 다루는 경우의 결정상황에서 유용 • **비일상적**이거나 **복잡**한 연구개발 조직의 전략기획 부분에서 많이 사용 • 조직의 **상층관리자**의 의사결정에서 많이 나타남(보통 집단적 의사결정)

<table>
<tr><th rowspan="3">의사
결정
유형</th><th>분류 기준</th><th>의사결정 유형</th><th>설 명</th></tr>
<tr><td rowspan="2">참여범위
(문제의
분석대상)</td><td>개인적
의사결정</td><td>• 개인의 평가기준에 따른 의사결정
• 장점: 독창성(창의성), 의사결정의 신속성, 분명한 책임소재, 비용절감
• 단점: 낮은 합리성, 정보의 한계, 집단적 의사결정보다 질서정연하지 못함, 구성원의 낮은 수용도</td></tr>
<tr><td>집단적
의사결정</td><td>• 집단에 의해 이뤄지는 의사결정으로 집단에서 여러 사람이 함께 의사결정에 참여하는 방법

[집단의사결정 장단점]
<table>
<tr><th>장점</th><th>단점</th></tr>
<tr><td>• 많은 지식과 정보에 근거하여 의사결정의 질과 정확성 확보
• 문제에 대한 다양한 견해와 신중한 의사결정에 대한 높은 수용성과 만족성
• 의사결정의 정당성과 합리성 확보
• 복잡하고 전문성을 요구하는 과업에 알맞음
• 구성원 간 상호작용으로 결정의 시행이 용이하며 상승효과를 기대할 수 있음</td><td>• 집단의 획일성에 대한 압력이 가해질 수 있음
• 개인적 의사결정보다 많은 시간 소모
• 불분명한 책임소재
• 특정 구성원에 의한 지배 가능성
• 보수적이며 개인 창의성의 제한
• 최적 대안이 아닌 타협안 도출 가능</td></tr>
</table>

[집단적 의사결정의 문제점]
<table>
<tr><td>집단사고</td><td>• 응집력이 높은 집단에서 합의에 대한 욕구가 지나치게 커 현실적인 다른 대안 모색을 저해하는 현상
• 비판 감소로 강한 충성심을 발휘하여 만장일치의 분위기를 조성하여 비합리적·획일적 의사결정 가능</td></tr>
<tr><td>애쉬효과</td><td>• 다수가 공유하는 틀린 생각 때문에 한 개인의 옳은 판단이 영향을 받게 되는 현상
• 다수의 틀린 의견에 동조하게 됨</td></tr>
<tr><td>로스구이
현상</td><td>• 문제의 본질을 깨닫지 못하고 더 간단하고 효과적인 대안이 있는데도 이를 간과하고 어렵고 값비싼 대안을 선택하여 큰 대가를 치르는 경우</td></tr>
</table></td></tr>
</table>

창의적 집단의사결정 기법

브레인 스토밍	• 문제해결을 위해 자주적인 아이디어 제안을 **대면적**으로 하는 **집단토의** 방법 • 5~10명의 참여자가 개방적 분위기에서 자유롭게 아이디어를 발표하고 제안된 아이디어를 모아 합의하고 수정하는 과정을 거쳐 대안을 선택함 • 자유롭고 융통성 있는 사고를 증진하고 구성원들의 창의성을 증진하는 데 그 목적이 있음 [브레인스토밍 4대 원칙] ① 어떤 아이디어도 제안할 수 있음 ② 자유로운 분위기 속에서 진행되어야 함 ③ 제안된 어떤 아이디어도 평가받거나 비판받지 않음 ④ 제안된 아이디어는 집단이 공유하는 아이디어가 되므로 구성원 모두 제안된 모든 아이디어를 이용할 수 있음(개인만의 아이디어가 아님) • 장점: 짧은 시간에 많은 양의 아이디어 도출 가능, 다수의견이나 집단사고의 배제(소수 의견이 위축되거나 소수구성원에 의한 지배 ×) • 단점: 집단의 합의를 중시하여 **올바른 결론 도출이 어려움**, 아이디어의 구조화 어려움, 복잡한 문제의 논의에는 부적합
스토리 보딩	• 벽에 문제를 이야기로 제시하고 문제점에 초점을 맞추어 서로 브레인스토밍하는 방법 • 과정: 브레인스토밍 후 비판적 과정으로 아이디어를 평가 후 항목을 축소함
브레인 라이팅	• 대집단을 6명의 소집단으로 세분하여 회의 안건이 적혀 있는 용지에 참여자들이 5분마다 돌아가며 아이디어를 적어 내는 과정을 참여자들의 아이디어가 고갈될 때 까지 계속 반복함 → 일명 6.3.5 기법 • 많은 구성원들로 이루어진 집단에서 흔히 사용되는 아이디어 창출 기법 • 장점: 짧은 시간에 많은 양의 아이디어 도출 가능, 다수의견이나 집단사고의 배제(소수 의견이 위축되거나 소수구성원에 의한 지배 X) 무임승차 가능성 줄임, 평가에 대한 두려움 감소 • 단점: 비자발적 참여로 비효율성 유발 가능
명목집단 기법	• 구성원들이 서로 대화나 토론 없이 종이에 아이디어를 적어서 제출 후 제출된 내용을 모아 토론 후 표결로 의사결정을 함 • 타인의 영향력을 줄일 수 있음 [명목집단기법이 효과적인 상황] • 최종 결정을 내릴 때(합의에 도달하고자) • 정보의 종합이 필요한 경우 • 새로운 사실의 발견과 아이디어를 얻고자 할 때 • 생성된 아이디어 목록에 우선순위를 부여할 때 • 조직구성원의 영향력에서 벗어나 창의적인 아이디어 필요시 • 장점: 구성원 상호 간의 갈등 해소와 소수 지배 현상 배제 가능, 브레인스토밍의 장점, **아이디어 도출과 평가과정이 분리**되어 창조적인 아이디어 탐색 가능, 의사결정에 대한 종결이 확실하게 이루어짐, 의견불일치에 대한 논란이 일어나지 않음 • 단점: 구성원의 의사결정과정을 돕기 위해 충분한 지식을 가진 리더 필요(리더의 역량 중요) 의사결정과정이 구조화되어 융통성이 적음(도중에 문제를 바꾸거나 수정이 어려움), 한 번에 하나의 문제만 처리 가능
델파이 기법	• 설문조사, 우편조사 등으로 **외부전문가들**의 의견을 모아 결정안을 만드는 시스템적인 방법 • 집단 구성원이 대면하지 않는 것을 제외하고는 **명목집단 기법과 유사**함 • **불확실한 미래에 관한 의사결정**에 좋은 방법으로 **전문가 집단**에서 **신뢰성 높은 합의**를 얻어내는 것이 목표 • 다수의 전문가의 독립적인 아이디어를 우편으로 수집하고, 아이디어를 요약·분석 후 응답자들에게 다시 제공하는 방법의 반복을 통한 의사결정 • 참가자들의 출석을 요구하지 않음(비대면 진행) • 장점: 지역의 제한이 없이 다양한 전문가가 참여 가능, **익명**을 유지하므로 **소수의 지배나 집단사고 현상 없음** 단계별 진행으로 변화의 추적 용이함. 응답자가 충분한 시간을 갖고 설문지에 응답 가능, 정확한 자료를 기록으로 남길 수 있음 • 단점: 서면에 전적으로 의존하므로 의사소통의 제한성, 문제에 대한 잘못된 이해는 의사전달의 정확성을 낮춤 응답자가 탈락하거나 회신 누락 시 신뢰도 저하, 응답자 간 의견 상충 시 갈등이 해소되지 않을 수 있음, 많은 시간 소요

전자회의	• 고도의 컴퓨터 기술과 명목집단기법이 혼합된 가장 최신의 집단의사결정 방법 • 컴퓨터를 이용하여 문제를 제시하고 서로의 의견을 컴퓨터로 교류함(개인의 의견이 회의실 대형 스크린에 제시됨) • 장점: 익명, 정직, 신속성, 동일 시간대에 있어야 하지만 장소적으로는 같은 장소에 모일 필요 없어 자유로움 • 단점: 모든 참여자가 장비를 갖춰야 함, 기술적인 문제 발생 시 회의 진행불가, 전체적인 분위기를 읽기 어려워 직관적인 판단이 어려움
집단노트 기법	• 확인된 문제에 대한 해결안과 아이디어를 기록 후, 다음 사람에게 넘기면 다음 사람은 이를 바탕으로 자신의 의견을 첨가하여 새로운 아이디어를 구상, 이를 반복함 → 전체적으로 종합하여 문제를 해결하는 방법
의사결정 나무	• 의사결정자가 선택할 수 있는 대안과 그에 따른 결과를 나뭇가지 모양으로 나타낸 도표로, **양적**(quantitative) **의사결정도구** • 관리자는 의사결정나무를 사용하여 특정 문제에 대하여 여러 가지 대안, 결과, 위험, 정보요구도 등을 확인 가능 • 최소 2개 이상의 대안들로 시작하여 각 대안별로 발생 가능한 사건과 예상 결과를 제시함

참여적 의사결정 기법 - by Vroom&Yetton

- **구성원을 어느 정도 참여시켜야** 효과적인 의사결정을 할 수 있는가에 대한 이론(규범적 리더십 이론)
- 특정 상황에 적합한 의사결정 유형을 선택하는 접근법 5가지를 제시함
- 유효한 의사결정은 선택된 대안의 질이 우수하고, 구성원의 수용도가 높음

유형	결정과정 참여자	참여방식	결정권자	의사결정 유형(방식)
AI	관리자 혼자	관리자 혼자	관리자	관리자 자신이 가진 정보를 이용하여 혼자 의사결정
AII	관리자와 하급자들이 개별적으로	하급자들이 관리자의 구체적 질문에 응답	관리자	하급자들로부터 필요한 정보를 받아 혼자 의사결정
CI	관리자와 하급자들의 개별적으로	하급자들이 관리자와 1:1로 자료분석 및 대안 추천	관리자	하급자들에게 문제를 알리고 그들의 의견을 듣지만 최종 의사결정은 관리자가 함
CII	관리자와 하급자들이 집단으로	하급자 집단이 자료 공유 및 분석	관리자	집단으로 의견을 듣고 문제를 의논하나 최종 의사결정은 관리자가 함
GII	관리자와 하급자들이 집단으로	하급자 집단이 자료 공유 및 분석하여 의견일치를 이룸	하급자 집단	하급자 집단과 의견을 나누고 일치점을 찾아 하급자 의견에 따라 의사결정

05 재무관리

재무관리	• **기업가치를 극대화**하기 위한 의사결정을 수행하는 관리활동으로, 조직운영에 필요로 하는 **자금을 합리적으로 조달**하고 그 조달된 자금을 **효율적으로 운용**하는 것 • 조직의 관점에서 경영활동에 필요한 자금의 조달과 운용에 관련된 의사결정을 수행하는 과정이자 관리활동 • 재무관리 목표 ㉠ 적정수익(이윤)의 극대화 ㉡ 조직가치(자산의 시장가치를 합산한 값)의 극대화 ㉢ 사회적 책임(이윤의 추구 방법과 분배의 문제)의 실현 • 재무제표: 일정기간 동안의 기업 경영활동을 화폐가치로 기록·계산한 보고서
재무관리 기능	• 투자결정 기능: 자금을 어떻게 **운용**할 것인가(**자산**관리) • 자본조달결정 기능: 자금을 어떻게 **조달**할 것인가(**부채와 자본**에 대한 의사결정) ※ **자산=부채+자본** • 재무계획기능: 자금의 조달과 운영에 대한 의사결정을 합리적으로 수행하기 위한 구체적인 계획 수립 • 재무통제기능: 예산제도를 통해 병원의 경영활동을 통제
회계	• 회계: 재무적 성격을 가진 거래나 사건을 의미있는 방법으로 화폐에 의해서 기록, 분류, 요약하며 그 결과를 해석하는 기술, 즉 기관의 모든 재정 상태를 화폐단위로 기록 및 요약하는 체계 ㉠ 재무회계: 기업 외부의 정보이용자가 경제적 의사결정을 하는 데 유용한 정보를 제공할 목적으로 하는 회계 ㉡ 원가회계: 제품을 원가를 계산하는 기술회계 ㉢ 관리회계: 조직의 경영자가 경영 의사결정을 내리는 데 필요한 회계정보를 제공하고 내부 보고를 위한 회계로 미래와 관련된 정보를 제공함 ㉣ 세무회계: 기업회계기준에 따라 측정된 기업이익에 대해 세법의 규정에 따라 과세소득(세금)을 측정하는 회계

재무제표

대차대조표 (재무상태표)	• **일정 시점**에서 **기업의 재무상태**를 설명하기 위해 작성되는 재무상태보고서 • 자금의 조달 및 사용을 나타내며 병원(기업)의 재무상태를 나타냄 • **왼편**은 **자산**을 기록하는 차변(투자 결정기능), **오른편**은 **부채와 자본**을 기록하는 대변(자본조달 결정기능) • 자산: 부채와 자본의 합 ㉠ 유동자산: **1년 이내** 현금으로 전환가능하거나 사용되어 없어질 자산 ㉡ 고정자산: **1년 이후**에 현금으로 전환되거나 1년 이상에 걸쳐 사용되는 자산 • 부채: 유동부채(1년 이내에 상환해야 하는 부채) + 고정부채(1년 이후에 상환해야 하는 부채) • **자본**: 기업이 보유하는 **자산에서** 기업이 갚아야 할 **채무를 뺀** 잔여분 예 자본금, 자본잉여금, 이익잉여금 [대차대조표가 제공하는 중요한 재무정보] • 기업 **재무구조의 건전성 및 안정성**을 알 수 있음 • **유동자산과 유동부채를 비교**하여 기관의 **유동성**과 **단기지급능력**을 파악할 수 있음 • 장기계획 수립 시 기업의 확장 또는 프로젝트의 계획에 정보를 제공함(새로운 프로젝트에 대한 재무적 부담예측 및 무리한 계획 견제)
손익계산서 (포괄계산서)	• **일정 기간** 동안의 비용과 수익을 대응시켜 **기업의 성과**를 나타내는 보고서로 **포괄계산서**라고도 함 • 작성 목표: 일정기간 동안의 **경영성과**인 **순손익**을 표시(순이익의 흐름) • 기업의 순수익, 매출액, 매출원가 등의 정보와 수익력을 표시해줌 **※ 총비용 = 비용 + 순수익 = 총수익** [손익계산서가 제공하는 중요한 재무정보] • 기업의 **당기 경영활동**에 대한 성과 측정(특정기간 동안 얼마나 영업을 잘했는지 평가) • **기업의 수익성** 지표이며, 미래의 경영성과(순수익 흐름) 예측 가능 • 기업의 **경영계획 및 배당정책**을 수립하는 데 중요한 자료 • **경영자의 경영능력 및 성과** 평가 가능
현금흐름표	• **일정 기간** 동안의 **현금의 유입과 유출 내역**을 보여주는 보고서(기업의 이익 평가) • **신뢰성**이 높아 기업의 이익을 평가하는데 유용하게 이용됨 • 대차대조표와 손익계산서의 작성은 발생주의 원칙을 따르므로 실제 현금의 입출금과는 차이가 있을 수 있으므로 별도로 현금흐름표가 필요함 • 조직이 **유동성에 대처**하기 위해 현금의 크기가 중요하므로 현금의 입출금 내역과 잔액을 별도로 표시하는 현금흐름표 작성 [현금흐름표가 제공하는 중요한 재무정보] • 당기순수익과 영업활동으로 인한 현금흐름을 비교하여 **이익의 질** 평가 가능하여 신뢰도 상승 • 투자 및 재무활동에 대한 정보 제공 • 기업의 미래 현금흐름 예측에 유용한 정보를 제공함 • 기업의 자금 창출능력 및 자금조달의 필요성에 대한 정보 제공
비용-이익 분석	• 모든 투입자원(총비용)을 화폐로 계산한 후, 조직의 활동 성과를 화폐로 계산하여 산출한 이익과 비교 분석함 • 비용은 목표 달성에 투입된 지출액으로 고정비용, 변동비용, 직접비용, 간접비용 등을 구분함 • 비용분석을 통하여 손익분기점(순이익 = 비용)을 발견하여, 이를 지나면 경영수익이 흑자가 됨

06 예산관리

예산		• 예산은 **조직활동의 기대되는 결과**를 **화폐가치**로 표현해 놓은 업무계획서 • 예산은 미리 계획된 것과 실제의 결과를 비교하여 조직의 운영을 계획하고 통제하는 과정(**통제를 위한 준거점** 제공) • 예산은 장래 일정 기간 동안 계획된 지출과 그 지출을 위한 자금조달 계획의 서술 • 예산 수립 과정: 예산 편성 → 예산 심의 → 예산 확정 → 예산 집행 → 예산 결산 → 회계감사(외부 제3자) ㉠ 예산 편성: 각 부서에서 예상되는 차기연도의 필요예산을 체계적으로 기획하는, 일종의 화폐가치로 표현되는 계획서 ㉡ 예산 심의: 감독기관이 예산 집행 전 예산의 타당성을 검토하는 단계 ㉢ 예산 집행: 심의, 확정된 예산에 따라 수입과 지출을 실행하는 모든 행위 ㉣ 예산 결산: 실제로 집행된 예산의 실적을 확정적 계수로 표시하는 과정(예산의 사후적 평가) → 부서의 사후적 재정보고로서 재무활동을 평가할 수 있으며, 부서의 다음 예산 편성·심의 시 기본적인 정보가 됨 ㉤ 회계 감사: 조직의 재정적 활동과 수익·지출 결과에 관한 사실을 확인·검증하고 결과의 보고를 위해 장부에 기록된 내용을 제3자가 체계적으로 검사하는 행위
예산 편성의 선행조건		• 권한과 책임의 한계가 명백한 조직구조여야 함 • 예산이 부서수준에서 이루어질 수 있는 자율권이 있어야 함 • 신뢰할 수 있는 통계자료를 제공하는 체계가 마련되어야 함 • 예기치 못한 지출에 대비할 수 있는 융통성이 있어야 함 • 예산 개발에 참여할 직원들은 병원의 재정목표와 집행을 이해하고 있어야 함 • 모든 관리자들이 예산과정에 참여하고 예산 개발을 위해 노력해야하며, 예산에 대한 충분한 지식을 가져야 함
예산 수립의 필요성		• 계획의 실현 가능성을 조기에 알려주어 종합적인 계획을 구체적으로 할 수 있음 • 자원의 활용과 직원의 능률성을 높이고 원활한 정보교환이 이루어질 수 있음 • 계획 수행 시 절차상의 승인 및 교섭 등의 번거로움을 피할 수 있음
예산의 기능 (Finkler)	**기획기능**	• 예산 준비는 관리자로 하여금 미리 생각하고 계획할 수 있게 함 • 관리자에게 목표의식을 갖게 하며, 미래를 예측하도록 함 • 목표를 가장 효율적으로 달성할 수 있는 비용-효과적인 방법을 찾도록 함 • 구성원들의 활발한 참여를 통해 이루어지므로 관리자와 실무자들 간 적극적인 의사소통과 조정이 이루어지도록 함
	통제기능	• 계획대로 따르게 하는 안내서의 역할을 함 • 동기부여 프로그램을 이용하여 직원들이 예산대로 성취하도록 인센티브를 줌 • 결산과정을 통해 관리자들은 예산의 성공적 수행여부와 그 이유를 평가받음 • 필요한 경우 교정활동(피드백) 수행함
현대적 예산의 원칙 (Smith)		[현대적 예산의 원칙 = 행정부 예산원칙, 스미스 예산원칙, 관리중심적 예산원칙] ㉠ 책임의 원칙: 예산을 가장 능률적인 방법으로 실현시켜야 할 책임을 진다. ㉡ 계획의 원칙: 예산의 편성·기획은 전체 사업계획과 밀접한 관련성을 가지고 이루어져야 한다. ㉢ 보고의 원칙: 예산의 편성·심의·집행 시행 시, 업무의 집행상황에 관한 최신 정보가 제공되어야 한다. ㉣ 다원적 절차의 원칙: 다양한 예산절차를 활용함으로써 적절하게 예산을 운용해야 한다. ㉤ 적절한 수단구비의 원칙: 예산을 적절하게 관리할 수단이 필요하다. ㉥ 시기 신축성의 원칙: 변화에 신속히 대응할 수 있도록 필요에 따라 융통성 있게 조정할 수 있게 해야 함 ㉦ 재량의 원칙: 필요한 운용수단을 결정할 수 있도록 재량권을 부여해야 함 ㉧ 예산기구 상호교류의 원칙: 예산기구 간에는 원활한 상호교류를 통해 능률적·적극적인 협력관계가 확립되어야 한다.

예산 수립 방법 - 예산제 종류

품목별 예산제도 (LIB; Line-Item Budgeting)	• **통제를 지향**하는 예산으로 지출의 대상이 되는 물품 또는 품목(인건비, 물건구입비 등)을 기준으로 하는 예산제도로, 병원조직에서 많이 활용됨 • 장점: 지출통제, 부패방지, 절약과 능률 향상
기획예산 제도 (PPBS; Planning Programming Budgeting System)	• **장기적 기획과 단기적인 예산 편성**을 유기적으로 연결시킴으로써 예산배분에 관한 의사결정이 합리적이면서 일관성 있게 하려는 예산제도 • 예산의 절약과 능률성을 최대로 하려는 **기획지향** 예산임(자원배분의 최적화, 합리화) • 효과 ㉠ 의사결정의 일원화 ㉡ 장기적인 사업계획에 대한 신뢰성: 예산이 뒷받침되어 장기적 기획이더라도 실현가능성이 높음 ㉢ 자원배분의 합리화 ㉣ 조직체를 통합적으로 운영 가능 • 한계점 ㉠ 목표를 의식하였으나 수행하는 방법에 대해서는 등한시 ㉡ 정책들과 대안들이 개별적인 예산작성 기간에 평가됨 ㉢ 정책 수행의 실절적인 라인관리자에게는 운영지침 제공하지 않음 ㉣ 신규정책이나 기존정책의 주요 변화부분에만 관심을 두고 현재 진행중인 정책활동이나 운영에 대해서는 지속적으로 평가하지 않음 ㉤ 달성효과의 계량화가 어려워 목표설정의 어려움 ㉥ PPBS프로그램 체계와 예산 과목 간 차이로 예산 편성·집행에 있어 막대한 환산작업 필요
성과주의 예산제도 (PBS; Performance Budgeting System)	• 예산을 투입하여 **무엇을 성취하는가**에 초점을 두는 것으로 **부서의 기능, 활동 및 사업계획을 중심으로** 예산을 편성하는 방법 • 부서의 목적을 강조하여 예산집행의 성과를 명백히 하므로 관리기능적 예산제도라고도 함
영기준 예산제도 (ZBB; Zero Base Budgeting)	• **기준예산**이라고도 하며 **전년도 예산을 기준으로 하지 않고** 0을 기준으로 새롭게 예산을 편성하는 **감축 중심**의 예산제도 • 전 회계연도 예산에 구애됨없이 각 예산 기간별로 0에서 출발하여 예산신청의 정당성을 입증하는 방식 → **우선순위가 높은 사업활동**을 선택하여 실행예산 결정(예산신청의 정당성 입증) **장점** • **우선순위**를 고려한 **자원의 효율적 사용**으로 예산 낭비 가능성 줄이고 자원의 최적 배분이 가능함 • 구성원들의 **예산관리 참여**로 인한 혁신적 분위기 • 상급관리자와 중간 관리자 간 상호이해와 위임능력 촉진 • 기획과 예산 사이의 커뮤니케이션 장벽을 없애고 조직의 목적을 구상하며, 목표를 기획하도록 함 **단점** • 과거 지출의 적절성을 다양한 시각에서 분석해야 하고, 과정이 복잡하여 **시간이 많이 소요** • 서비스 공급과 소요 비용 사이에 정확한 상관관계를 파악·예측하는 데 한계가 있음 • 각 부서별 책임자가 자금을 배분받기 위해 **이익을 부풀리는 경향**이 있음 • 구성원은 **해마다** 프로젝트의 존재 유무에 **위협**을 가하는 것으로 인식함
점진적 예산제도	• **전통적 방법**으로 전년도의 총비용이 옳다는 가정 하에서 **전년도의 경비에 근거**하여 차기년도의 **물가상승률이나 소비자물가지수 등을 반영하여 예산 수립함** • 장점: 간단하고 신속한 예산 수립, 전문적 지식이 필요하지 않음 • 단점: 동기부여의 의미가 없음, 우선순위가 고려되지 않아 비효율적, 전년도의 비효율이나 예산 낭비를 시정하지 않고 반복함, 경영자가 예산낭비와 비효율성을 구분하기가 어려움

간호부 예산 유형

운영예산 (관리예산)	• 회계연도 동안 그 조직의 **일상적 운영**을 유지하는 데 필요한 비용으로 **1년 이내** 소비하거나 사용할 서비스나 재화가 포함됨 • 간호단위관리자가 가장 많이 관여하는 예산이며 환자간호에 직·간접으로 사용되는 비용 예 인건비, 교육훈련비, 유니폼비, 부담금, 환자피복비, 소모품, 세탁비, 수선·보수유지비, **감가상각비**, 의약품비, 후생복지비, 서적 구입 등
자본예산 (지출예산)	• 장기계획과 관련된 투자예산과 주요 설비 비품의 구입을 위한 지출설비예산으로 이루어지며 주요 물품구입이나 프로젝트에 대한 비용으로 일정기간에 반복적으로 재사용되는 장비의 항목 ㉠ 투자예산: **땅, 건물, 비싸고 긴 수명**을 가진 **주요 시설물**의 구입, 신제품 개발 및 사업확장, 광고비, 시장조사비 및 연구개발 등 ㉡ 설비예산: 주요 장비 구입, CT scan구입, 병원시설의 보수, 고가의 의료장비 구입, 의료연구소 설립과 유지 등 [자본예산 수립 시 고려해야 할 사항] • 미래 투자환경을 정확히 예측해야 함 • 현대는 빠른 기술혁신 속도로 인하여 자본지출예산에 대한 의사결정을 더 자주 해야 함 • 투자금액이 상당히 크며, 잘못 수립될 시 기업의 생존까지 위협받을 가능성이 높아짐
현금예산	• **자본예산을 제외한 사실상의 운영예산**으로 **현금 입출금**을 말하며 구성원의 급여, 세금, 외상매입금 지불 등 • **날마다 계산**하며 **현금잔고**를 가지고 있어야 함
인력예산	• 간호 및 간호보조인력 등 전 직원의 수의 형태, 급여 등으로 구성되며 양적인 업무량 측정에 기초를 둠 • 조직의 운영에 필요한 구성원이 제공하는 **노동력에 대한 비용**으로 간호부 예산에서 가장 큰 비중을 차지함 • 실제 노동시간뿐만 아니라 근무하지는 않으나 조직에서 지급해야 하는 비생산적 시간이나 혜택(신규간호사 O.T, 교육시간, 병가와 휴가 등)을 포함 [간호조직이 인력예산 수립 시 고려해야 할 사항] 간호인력 구성, 적용하는 간호전달체계(간호업무 분담체계), 제공하는 간호서비스 수준, 간호사의 유가·병가, 결근·이직률·교육시간, 신설되는 간호단위나 기능, 입원환자, 병상가동률(치료시설 사용률), 환자중증도 등

07 진료비 지불제도(의료수가, 간호수가)

진료비 지불제도

- 보건의료기관이 대상자에게 제공한 의료서비스에 대하여 **의료비를 산정하는 방식**
- 우리나라의 진료비 지불제도(건강보험 수가): **행위별 수가제**를 바탕으로 **포괄수가제**와 **일당수가제** 방식으로 혼용
  → 행위별로 값(수가)을 정하는 방식 대신, 진료행위별 **상대가치점수**를 매겨 기본단가(환산지수)에 곱하여 계산하여 산정

상대가치 점수 측정기준	의사업무량 상대가치	• 의사의 투입시간, 스트레스, 노력, 기술의 강도
	진료비용	• 의사 인건비 제외한 임상인력 인건비, 치료재료, 장비, 기타 관리비
	의료사고 위험도	• 해당 행위 관련하여 발생하는 의료사고와 분쟁 해결비용 보상

※ 수가예약제: 국민건강보험법에 따라 국민건강보험공단 이사장과 의약계 대표로 구성된 요양급여 비용협의회 위원장이 계약을 통해 보험수가를 결정함

※ **환산지수**는 **원가상승률**을 반영하여 보험자인 **국민건강보험공단 이사장과 의약계 대표들**이 **1년마다 계약**을 맺으므로 **매년 변함**

진료비 지불제도 유형

행위별 수가제

- 의료진이 제공한 **진료내용과 서비스 양에 따라** 항목별로 의료비가 책정되는 사후결정방식
- 진료행위, 진료재료, 의약품별로 미리 정해진 각각의 항목 당 가격을 공급자에게 지불하는 방법

장점	단점
• 의료서비스의 양과 질 확대 • 의료인의 재량권 보장 • 의료 기술의 발전 • 의사의 생산성 증가 • 환자와 의사의 원만한 관계 유지	• 의사의 행위가 병원의 수입과 직결되므로 과잉진료 및 남용 우려 • 과잉진료를 막기 위한 심사, 감사 등의 복잡한 행정과정 발생 • 의료인과 보험자 간 갈등 • 기술지상주의로 예방보다 치료에 집중 • 상급병원으로 후송 기피하여 지역의료 발전 전해

포괄 수가제

- 환자 1인당 또는 **질병별**, **요양일수별**로 보수단가를 설정하여 **미리** 정해진 진료비를 의료기관에 보상하는 **사전결정방식** 지불제도
- DRG(Diagnosis Related Group, Medicare의 진단 관련 분류법)에 의한 포괄수가제가 대표적 사례
- 제공한 서비스 항목과 상관없이 **사례에 기초**하여 진료비를 지불하는 방식으로 병원 측의 낭비와 비효과적 의료계획의 풍토를 저지하는 것이 목적
- 우리나라는 **4개 진료과 7개 질병군**의 수술(분만)에 적용함

[우리나라 DRG대상 질환]

안과	수정체 수술 (백내장 수술)	일반외과	항문과 항문주위 수술(치질 수술), 서혜 및 대퇴부 탈장 수술, 충수절제술(맹장염 수술)
이비인후과	편도 및 아데노이드 수술	산부인과	자궁 및 자궁부속기 수술(악성종양 제외), 제왕절개분만

- 우리나라의 경우 2002년부터 DRGs를 부분적으로 수가산정에 반영, 2012년 7월 1일부터 전국 모든 병·의원으로 확대되었고, 2013년 7월부터는 종합병원·상급종합병원까지 의무 적용
- 일당수가제와 방문당수가제는 포괄수가제의 일종임

장점	단점
• 진료비에 대한 가격이 사전에 미리 결정되어 자원의 최소화 사용에 대한 동기를 부여하여 진료수행을 **경제적**으로 유도 • 병원 업무 및 진료의 **표준화** • **예산 통제 가능성**과 병원 생산성 증가 • 부분적으로 적용 가능 • 진료비 청구 및 지불 심사의 간소화	• 서비스 최소화·규격화 → 의료 질 저하 초래 가능 • 분류정보조작을 통한 부당청구 가능성 • 행정적 간섭으로 의료행위의 자율성 감소 • 의학적 신기술에 적용 어려움 • 입원기간 내 모든 작업을 수행해야 하므로 간호사의 업무부담 가중 • 비용절감으로 인해 간호사의 충분한 채용이 이뤄지지 않을 수도 있음 • 비용절감에 우선하여 간호의 질 보장이 어렵고 과소진료 가능성 존재 • 합병증 발생 시 적용 곤란

<table>
<tr>
<td rowspan="2">포괄
수가제</td>
<td>일당지불제
(일당수가제)</td>
<td>• 장기 환자를 다루는 의료서비스 제공자에게 진료비를 보상하기 위한 방법으로, 개별 환자를 하루 진료하는데 드는 모든 비용을 포함하여 산정
• 입원 1일당 또는 외래방문 1일당 정해진 일정액의 수가를 산정하는 방식으로, 투입자원이나 서비스 강도의 차이를 반영하지 않아 포괄수가제의 일종으로도 봄
• 우리나라 일당지불제 적용 : 의료급여 수급자의 정신과 입원진료비, 간호관리료 차등제, 노인장기요양보험 등
• 우리나라 방문 당 수가: 가정간호의 기본방문료, 노인장기요양보험의 방문간호(방문시간 당 정액제)</td>
</tr>
<tr>
<td>신포괄수가제</td>
<td>• 진료에 필요한 대부분의 서비스는 포괄수가제로 묶고 진료비 차이를 가져오는 고가서비스, 의사시술행위는 행위별수가제로 별도 보상
• 기존의 포괄수가제(정액지불제)에 행위별수가제를 추가한 방식
• 현재의 포괄수가제는 7개의 질병군에만 적용되지만, 신포괄수가제는 대부분의 질병군(4대 중증질환 포함)과 초음파 검사 등 필수적 진단 검사에 적용되어 보장성 확대되어 환자의 진료비 부담 경감을 목적으로 함
※ 4대 중증질환: 암, 심장 질환, 뇌혈관 질환, 희귀난치성 질환
• 특성: 재원일수에 따라 진료비 차이가 있는 일당진료비 설계, 포괄수가와 행위별수가 요소의 병행, 일부 비급여 서비스를 포괄항목으로 포함, 기관별 조정계수 존재
• 2009년 일산병원에서 20개 질병군에 대한 시범사업을 시작으로 2020년 567개 질병군에 대해 민간병원을 추가하여 시범사업 시행 중
<table>
<tr><th></th><th>질병군별 포괄수가제(DRGs)</th><th>신포괄수가제</th></tr>
<tr><td>적용 기관</td><td>7개 질병군별 진료가 있는 전체 의료기관(2013년 7월부터 적용)</td><td>국민건강보험공단 일상병원, 국립중앙의료원, 지역거점 공공병원 등 총 98개 기관</td></tr>
<tr><td>적용 대상</td><td>4개 진료과 7개 질병군</td><td>567개 질병군 입원환자</td></tr>
<tr><td>특징</td><td>포괄수가(묶음)
의료자원의 효율적 활용</td><td>포괄수가(묶음)+행위별수가(건당)
의료자원의 효율적 활용+적극적 의료서비스</td></tr>
</table>
</td>
</tr>
<tr>
<td>인두제</td>
<td colspan="2">• 서비스의 내용이나 수가와 관련 없이 등록환자수 또는 실이용자수를 기준으로 일정액을 보상받는 방식
• 기본적이고 단순한 1차 보건의료에 적용(지역사회 1차 진료기관에 적합)
• 특징: 진료의 계속성 증대, 치료보다 예방에 집중, 환자의 선택권 제한, 과소치료 경향, 의료기관의 고위험·고비용 환자 기피 경향 증가</td>
</tr>
<tr>
<td>총액계약제
(총액예산제)</td>
<td colspan="2">• 지불자 측(보험자)과 진료자 측이 사전에 일정기간 동안의 진료보수 총액에 대한 계약을 체결하고 계약된 총액범위 내에서 의료서비스를 이용함
• 진료보수 지불방식 중 지불단위가 가장 크고, 총액을 초과하는 위험을 전적으로 진료자(의사단체)가 부담하므로 보험자에게 유리한 방식
• 특징: 진료비 과잉진료 및 과잉청구 감소, 의료비 지출 사전 예측 가능, 의료공급자의 자율적 규제 가능, 과소진료 가능성, 계약 체결의 어려움</td>
</tr>
</table>

간호료 지불제도: 간호수가

간호수가

- 간호사가 대상자인 환자와 가족에게 **제공된 간호서비스에 대한 보상**으로써 지불되는 간호관리료 또는 간호료
  ※ 간호수가=간호원가+일정 이익(α)
- 우리나라의 간호수가는 **행위별 수가제(30여 항목)**와 **일당수가제**를 적용함
- 현재 간호수가의 경우, 입원환자에 대한 포괄적 간호관리 행위를 '간호관리료'라는 별도의 항목으로 분류하고 있음

※ 간호원가: 간호사가 입원환자의 요구에 부응하여 수행한 간호행위에 필요로 하는 비용 또는 경비(간호인건비, 간호용품과 간호행정 및 교육비 등 포함)

[간호관리료]

- 간호행위 중에서 **행위별 수가제로 수가화된 항목을 제외**한 나머지 간호서비스(활력징후 측정, 간호교육, 온열요법, 침상정리, 간호기록 등)수가 포함
- 환자의 간호요구도나 제공된 간호서비스의 종류와 양에 관계없이 **일당수가**로 입원료에 포함되어 있음

※ 입원료 = 의학관리료(40%) + 병원관리료(35%) + **간호관리료(25%)**
└ 입원관리료(75%) ┘

[간호행위 수가화의 필요성]

- 간호가 고객이 받는 서비스에 대한 비용이라는 인식을 고객에게 심어줌
- 병원의 여러 부서 중 간호부서가 소비부서가 아니라 병원의 이익을 창출하는 부서라는 것을 인식시키기 위함
- 대상자들이 필요로 하는 다양한 간호서비스를 개발하고, 질 높은 간호서비스를 제공함
- 간호서비스의 가치를 경제적·사회적으로 인정받음으로써 간호업무의 전문의식을 고취하고, 간호직이 전문직으로 발전하는 기반을 강화함
- 의사와 병원 중심의 서비스에 대해 질이 높고 상대적으로 저렴한 간호서비스가 좋은 대체서비스로 작용하여 국민의 료비 절감에 기여함

[현행 간호수가의 문제점]

- 현행 간호관리료 수가가 차등지급됨에도 불구하고(1990년 이후) 간호원가에 비하여 매우 낮게 책정되어 실제의 간호원가를 반영하지 못하고 있음
- 현행 간호관리료는 공급자 중심으로 의료비 지불의 공정성이 결여됨
- 병원 및 의료서비스 원가 산정에 간호부서가 원가중심부서에서 제외되어, 입원관리료 항목으로 일부 구분하고 상환받도록 되어 있음
- 낮은 간호지불제도는 병원경영자가 간호부서를 수입부서가 아닌 지출조직으로 인식하도록 함
- 장기적으로 간호직의 독립적 발전 및 의료사업의 질 저하로 작용함

[간호수가 산정방법]

일당수가	• 가장 전통적 방법으로 환자간호에 들어간 총비용을 환자의 총재원일수로 나누어 환자 1인당 일일 평균 비용을 산출하는 방법 • 간호관리료 차등제, 노인장기요양보험의 시설수가에서 적용 • 단점: 서로 다른 간호요구량이 가지는 각 환자에 대한 비용을 정확히 산정하여 반영하지 못함
방문당 수가	• 가정간호와 같은 지역사회분야에서 자주 쓰이며 총비용을 방문수로 나누어 환자 1인당 방문당 수가를 산출하는 방법 • 가정간호수가, 노인장기요양보험의 방문간호수가에서 적용

	가정간호수가	방문간호수가(노인장기요양보험)
적용	방문당 정액제	방문시간당 정액제
수가 책정 방법	기본방문료+개별행위료 - 기본방문료: 방문당 책정 - 개별행위료: 진료수가 기준 적용	방문당 수가에서 발전된 형태 방문 소요시간을 고려하여 지급

구분		
간호수가	환자분류군별 수가	• **환자 중증도에 따른 간호요구량에 따라** 그룹으로 분류한 후 자원소모량을 측정하여 분류군별로 각각 다르게 수가를 산정 • 노인장기요양보험의 시설수가: **노인 중증도를 고려**하여 책정한 등급(환자분류군별 수가)+등급 별로 상이한 일당수가
	질병군별 수가	• 진단명이 비슷한 환자는 비슷한 양의 자원을 소모한다는 가정 아래 병원 입원환자를 진단명별로 분류하고 진단명에 따른 간호소모량을 파악하여 수가 산정
	행위별 수가	• **간호 개별 행위에 각각 수가를 산정**하여 환자가 간호서비스를 많이 이용할 수 있도록 간호수가가 많이 부각되게 하는 방법 • 우리나라 병원간호수가는 일당수가와, 방문간호서비스에서는 방문당 수가와 병행하여 쓰이므로 일당수가와 방문당 수가가 환자중증도와 관계없이 평균비용으로 일괄 적용되는 것을 보완함

간호관리료 차등제

- 간호관리료 차등제: 요양기관의 **간호사 확보수준**에 따라 건강보험 **입원료를 차등하여 지급**하는 제도(**일당수가제**)
- **간호간병통합서비스, 호스피스병동은 적용 제외**
- 인력확보수준에 따른 등급 산정 기준
  ㉠ 평균 **병상수** 대비 간호사수: **서울시** 요양기관, **상급종합병원**
  ㉡ 평균 **환자수** 대비 간호사수: 서울시 제외 지역의 종합병원, 병원, 치과병원, 한방병원, **정신병원**
  +「응급의료에 관한 법률」에 의한 응급의료기관 중 **지역응급의료기관**인 요양기관의 경우는 소재한 지역에 상관없이 **환자수 적용**대상기관임

[**일반병동** 입원환자 간호관리료 차등제]

등급	상급종합병원		등급	기타 의료기관 간호사 확보율	종합병원 가감률	병원 가감률	의원 가감률
	간호사 확보율	가감률					
1	**2.0 미만**	2등급의 10%	1	**2.5 미만**	2등급의 10%	2등급의 10%	6등급의 50%
2	2.0-2.5	3등급의 10%	2	2.5-3.0	3등급의 15%	3등급의 10%	6등급의 40%
3	2.5-3.0	4등급의 10%	3	3.0-3.5	4등급의 10%	4등급의 10%	6등급의 30%
4	3.0-3.5	5등급의 15%	4	3.5-4.0	5등급의 10%	5등급의 10%	6등급의 20%
5	3.5-4.0	6등급의 10%	5	4.0-4.5	6등급의 10%	6등급의 20%	6등급의 10%
6	**4.0 이상**	**기준등급**	**6**	**4.5-6.0**	**기준등급**		
			7	6.0 이상	2~5% 감산(지역별 상이)		-

※ 일반병동: 응급실, 신생아실, 분만실, 회복실, 중환자실, 집중치료실, 격리실, 무균치료실, 인공신장실, 납폐차특수치료실, 낮 병동 등을 **제외**한 입원병실의 병상. **정신보건의료시설 중 폐쇄병동**은 일반병동에서 **제외 가능**

[신생아·소아·일반 중환자실 간호관리료 차등제]

		상급종합병원	종합병원	병원
등급제, 가감기준등급	신생아중환자실	6등급, 5등급		5등급, 4등급
	소아중환자실	5등급, 4등급		
	일반중환자실	5등급, 4등급	9등급, 7등급	

[간호관리료 차등제 도입과정]

- **1999년** 11월부터 일반병동 대상으로 6등급으로 시작
- **2007년** 4월부터 **종합병원급 이하**에 입원료의 5%를 **감액**하는 **7등급 신설**(감산제도 도입) → **상급종합병원은 6등급으로 운영**되므로 감산적용 없음
- **2007년** 10월부터 **신생아중환자실**(4등급제), **2008년** 7월부터 **일반·소아중환자실**(9등급제)로 확대 도입됨. 그 후 **정신과 개방병동**에도 도입하여 실시
- **2008년** 2월부터 **7등급**에 대해서 **의료취약지역 의료기관에 대해서는 감산하지 않으며, 서울과 광역시(구)는 5% 감산 유지, 그 외 지역 2% 감산 적용 → 지역별 감산율 차등 적용**(상급종합병원, 의원은 감산 없음)
- 2018년 4월부터 **지방병원**에 한하여 **환자수** 대 간호사 수의 비를 기준으로 등급을 산정

야간 간호수가 산정

<table>
<tr><td>야간
간호료
(신설)</td><td>• 2019년 10월부터 야간 간호(22시~익일 6시)에 대한 보상을 강화하기 위해 신설
• 간호사가 야간(22시~익일 6시)에 근무하면서 일반병동 입원 환자를 간호하는 경우 산정
• 종합병원과 병원을 대상으로 적용(상급종합병원과 요양병원 제외) → '서울시 제외 지역' 삭제(서울시 적용 가능)
• 간호인력 확보 수준에 따른 입원환자 간호관리료 차등제 등급이 6등급 이상인 곳에서 적용
• 입원환자 간호관리료 차등제 적용 시 1일당 1회 산정
• 일반병동 분기별 평균 병상 수(또는 환자 수) 대비 평균 야간근무 간호사 수 25:1 이하</td><td rowspan="2">종합병원, 병원 中
간호관리료 차등제
6등급 이상(7등급 제외)</td></tr>
<tr><td>야간
전담
간호사
관리료
(개정)</td><td>• 유휴 간호사 고용확대를 통한 의료기관의 간호사 확보 어려움 해소를 위하여 도입됨
• 2015년 3월 도입 → 2017년 4월 근거 법령 시행 → 2019년 10월 1일부터 개선
• 종합병원과 병원을 대상으로 적용(상급종합병원과 요양병원, 정신병원 제외)
• 간호인력 확보 수준에 따른 입원환자 간호관리료 차등제 등급이 6등급 이상인 곳에서 적용
• 1개월 이상 야간만 전담하여 근무한 간호사에 대해 산정
• 간호간병통합서비스 병동에 근무하는 야간전담간호사는 제외됨
• 간호사의 야간근무를 증빙할 수 있는 근무표 등을 작성·비치하여야 함</td></tr>
</table>

간호원가 산정방법

<table>
<tr><th colspan="2">산정방법(산정체계)</th><th colspan="2">내 용</th></tr>
<tr><td>표준원가
산정방법</td><td>일당 산정</td><td colspan="2">• 등급결정과 지불 모두에 걸쳐 사용되는 가장 오래된 방식으로, 환자당 평균적 간호 서비스 비용은 전체 간호비용을 특정기간 동안의 환자입원일수로 나누어 계산
• 단점: 환자의 요구사항이나 중증도를 반영하지 못하여 필요한 간호활동을 구체화하지 못하므로 간호서비스의 정당성을 주장하지 못함</td></tr>
<tr><td rowspan="3">과정원가
산정방법</td><td rowspan="3">환자분류
체계</td><td colspan="2">• 환자를 위급상태에 따라 경환자군, 중등환자군, 중환자군, 위독환자군으로 나누어 각 군에 대한 간호원가를 산정하는 방식
• 선행조건
㉠ 환자분류도구 및 결정 지침을 개발해야 함
㉡ 병원이나 간호사마다 수행하는 간호서비스의 질과 양이 표준화되어야 함
㉢ 각 병원에서는 환자 수 대비 간호사 수의 기준을 확보해야 함
㉣ 병동 관리를 전산화하여 업무의 양을 줄이고 동시에 정확성을 확보해야 함</td></tr>
<tr><td>장점</td><td>단점</td></tr>
<tr><td>• 행위별 수가제의 과잉간호 가능성을 배제
• 간호료 지불에 대한 투명성을 확보
• 간호인력 산정의 탄력성 유지
• 환자의 상태에 따른 차등화된 간호를 제공함으로 간호자원의 효율적 관리가 가능
• 간호사가 환자관리를 주도할 수 있으며 환자의 중증도에 따라 간호기술이나 전문 수준의 폭을 넓힐 수 있음</td><td>• 환자의 중증도가 수시로 바뀌는 경우 원가 손실 우려가 있음
• 환자의 중증도를 파악하기 위해 환자분류사정 업무를 추가적으로 수행해야 하는 번거로움
• 병원 경영진은 경력 간호사나 간호 단위별 간호사 수를 줄이려는 유인책을 갖게 됨</td></tr>
</table>

<table>
<tr><th colspan="2">산정방법(산정체계)</th><th>내 용</th></tr>
<tr><td rowspan="1">과정원가 산정방법</td><td>포괄수가 체계 (DRGs)</td><td>
• 진단명 기준 환자군별(DRGs)에 따라 미리 책정된 일정액 평균비용에 기초하여 간호원가를 산정함
• 선행조건
㉠ 환자 수 대비 간호사 수의 기준을 확보해야 함
㉡ 질병군별 간호 표준화가 이루어져야 함
<table>
<tr><th>장점</th><th>단점</th></tr>
<tr><td>• 간호료 산정을 위한 추가적 간호업무가 없음(관리비용 절감)
• 과잉진료의 방지, 의료비 상승 억제
• 경제적 진료 유도
• 입원량 감소와 외래진료량의 증가</td><td>• 의료행위에 대한 자율성 감소
• 치료의 난이도를 고려할 수 없음
• 신기술, 신약, 합병증에 적용 곤란
• 병원 경영진은 경력 간호사나 간호 단위별 간호사 수를 줄이려는 유인책을 갖게 됨
• 간호의 질적 수준이 저하될 우려가 있음</td></tr>
</table>
</td></tr>
<tr><td>작업별원가 (행위별원가) 산정방법</td><td>상대가치 체계</td><td>
• 작업별(행위별) 원가 산정: 제공되는 간호행위의 강도와 소요 시간을 적용하는 산정방식
㉠ 직접간호비: 간호사의 직접서비스, 방문간호 등 간호활동에 구체적으로 소요된 비용으로 직접간호시간을 측정, 수가화하여 산정
㉡ 간접간호비: 대상자와 직접 관계하지 않아도 서비스하는 데 뒷받침이 되는 비용
• 상대가치점수: 의료행위(요양급여)에 소요되는 시간·노력 등의 업무량, 인력·시설·장비 등 자원의 양, 요양급여의 위험도 및 발생빈도를 종합적으로 고려하여 산정한 해당 의료행위의 가치를 의료행위별로 비교하여 상대적인 점수로 나타낸 것
• 상대가치점수와 환산지수는 시대 상황이 변함에 따라 바뀌는 가치를 반영하기 위해 꾸준히 개정이 이루어짐
㉠ 상대가치점수는 건강보험정책심의위원회에서 결정되며, 동일한 의료행위에 대한 상대가치점수는 매년 변하지 않음
㉡ 환산지수는 원가상승률을 반영하여 보험자인 국민건강보험공단 이사장과 의약계 대표들이 1년마다 계약을 맺으므로 매년 변함
• 간호업무표준화가 필요하고, 보호자가 없는 병동에서 주로 실시됨
<table>
<tr><th>장점</th><th>단점</th></tr>
<tr><td>• 난이도 있는 간호의 제공으로 간호의 양과 질을 높일 수 있음</td><td>• 환자가 간호의 양을 선택할 수 있음
• 과잉간호가 발생할 우려가 있음</td></tr>
</table>
</td></tr>
</table>

간호·간병통합서비스

<table>
<tr><td>도입과정</td><td colspan="3">• 1994년 의료보장개혁위원회에서 간호인력 확대를 기반으로 간호·간병 서비스가 제공되는 '보호자 없는 병원' 운영이 검토
• 2007년 보건복지부에서 '보호자 없는 병원' 시범사업 시행, 2010년 간병제도화 시범사업 시행
• 2013년 7월 '보호자 없는 병원 시범사업' 추진
• 2014년 공공, 민간 28개 병원 대상으로 '포괄간호서비스 시범사업' 추진(국고 지원방식)
• 2015년 '포괄간호서비스 건강보험사업'으로 전환되어 건강보험 적용
• 2016년 4월부터 '포괄간호수가제'에서 '간호·간병통합서비스'로 개칭, 상급종합병원 및 서울소재 병원(간호관리료 3등급 이상)으로 조기 확대시행</td></tr>
<tr><td>정의
(법적 근거)</td><td colspan="3">□ 「의료법」 제4조의2
간호·간병통합서비스란, 보건복지부령으로 정하는 입원 환자를 대상으로 보호자 등이 상주하지 아니하고 간호사, 간호조무사 그 밖에 간병지원인력에 의하여 포괄적으로 제공되는 입원서비스를 말한다.</td></tr>
<tr><td>대상</td><td colspan="3">• 대상기관: 전국의 상급종합병원, 종합병원, 병원(병원, 치과병원, 한방병원)
※ 제외: 정신병원, 요양병원, 군보건의료기관, 국립정신의료기관
• 입원환자: 다음 하나에 해당하는 입원 환자
㉠ 환자에 대한 진료 성격이나 질병 특성상 보호자 등의 간병을 제한할 필요가 있는 입원 환자
㉡ 환자의 생활 여건이나 경제 상황 등에 비추어 보호자 등의 간병이 현저히 곤란하다고 인정되는 입원환자
㉢ 그 밖에 환자에 대한 의료관리상 의사·치과의사 또는 한의사가 간호·간병통합서비스가 필요하다고 인정하는 입원환자</td></tr>
<tr><td>병동 입원 결정</td><td colspan="3">• 주치의가 환자의 신체적·정신적·사회적 측면의 제반사항을 판단하여 병동 입실 여부 결정
• 환자 상태의 중증도와 질병군의 제한이 없으며, 간호·간병통합서비스 병동 이용에 동의한 환자가 대상이 됨</td></tr>
<tr><td>입원료 산정</td><td colspan="3">• 병동입원료 = 입원관리료(의학관리료 + 병원관리료 + 정책가산) + 간호간병료(간호·간병료 + 정책가산)
※ 간호관리료 차등제 적용 안 함</td></tr>
<tr><td rowspan="9">제공인력
인력배치
기준</td><td rowspan="4">간호사</td><td colspan="2">• 환자안전과 직접 연관이 있고, 의학적 지식 요구도가 높은 전문영역의 간호행위 수행</td></tr>
<tr><td>상급종합병원</td><td>• 병상 7개당 간호사 1명 이상(계산 후 남은 병상 7개 미만 시 1명을 배치)</td></tr>
<tr><td>종합병원</td><td>• 병상 12개당 간호사 1명 이상(계산 후 남은 병상 12개 미만 시 1명을 배치)</td></tr>
<tr><td>병원</td><td>• 병상 14개당 간호사 1명 이상(계산 후 남은 병상 14개 미만 시 1명을 배치)</td></tr>
<tr><td rowspan="2">간호
조무사</td><td colspan="2">• 간호사의 지도·감독하에 간호보조, 환자의 기본적인 일상생활(위생, 식사, 체위변경 등)을 보조하는 업무 수행</td></tr>
<tr><td colspan="2">• 병상 40개당 간호조무사 1명 이상(계산 후 남은 병상 40개 미만 시 1명을 배치)</td></tr>
<tr><td>간병
지원인력</td><td colspan="2">• 간호·간병통합서비스 제공 병동에 1명 이상
• 2명 이상인 경우 진료과목 또는 업무 성격 등에 따라 병동지원인력, 재활지원인력으로 구분하여 배치
㉠ 병동지원인력: 병동의 행정업무 보조, 검체 및 약품의 이송, 환자 이송, 활동 보조, 환경정리 등 담당
㉡ 재활지원인력: 간호사의 지도·감독 하에 환자의 신체활동 보조업무, 환자 이송 등을 수행</td></tr>
<tr><td colspan="3">** 병상: 실제 환자가 입원해 있는 운영병상(일반병상)을 의미하며 상기 환자 수와 동일한 개념</td></tr>
</table>

<table>
<tr><td>시설기준</td><td>

• 간호·간병통합서비스 병동 내 시설 및 장비는 다음의 기준에 따름

<table>
<tr><th>구분</th><th>설치 기준</th></tr>
<tr><td>간호사실</td><td>• 병동의 각 층마다 1개 이상 설치할 것</td></tr>
<tr><td>입원실 및 복도</td><td>• 입원실 및 복도에는 문턱이 없을 것. 다만, 불가피한 사유로 문턱을 두는 경우에는 환자가 쉽게 이동할 수 있도록 경사로를 설치할 것</td></tr>
<tr><td>목욕실</td><td>• 목욕실에는 문턱이 없을 것. 다만, 불가피한 사유로 문턱을 두는 경우에는 환자가 쉽게 이동할 수 있도록 경사로를 설치할 것
• 목욕실 바닥은 미끄럼 방지 처리를 할 것</td></tr>
<tr><td>화장실</td><td>• 입원실 내에 설치할 것. 다만, 부득이한 사유로 입원실 내 설치가 곤란한 경우에는 해당 병동의 각 층에 별도로 설치할 것
• 화장실 바닥은 미끄럼 방지 처리를 할 것
• 화장실에는 문턱이 없을 것. 다만, 불가피한 사유로 문턱을 두는 경우 환자가 쉽게 이동할 수 있도록 경사로를 설치할 것</td></tr>
<tr><td>비상연락장치</td><td>• 병상, 목욕실, 화장실 및 휴게실 등에 각각 설치할 것</td></tr>
<tr><td>안전손잡이</td><td>• 복도, 계단, 화장실, 목욕실 및 휴게실 등에 각각 설치할 것</td></tr>
<tr><td>욕창방지용품</td><td>• 운영 병상의 100분의 5 이상(소수점 이하의 수는 올려 계산) 구비할 것</td></tr>
</table>

</td></tr>
<tr><td>운영기준</td><td>

• 간호·간병통합서비스를 제공하는 병동은 다른 병동과 구별되도록 설치함
• 간호·간병통합서비스는 병동단위로 제공하며, 환자입원에 따르는 모든 입원서비스를 병원이 책임지고 제공함
• 간호·간병통합서비스 병동에 배치된 인력은 해당 서비스를 제공하는 업무에만 종사할 것
• 비상연락장치는 매일 정상 가동 여부를 점검할 것
• 간호·간병통합서비스 제공 병동의 운영기준을 작성·비치할 것
• 안전사고 관리지침을 작성·비치할 것

</td></tr>
<tr><td>참여신청</td><td>

• 요양병원 및 정신병원을 제외한 전국 병원급 이상 요양 기관으로서 병동단위로 참여하여, 일반병동을 대상으로 신청할 수 있음
• 상급종합병원과 서울 소재 요양 기관 중 간호등급 1-3등급을 적용받고 있는 기관은 최대 4개 병동까지 운영 가능함
• 연중 상시 참여 신청이 가능하고, 제공인력 채용, 병동 환경 개선 등에 소요되는 기간 등을 고려하여 사업을 개시하고자 하는 시점으로부터 30일 이전에 신청함

</td></tr>
<tr><td>모니터링
(정기 신고)</td><td>

• 제공기관(요양기관)은 병동 제공인력 운영현황 및 배치기준 준수 여부 확인을 위해 건강보험공단에 병원운영현황을 정기적으로 신고해야 하며, 사업운영 중 병동(병상) 수, 제공인력의 변동이 있는 경우 변경사항을 즉시 신고하여야 함

[참고: 중증도·간호필요도 평가]
• 일반병동의 중환자 구성비를 도출하기 위한 요인형 환자분류도구로 간호·간병통합서비스 병동에 입원한 모든 환자에 대하여 매일 평가함(단, 1일 6시간 미만 입원 환자는 평가하지 않음)
- 평가항목: 간호활동(지속적 심전도 모티터링, 호흡간호, 정맥 내 투약, 배액관 보유, 위험행동 관리, 수혈, 전문치료), 일상수행능력(ADL_체위변경, 침상 밖으로 이동, 식사섭취, 배변·배뇨)
• 건강보험공단은 기관이 제출한 중증도·간호필요도 현황을 통하여 제공인력 배치의 적정성을 평가함
• 중증도·간호필요도 평가 기본원칙
㉠ 평가는 24시간(0~24시)의 기록과 관찰을 근거로 하고 추측하지 않는다.
㉡ 수술실, 투석실, 검사실 등 해당 병동 이외 장소에서의 평가는 포함하지 않는다.
㉢ 일상수행능력(ADL)의 평가는 보조기(의수, 의족 등)를 사용하는 경우, 보조기를 적용한 상태에서 평가한다.
㉣ 평가 중 환자의 상태가 변경되었을 경우, 수행 정도가 낮은 ADL 평가결과를 적용한다.
㉤ 각 항목 간 중복 평가하지 않는다.

</td></tr>
</table>

필수 학습 주제 셀프 점검표

주제를 읽고 학습한 내용이 머릿속에 정확히 떠오르는지 셀프 점검해봅시다.

점검 주제		학습 완료	학습 미흡
기획의 필요성과 특성·기능 및 장점			
기획의 원칙			
기획의 과정			
기획 방법			
기획 유형 - 계층별 기획 유형			
기획의 계층화(기획의 구성요소)			
목표관리(MBO)			
의사결정의 유형	문제의 적용수준별 의사결정		
	개인적 의사결정과 집단적 의사결정 비교		
	집단적 의사결정 기법		
재무제표의 종류(대차대조표, 손익계산서 등)			
예산의 기능 및 예산의 수립 과정			
현대적 예산의 법칙			
예산 수립 방법(기획예산제도, 성과주의 예산제도, 영기준 예산제도 등)			
간호부 예산 유형(운영예산, 자본예산, 현금예산, 인력예산)			
우리나라 진료비 지불제도 특성			
진료비 지불제도 유형(행위별수가제, 포괄수가제 등)			
간호행위 수가화 필요성			
간호수가 산정방법			
간호관리료 차등제	도입과정, 개념 및 특성		
	등급 산정 기준(병상수 또는 환자수)		
	일반병동 및 일반·신생아·소아 중환자실 등급수 및 기준등급		
야간 간호수가 산정방법			
간호원가 산정방법(표준원가, 과정원가, 작업별 원가)			
간호·간병 통합서비스	간호·간병통합서비스 도입과정 및 대상기관		
	제공인력 배치기준, 시설기준, 운영기준		

III.

조직

01 조직에 대한 이해

조직	• 계속적이고 의도적인 특정한 종류의 활동체제로 목적과 경계, 그리고 **공식적 구조화의 과정**을 갖는 것으로, 명확한 **권한**과 **책임**의 **분배** • 혼돈에서 질서를 제공함으로써 구성원의 행위를 예측할 수 있도록 만드는 과정이고, 이러한 결과로서 조직의 구조가 만들어 짐 • 공통의 목표 달성을 위해 **업무의 기능분화**와 함께 **권한과의 계층화**를 통해 많은 사람의 **활동을 합리적으로 조정**하는 것
조직의 특성	• 조직은 인간처럼 **수명**을 가짐 • 조직은 **동태적** 성격을 가짐 • 조직은 사회적인 단위의 **개방체계임** • 조직은 **사명**이나 **목적, 목표를 가짐** • 조직은 **다수의 구성원**을 필요로 함(복수의 개념) • 조직은 목적 달성을 위한 **운영법칙**과 **규율**을 가짐 • 조직은 일반적으로 **계층구조**를 가지고 이러한 상하관계에서 **명령과 복종, 권한위임** 등이 이뤄짐 ⇒ 조직은 ㉠ **자연적** 시스템: 인간을 강조 ㉡ **합리적** 시스템: 효율성 추구 ㉢ **개방적** 시스템: 환경과의 상호작용

조직화

<table>
<tr><td>조직화</td><td colspan="2">• 조직의 목표를 가장 효과적으로 성취할 수 있도록 조직의 기본구조를 만들어 가는 역동적 과정으로, 업무를 세분화하여 구성원에게 배분하고 자원을 할당하여 산출결과를 조정하는 과정
• 조직화 과정: 활동의 확인과 분류 → 활동과 자원의 할당 → 부서편성(부문화) → 조정 → 평가</td></tr>
<tr><td>조직화의 기본원리</td><td>계층제의 원리</td><td>• 조직구성원들의 권한, 책임, 의무 정도에 따라 상하계급이나 계층별로 배열하여 집단화한 후 각 계층 간에 책임과 권한을 배분하고 명령계통과 지휘·감독의 체계를 성립하는 것
• 조직의 직무를 책임과 난이도에 따라 등급화하고 상하계층 간에 명령과 복종 관계를 적용하는 조직원리
• 역할의 수직적 분담체계
<table>
<tr><th>장점</th><th>단점</th></tr>
<tr><td>• 조직 내 명령을 통일
• 조직의 내부통제 통로
• 승진을 통한 사기의 증진을 도모함
• 조직 내 권한과 책임의 위임 통로
• 조직의 목표 설정과 업무 배분의 수단
• 조직 내 공식적인 의사결정의 통로로 책임이 분명
• 상명하복의 통솔에 의해 조직의 안정성 유지
• 조직의 통솔, 통합, 조정 및 갈등의 해결을 위한 수단</td><td>• 업무를 위한 계층제가 비합리적으로 인간을 지배할 가능성 존재
• 계층수가 많아짐에 따라 의사소통 왜곡이 초래되어 환경에 신축성있는 대응을 어렵게 함
• 조직구성원의 개성을 무시하고 소속감을 저하하고 창의성 방해
• 지나친 수직관계는 조직의 경직성 초래
• 융통성있는 인간관계 형성 저해
• 하위층의 근무의욕 상실시키고 특히 자율성과 전문성이 중요한 전문가를 소외시킴(※ 계층제는 자문과 조언의 통로가 아님)</td></tr>
</table></td></tr>
</table>

<table>
<tr>
<td rowspan="2">조직화의 기본원리</td>
<td>통솔범위
(권한한계)의
원리</td>
<td>
• 인간이 가지는 시간, 능력에는 한계가 있으므로 한 사람의 관리자가 직접적이고 효율적으로 지도·감독할 수 있는 부하직원의 수는 일정한 범위를 벗어나서는 안 된다는 원리로, 모든 경우에 적용되는 확고한 통솔범위의 수는 없음
• 통솔범위와 계층의 수는 반비례 관계
<table>
<tr><th>통솔범위 확대되는 경우</th><th>통솔범위 감소되는 경우</th></tr>
<tr>
<td>
• 조직방침이 명확하게 규정되어 있는 경우
→ 공식화·표준화·규범화 되어있는 경우
• 직무가 표준화·단순화, 일상적·반복적·비전문적
• 부하의 업무수행 결과에 대한 객관적 평가기준이 명확한 경우
• 모든 계획·지시·명령 또는 조직의 모든 문제를 신속하게 전달할 수 있는 전달시스템을 갖춘 경우
• 전문스태프(막료)에게서 업무상의 조언과 지원을 많이 받을 수 있는 경우
• 부하들이 지역적으로 분산되어 있지 않은 경우
• 부하가 유능하고 경험이 많으며 훈련이 잘 되어 있는 경우
• 관리자의 기획·조정 기능이 적은 경우
• 조직의 기획과 통제 시스템이 잘 갖추어진 경우
• 부하직원의 능력이 우수하고 업무에 대한 의지가 높을 경우
• 조직계층의 수가 적을수록
</td>
<td>
• 조직방침이 불명확한 경우
• 직무가 전문적이고 복잡한 경우
• 부하의 업무수행 결과에 대한 객관적인 평가기준이 불명확한 경우
• 부하가 무능력하고 경험이 부족하며 훈련이 안되어 있는 경우
• 구두전달이 많고 정보전달에 시간이 많이 걸리는 경우
• 전문스태프가 없는 경우
• 부하들이 지역적으로 분산되어 있는 경우
• 관리자의 기획·조정 기능이 많은 경우
• 조직계층의 수가 많을수록
</td>
</tr>
</table>
</td>
</tr>
<tr>
<td>분업-전문화
원리</td>
<td>
• 조직구성원들에게 한정된 활동에 대해서만 책임을 지고 수행하도록 업무를 분담하는 것
• 전문적인 지식과 기술을 습득하여 전문화되고 능률의 향상을 기대할 수 있는 원리
• 조직의 규모가 확대될수록 업무내용과 특성이 복잡해지므로 조직의 합리성을 높이기 위해 업무의 종류와 내용별로 나누어 분담하는 분업 및 전문화가 필요
<table>
<tr><th>장점</th><th>단점</th></tr>
<tr>
<td>
• 업무의 단순화 및 기계화 가능
• 업무를 가장 신속하게 수행할 수 있는 최선의 방법 발견
• 업무가 분업-전문화될수록 보다 효과적·능률적으로 업무 수행
</td>
<td>
• 단순하고 단조로운 업무로 흥미와 창의력이 상실되어 능력개발 저해
• 개인과 부서 간 할거주의(부서이기주의)가 야기되어 조정과 통합을 방해
• 지나친 분업의 강조로 전체적으로 업무의 중복을 초래할 수 있어 재정적 낭비와 책임회피 초래 가능
• 분업을 세분화할수록 통합적으로 조직을 관리하는 것보다 비용이 더 많이 소요될 가능성이 있음
• 업무의 기계화로 인한 비인간화 초래
</td>
</tr>
</table>
</td>
</tr>
</table>

<table>
<tr><td rowspan="3">조직화의 기본원리</td><td>명령통일의 원리</td><td>• 조직이 각 구성원이 한 사람의 직속상관으로부터만 명령과 지시를 받고 보고하는 책임을 지는 것(명령 일원화의 원리)
<table><tr><th>장점</th><th>단점</th></tr><tr><td>• 직원의 책임소재가 명백하여 부하에 대한 통제 가능
• 명령과 보고의 상호 대상이 명백하여 조직지위의 안정성 확보
• 조직 관리자가 전체적으로 통합과 조정을 가능하게 함
• 의사전달의 효용성을 확보하여 조직상 의사소통 혼란을 최소화함</td><td>• 기능적 전문가의 영향력이 감소하여 횡적 조직간의 조정이 어려워짐
• 명령통일의 원리를 지나치게 강조하면 조직이 환경변화에 신속하고 융통성있게 적응하기 어렵게 됨
• 행정의 분권화와 권한위임을 저해하여 행정의 지연을 초래
• 의사소통 시 하급자의 과중한 심리적 부담을 야기
• 계층적 권위가 과도하게 노출됨</td></tr></table></td></tr>
<tr><td>조정
(목표통일)의 원리</td><td>• '목표통일의 원리'라고도 불리는 것으로 조직의 공동목표 달성을 위해 조직구성원들이 행동을 통일하고 관련된 노력을 통합하여 질서있게 배열하고 조직과 환경간의 균형을 유지함으로써 조직의 존속과 효율화를 도모함
• 조직의 규모가 커지면 분업화·전문화 현상이 심화되어 부서간 또는 단위 조직 간 조화를 이루기 어려워지므로 조직 전체의 목표달성을 위해 필요함
• 전문분야 간 갈등이나 분쟁의 신속한 해소를 위해, 조직 환경요인의 변화가 심한 경우, 작업 간 상호관련성이 높을수록 조정 필요
<table><tr><td>[분업 및 전문화가 발달된 조직의 효과적인 조정 방법]
• 조직의 목표를 설정하고 이를 달성하기 위한 계획을 수립함
• 조직의 업무활동을 분석하여 일상적인 업무를 조정하고 통합함
• 계층구조에 따른 구성원에 책임과 권한을 명확히 함
• 조정을 위해 위원회 등 조정관련 기구를 둠
• 조직 내 규정과 절차를 마련하여 의사결정의 지침으로 활용함
• 조직의 수평적 통합을 통해 부서 간 업무 활동을 구조적·기능적으로 조정하고 통합함
예 위원회, 프로젝트조직, 행렬조직 등</td></tr></table></td></tr>
<tr><td>책임과 권한의 원리</td><td>• 분업 및 전문화의 원리와 책임과 권한의 원리는 공식적인 조직구조의 근간을 형성하는 중요한 원리
• 할당된 직무를 수행하기 위해서 책임의 명료화 및 권한이 있어야 함
• 권한, 책임, 책무의 의무는 그 크기와 정도가 모두 같은 삼위일체를 형성해야 함(권한의 크기만큼 책임이 따름)</td></tr>
</table>

02 직무관리

직무관리	• 조직구조를 구성하는 **직무를 설계**하여 **직무체계를 형성**하고 각 **직무분석**을 통해 **과업 내용**과 직무를 수행하는 **구성원의 자격조건**을 결정하며, 이러한 직무활동을 **평가**함 • **직무관리 과정: 직무설계 → 직무분석 → 직무분류 → 직무평가**

직무설계

<table>
<tr><td>직무설계</td><td colspan="2">• 직무설계는 조직의 직무를 세분화하여 부서나 개인에게 직무를 배정하는 과정
• 직무설계는 직원의 만족감을 증대시키고 조직의 생산성 향상을 위해 동기부여이론을 작업구조 설계에 응용하는 과정으로 직무의 내용이 직원 개개인의 능력 및 희망과 일치하도록 작업, 작업환경 및 노동조건을 조직화하는 것
• 직무설계 방법(종류): 직무단순화, 직무순환, 직무확대, 직무충실화, 직무특성모형 등</td></tr>
<tr><td rowspan="2">직무설계 방법</td><td>직무 단순화</td><td>• 직무를 가능한 한 세분화시켜 짧은 훈련기간, 짧은 업무과정, 직원의 신속한 충원 가능성을 통해 조직의 목표를 달성하도록 하는 것
• 한 사람이 담당할 과업의 수를 줄여 직무를 단순화시킨 것으로 직무전문화, 직무세분화, 분업화라고도 함
<table>
<tr><th>장점</th><th>단점</th></tr>
<tr><td>• 직무의 복잡성을 제거하여 작업자가 일상적으로 동일한 업무를 효율적·능률적으로 수행하므로 비용 감소됨
• 기술의 수준이 낮은 직원도 단순화된 직무는 수행이 가능하여 조직 전체적으로 능률이 크게 향상
• 표준화와 전문화로 관리자의 통제 용이
• 약간의 훈련만으로 기술습득 가능하여 직원 간 호환성(대체성)이 높음</td><td>• 동일 업무 반복으로 직무에 단조로움이 생겨 지루함 유발 가능
• 업무가 단순해진 만큼 다른 일도 더 담당할 수도 있어서 직무만족도 면에서 크게 의미가 없음
• 직원들의 잠재능력을 발휘할 기회가 제한되어 직무 불만족, 결근율, 이직률이 늘어나 생산성이 감소될 수 있음</td></tr>
</table></td></tr>
<tr><td>직무순환</td><td>• 조직구성원을 한 직무에서 다른 직무로, 체계적으로 순환시킴으로써 한 사람의 구성원이 다양한 과업을 수행할 수 있도록 하는 것
• 직무의 단조로움을 줄이고 새로운 지식과 기술을 습득할 수 있는 기회를 부여하는 방법
• 수평적 직무확대기법이므로 서로 하던 과업만 바꾸어서 수행하는 것이므로 실제 직무에 커다란 변화가 있는 것은 아님
<table>
<tr><th>장점</th><th>단점</th></tr>
<tr><td>• 직원들에게 다양한 경험과 자극을 주어 업무능률 향상 가능
• 직무를 순환하면서 새로운 지식과 기술을 익힐 수 있음
• 직무에 대한 지루함과 단조로움을 줄일 수 있음
• 직무를 조직 전체의 관점에서 생각할 수 있음</td><td>• 처음에는 새로운 직무에 흥미를 느끼지만 업무에 익숙해지면 곧 흥미를 잃음
• 업무에 대한 잦은 불연속성으로 근무자가 무력감이나 좌절감을 느낄 수 있고 직무의 계속성을 보장할 수 없음
• 새로운 직무에 익숙해질 때까지는 작업 진행에 어려움이 있어서 조직 전체의 비용증가를 초래할 수 있어 업무의 효율성 저하</td></tr>
</table></td></tr>
</table>

<table>
<tr>
<td rowspan="2">직무설계 방법</td>
<td>직무확대</td>
<td>
• 분업이나 전문화의 원리의 문제점을 개선하기 위해 여러 가지의 과업을 묶어서 하나의 새롭고 넓은 직무로 결합하는 것
• 수평적 직무확대 또는 직무충실화의 수평적 측면이라고도 하며 흥미롭게 직무를 수행할 수 있도록 여러 사람이 나누어 하던 여러 과업을 한 사람에게 모두 맡기는 방법
<table>
<tr><th>장점</th><th>단점</th></tr>
<tr>
<td>• 직무의 다양화를 통해 구성원들의 도전정신을 높일 수 있음
• 지나친 직무단순화로 인한 조직구성원들의 싫증 해소에 효과적
• 직무의 단순성과 지루함을 줄여 직무만족도를 높여 결근율, 이직률 감소</td>
<td>• 자존심, 성취감, 자아실현욕구가 낮은 사람에게는 직무의 양이 더 늘어났다고 불평·불만이 제기됨
• 직무의 범위를 늘리려면 별도의 교육 및 긴 오리엔테이션과 적응기간이 필요함
• 직원 개개인에게는 작업량이 증대되므로 직원감축의 수단으로 사용될 수 있음</td>
</tr>
</table>
</td>
</tr>
<tr>
<td>직무 충실화</td>
<td>
• 수직적 직무 확대(직무의 질적 확대)로 직무의 질을 높이고자 허츠버그의 2요인론에 기초하여 직원들이 수행하는 과업의 수와 빈도를 변화시키는 것
• 구성원은 직무수행에 필요한 자원, 직무장소 및 직무수행 방법을 스스로 결정, 통제하여 직무에 대한 성취감, 안정감, 만족감을 느끼게 됨: 관리적 기능의 위임으로 인한 직무 만족도 증가
• 더욱 높은 수준의 지식과 기술이 요구되며 직원들이 직무를 수행함에 있어 기획, 지휘, 통제에 대한 자주성과 책임감을 갖게 하여 관리적 기능도 위임되도록 직무를 질적으로 재정의·재구성하게 됨
<table>
<tr><th>장점</th><th>단점</th></tr>
<tr>
<td>• 구성원 스스로 직무수행을 한 결과로 느끼는 성취감과 안정감을 통해 개인적인 성장을 경험함
• 직무에 따른 경제적 보상보다 심리적 만족을 얻도록 동기유발됨
• 새로운 지식 획득의 기회를 제공하고 결과에 따른 피드백을 제공하여 개인의 자아실현의 기회를 제공함</td>
<td>• 직무를 담당할 때 높은 수준의 지식과 기술이 요구되므로 능력이 안 되는 경우 구성원이 불안과 갈등 및 착취당한다는 느낌을 갖게 할 수 있음
• 관련된 직무를 전면적으로 검토해야 하므로 비용보다 이점이 많을 때 실시해야 함</td>
</tr>
</table>
</td>
</tr>
</table>

직무설계 방법	직무 특성 모형	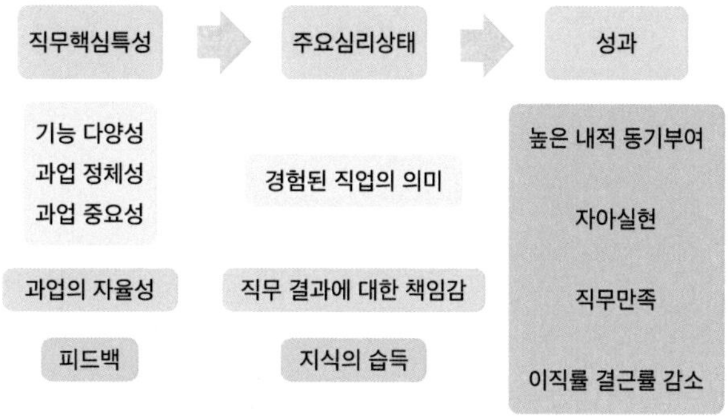 • Hackman & Oldman이 직무특성모형 개발 • **개인 간 차이**를 따른 **다양성**을 고려하여 직무를 설계함 • 허츠버그의 **직무충실화 개념에 기본**을 두고 그에 따른 실천전략을 제시함으로써 **현재 직무를 진단**하여 **기존 직무설계를 수정**하는 데 초점을 둠 • 어떤 직무가 **어떤 사람에게 적합**하며 어떻게 **최상의 동기부여**를 하고 이러한 **결과를 어떠한 방법으로 측정하고 평가할지** 살펴봄으로써 직무를 설계함 • 단점: 욕구·동기 등 개인적 특성은 변하기 쉬우며, 직무에 대한 의미 및 내적 동기부여 등의 정확한 개념이나 관련성이 분명하지 않음 **1) 직무의 핵심적 특성(독립변수)** ㉠ 기능의 다양성(기술의 다양성): 직무수행에 있어 **다양한 활동을 요구하는 정도**로, 일상적이고 반복적 직무는 기능의 다양성이 적음 ㉡ 과업의 정체성(과업의 독자성): 직무가 조직 전체의 **목적 달성**에 기여하는 정도로, 한 직원이 하나의 과업을 처음부터 끝까지 독자적으로 수행할 수 있는 정도 ㉢ 과업의 중요성: 주어진 과업이 기업과 소비자에게 중요하게 인식되는 정도 ㉣ 과업의 자율성: 한 직원이 직무계획, 방법, 일정 등 직무수행을 위해 필요한 조건을 선택할 수 있는 **자유재량권**의 정도 ㉤ 피드백(직무의 환류성): 한 직원이 **수행한 결과**에 대해 직접적이고 정확한 **정보**를 얻을 수 있는 정도 **2) 직원의 주요심리상태(매개변수)** ㉠ 구성원은 직무의 5가지 핵심적 특성으로부터 3가지 심리적 상태를 경험하게 되고 그 직무의 중요성을 느끼게 됨 ㉡ 3가지 심리적 상태: **직무에 대한 의미**를 경험, **직무결과에 대한 책임감** 경험, 직무 결과에 대한 **지식의 습득** **3) 개인적 결과 및 직무수행 성과(종속변수)** ㉠ 내적으로 직무에 대한 **동기부여**되어 직무만족도가 증가하여 질적인 직무성과 향상을 도모하도록 함 ㉡ 동기부여, 자아실현, 직무만족 등으로 직무의 질 향상과 이로 이한 이직률 및 결근율 감소와 같은 직무수행 성과가 나타냄 **4) 직원의 성장욕구강도** ㉠ 직원이 가진 자신의 성장에 대한 욕구 정도를 의미하는 것으로 개인마다 차이를 가짐 ㉡ **직무(과업)의 핵심적 특성(직무핵심특성)과 개인적인 결과 및 직무수행 성과(성과)**에 각각 영향을 미침 ㉢ 직원이 성취감이나 도전감, 자아실현 욕구 등의 고차원 욕구를 추구하는 사람이라면 직무특성모형이 매우 효과적

직무분석

<table>
<tr><td>직무분석</td><td colspan="3">• 조직 내 존재하는 직위의 본질과 기능요건을 규명하는 것
• 조직 내 특정 직위에서 요구되는 책임을 수행하기 위해 필요로 하는 지식, 기술, 태도, 성격요건 등을 규명하는 것
• 직무와 관련된 책임과 의무, 근무조건, 다른 직무와의 관계 등 주로 '직무의 특성'을 연구·분석하는 것과 그 직무를 수행하는 데 필요로 하는 사람의 지식, 태도, 적성 등 주로 '개인적 특성'을 연구·분석하는 것으로 분류될 수 있음
• 직무분석의 결과로 직무기술서와 직무명세서를 작성함
• 직무분석 과정: 배경정보 수집(조직도표, 업무분담표, 현존 직무기술서 등 수집) → 분석될 대표직위 선정(직무단위 결정) → 직무정보 획득 → 직무기술서 작성 → 직무명세서 작성</td></tr>
<tr><td>직무분석 목적</td><td colspan="3">• 조직의 합리화를 위한 기초 작업으로 권한과 책임의 한계를 명확히 함
• 합리적 채용, 배치, 승진 등의 기초자료를 제공함(인적자원관리의 기초)
• 인사고과와 업무개선을 위한 기초자료를 제공함
• 직무기술서와 직무명세서의 작성을 용이하게 함
• 직원훈련과 직무급 등의 임금결정, 안전관리, 작업조건 개선의 기초자료로 활용함(지휘와 통제를 위함)</td></tr>
<tr><td rowspan="6">직무분석 방법</td><td rowspan="3">질문지법
(설문지법)</td><td colspan="2">• 직무의 모든 측면과 직무수행 환경을 파악하기 위해 표준화된 일정한 양식에 현장의 직무수행자가 직접 직무와 관련된 내용을 기재함</td></tr>
<tr><td>장점</td><td>단점</td></tr>
<tr><td>• 가장 간단한 방법으로 시간 소모가 적고 직무활동에 관한 제대로 된 정보를 얻을 때 효과적
• 조사대상의 범위가 매우 넓기 때문에 많은 사람에게서 직무에 관한 정보를 빠르게 획득할 수 있음
• 많은 사람들을 면접(인터뷰)하는 방법보다 비용 절감 가능
• 관찰법으로는 얻기 어려운 사무관리 분야에서의 작업 내용과 중요점, 해당 직무에서 요구되는 고도의 기술이나 지식, 오랜 경험을 쌓아야만 할 수 있는 일의 책임소재나 등에 관한 정보를 얻을 수 있음</td><td>• 질문지 개발과 테스트에 비용과 시간이 많이 소요됨
• 신뢰도 및 커뮤니케이션 문제가 발생할 수 있음
• 시간적으로 압박을 받을 경우 적당히 응답하여 정확한 정보를 얻을 수 없음
• 응답자가 자신에 대한 작업평가를 두려워하여 고의로 잘못된 정보를 줄 수 있어 객관적 조사의 어려움이 따름</td></tr>
<tr><td rowspan="3">관찰법</td><td colspan="2">• 가장 효과적인 직무분석 방법으로 조사자가 직접 직무수행자의 업무수행을 관찰함
• 표준화되어 있거나 관찰 가능한 활동으로 구성된 직무에 적합함</td></tr>
<tr><td>장점</td><td>단점</td></tr>
<tr><td>• 직무의 특성을 파악하기에 적합하고 면접법에 비해 비교적 정확하고 객관적인 정보를 얻을 수 있음
• 관찰자가 풍부한 경험과 관찰력이 있을 경우 유용함</td><td>• 시간과 노력이 많이 소요됨
• 분석자의 주관이 개입되어 관찰을 왜곡시킬 수 있음
• 직무담당자의 업무에 방해를 줄 수 있음
• 직무의 내부구조(지적, 정신적 직무)를 파악하기 어려움</td></tr>
</table>

<table>
<tr><td rowspan="3">직무분석 방법</td><td>면접법</td><td colspan="2">• 직무분석을 위한 자료수집을 위해 가장 널리 이용되는 방법
• 분석자는 사전에 해당 직무에 대해 어느 정도 정보를 수집해야 질문이 가능하며, 질문 역시 면접대상자 마다 유사한 질문을 할 수 있도록 구조화되어야 함
• 면접법은 직무에 대한 직무수행자의 태도, 신념 등에 대한 정보를 얻을 수 있음
<table>
<tr><th>장점</th><th>단점</th></tr>
<tr><td>• 비교적 정확하고 객관적인 정보를 수집할 수 있음
• 직무의 여러 특성을 파악하기에 적합함</td><td>• 면접자에 의해 정보가 왜곡될 수 있으며 익명 유지가 어려움
• 면접을 위한 시간과 비용이 소요됨
• 면접관의 상담기술이 요구됨</td></tr>
</table></td></tr>
<tr><td>자가보고법</td><td colspan="2">• 자기일기법이라고도 하며 스스로의 업무를 보고하는 형식으로 일기를 쓰듯이 기술하는 방법
• 질문지보다 광범위한 작업정보를 얻을 수 있으나 보고자에 의한 정보왜곡이 가능하고 보고자가 보고하는 정보만을 얻을 수 있음</td></tr>
<tr><td>기타방법</td><td colspan="2">• 중요사건방법: 성공적 직무수행에 결정적 역할을 한 사건·사례를 중심으로 직무를 분석함
• 작업표본방법: 일정기간 동안 작업 중인 직원을 관찰, 기록한 후 전체 근무시간과 비교하여 각 과업의 소요 시간을 비율로 계산함
• 경험방법: 직무를 직접 수행해봄으로써 직무에 대한 정보를 얻음
• 요소분석법: 각 직무마다 공통적으로 해당되는 요소를 중심으로 직무를 분류하여 분석함
• 작업기록법(작업일지법): 매일 작성하게 되는 직무수행자의 작업일지나 메모사항을 토대로 해당 직무에 대한 정보를 수집함</td></tr>
<tr><td rowspan="2">직무분석 결과</td><td>직무기술서
(직무해설서)</td><td>• 직무에 대한 설명서로 직무분석의 결과에 따라 작성되며 직무에 대해 자세히 해설한 것
• 직무 자체의 과업, 책임, 의무 등 직무의 특성을 서면으로 기록한 것
• 직무담당자가 직무상의 어떤 조건 아래 무엇을, 어떻게 수행하는가를 기술한 것으로, 직무담당자가 해야 할 직무 그 자체를 상세하고 간결하게 기술한 것
• 직무평가를 위한 자료로 이용되며 직원채용, 급여결정, 승진, 배치 훈련 등 인적자원관리의 기초가 됨</td><td rowspan="2">직무기술서와
직무명세서의 특성

• 직원 모두에게 공개되어야 함
• 구성원 모두가 이해하기 쉽고, 정확하고 간결하게 표현되어야 함
• 주로 모집과 선발에 사용되지만 직무개선과 재설계, 경력계획, 경력상담 등에도 이용됨</td></tr>
<tr><td>직무명세서</td><td>• 특정 직무를 수행하는 데 갖추어야 할 최소한의 인적 자격요건을 기술한 문서로, 직무담당자의 성격요건, 숙련도, 경험, 직무관련 지식(자격증 포함), 체력, 교육수준, 정서적 특성, 의사소통 능력 등 포함
• 해당 직무를 수행하기 위해 어떤 사람이 필요한 지를 보여주는 사람중심의 인적요건의 서술</td></tr>
</table>

직무평가

<table>
<tr><td>직무평가</td><td colspan="2">• 조직 내외의 다른 유사 직무와의 비교를 통해 특정 직무가 지닌 상대적 가치를 측정하는 과정(급여차이의 근거)
• 직무를 수행하는 직무담당자를 평가하는 것이 아닌 직무 자체를 평가하는 것
• 직무의 중요성, 위험도, 난이도, 책임 및 요구되는 학력, 능력, 경험, 업무시간 등을 객관적으로 비교·평가하여 직무의 상대적 가치를 결정하여 그 직무에 대한 공정한 지위와 급여를 산출할 수 있게 하는 것</td></tr>
<tr><td>직무평가 목적</td><td colspan="2">• 인력개발의 합리성 제고
• 인력확보 및 인력배치의 합리성 제고
• 공정한 급여체계를 확립
• 효과적인 승진제도의 근거를 수립
• 직무의 상대적 가치 결정
• 정당한 급여의 차이에 대한 근거를 수립</td></tr>
<tr><td rowspan="3">직무평가 방법</td><td>서열법</td><td>• 비수량적 방법으로 가장 오래된 전통적인 방법으로 조직의 직무를 최상위직무에서 최하위직무로 비교·평가하여 순위별로 계층화하는 것
<table>
<tr><th>장점</th><th>단점</th></tr>
<tr><td>• 등급을 신속히 매길 수 있음
• 비교적 간단하고 신속하게 수행할 수 있는 방법</td><td>• 직무의 종류가 많으면 서열을 매기는 것이 불가능함
• 각각의 직무에 대한 판단의 기준이 없으므로 어떠한 가정(기준) 아래 평가가 이루어졌는지 알 수 없음</td></tr>
</table></td></tr>
<tr><td>직무 분류법 (직무등급법)</td><td>• 서열법에서 발전한 것으로 직무에 대한 등급기술서를 작성하는 것
• 직무의 수, 복잡도에 따라 유사한 성질을 가진 직무를 묶어서 분류하고 등급으로 구분하여 평가하는 비수량적 방법
<table>
<tr><th>장점</th><th>단점</th></tr>
<tr><td>• 서열법보다 직무의 차이를 구체적으로 밝혀주어 쉽게 이해할 수 있게 하므로 조직의 지위와 급여 문제를 쉽게 이해시킬 수 있음</td><td>• 직무의 종류가 많으면 모든 직무를 다 확인하고 등급을 매기기가 매우 어려우므로 실제로 적용하기 어려움
• 평가자끼리 같은 직무를 놓고도 서로 다른 등급으로 평가할 수 있어 평가결과에 일관성을 부여하기 어려움</td></tr>
</table></td></tr>
<tr><td>요소비교법</td><td>• 서열법에서 발전된 기법으로 조직의 모든 직무를 보상요소별로 분류하여 계량화하는 양적 방법
• 조직 내의 가장 중심이 되는 직무(key job)를 선정한 뒤 직무를 평가할 수 있는 요소를 선정하고 이것을 기준으로 다수의 직무들을 비교함으로써 조직에서 각 직무가 차지하는 상대적 가치를 수량적으로 판단함
• 분류 기준은 개인에게 제공할 수 있는 보상요소이며, 일반적으로 정신적요소, 신체적요소, 기술적요소, 책임, 근무조건으로 분류하거나 지식, 판단, 책임의 3가지 요소로 분류하기도 함
• 직무의 상대적 가치를 임금액으로 평가하는 것이 특징이며, 사무직, 기술직, 감독직 등 상이한 직무 간에도 비교평가가 가능함
<table>
<tr><th>장점</th><th>단점</th></tr>
<tr><td>• 기준이 되는 척도를 설정해 놓으면 다른 직무를 평가하는 데 비교적 용이함
• 직무에 지급되는 급료의 합리적인 평가가 가능함
• 임금액으로 표현되므로 임금 결정과 직결되고, 현재 임금액이나 임금 결정방법의 적합성을 검토하는 데 활용될 수 있음</td><td>• 지급되는 실제 급여와 요소비교법에 따라 산출되는 급여 간 차이가 나는 경우 급여를 조정하기보다 요소별 금액배분을 조정함
• 요소별 기준을 측정하는 데 시간과 노력이 많이 요구되며 실제로 적용하기가 어려움</td></tr>
</table></td></tr>
</table>

직무평가 방법	점수법		• 직무를 **계량화하는 양적** 방법 중 하나로 직무의 중요성을 **화폐단위**로 표시함 • 직무를 구성하는 **요소를 확인**하고 분류한 다음 **중요도(상대가치, 가중치)**에 따라 점수를 부과하여 직무를 **화폐단위로 산출**하게 되며, 가장 높은 금액의 직무가 상대적으로 가치가 큰 직무임 • 방법: 평가요소 산정 → 평가요소에 가중치 부여 → 평가요소 별 점수 부여 → 총점 산출 → 화폐로 계산 • 분석을 통해 기준을 설정하므로 **신뢰성**이 높고 **직무간의 상대적 차이**를 비교적 쉽고 다양한 관점으로 제시할 수 있으나, 적정한 평가요소의 선정과 가중치 설정이 어렵고 **시간과 비용** 및 **숙련된 기술**이 요구됨
	※ 요약: 직무평가 방법의 질적·양적 분류		
	질적 평가 (정성적)	서열법	• 직무기술서를 통해 직무와 직무를 비교하여 서열화(척도 없음)
		직무분류법	• 미리 작성한 등급기준표에 따라 등급을 판정(직무등급을 분류한 단일 척도)
	양적 평가 (정량적)	요소비교법	• **기준 직무(대표 직무)**를 먼저 선정하고, 직무들을 기준 직무의 **평가요소(보상 요소)**별로 비교하여 보상액(임금) 산정
		점수법	• 직무평가표에 따라 각 직무를 **평가요소별 가중치** 부여하여 점수화, **요소별 점수를 합산**하여 총점을 **임금으로 환산**

03 조직 이해를 위한 기본개념 - 권력과 권한, 권한위임

권력과 권한

권력 (power)	• 다른 사람을 움직일 수 있게 하는 권리나 특권 또는 복종·지배·통제할 수 있는 힘이나 능력 • 상대방의 의지와는 상관없이 자신의 의지를 관철시킬 수 있는 잠재적·실재적인 힘 또는 능력 • 권력의 공식적 영역 ㉠ 관계적 측면: 사회적 특성으로 둘 혹은 그 이상의 행동자 간의 계에서 발휘됨 ㉡ 의존적 측면: 의존적 특성으로 개인이나 조직집단의 상호의존성에서 발휘됨 ㉢ 승인적 측면: 타인의 결과를 직접 조작하려는 것으로 관계적 측면에서 적극적으로 발휘됨 ※ 영향력: 한 개인(집단)이 다른 개인(집단)의 태도, 가치관, 지각, 행동 등에 변화를 가져오도록 움직일 수 있는 힘의 총량		
권력의 유형	조직적 (공식적) 권력	보상적 권력	• 권력의 근원으로서 **타인이 원하는 것을 보상**해줄 수 있는 자원과 능력을 가짐 예 임금인상, 조언 및 칭찬, 새로운 설비 등
		강압적 권력	• 부하직원을 **해고, 징계**할 때 또는 **봉급을 제한**할 때 등의 권력 • 공포와 두려움에 기반을 주고 직·간접적 **처벌**의 결과로 위협을 가함
		합법적 권력	• 권력행사자가 보유하는 **지위(직위)에 바탕**을 둔 권력으로 **권한**이라 함 • 공식적 지위가 높을수록 권한이 강해지는 경향이 있음
	개인적 (비공식적) 권력	준거적 권력	• **개인이 갖는 특별한 자질**에 기반을 둔 권력 • 다른 사람들이 호감과 존경심을 갖고 **권력행사자를 닮으려고 할 때** 생기는 권력(인기)
		전문적 권력	• **전문성, 기술, 지식** 등에 기반을 둔 권력 • 특정 분야나 상황에 대해 높은 지식을 가질 때 생기는 권력
		정보적 권력	• 권력행사자가 정보에 쉽게 접근할 수 있거나 희소가치와 **중요성이 있는 정보를 소유**하고 있다는 사실에 기반한 권력
		연결적 권력	• 중요한 인물이나 조직 내 영향력이 있는 사람과 **연줄**을 갖고 있다는 사실에 기반한 권력 • 관계적 권력이라고도 함
권한 (authority)	• 조직규범에 의해 정당성이 인정된 **합법적 권력** • 조직에서 공동의 목표달성을 지향하며 행사하는 권력 • 부하의 **비자발적 복종까지 포함**함 • **스스로 직무를 수행할 수 있는 자유재량권** • 한 개인이 조직에서 차지하는 위치로 갖게 되는 공식적인 힘 • **위에서 아래로 한 방향**으로만 흐름 • 권한의 근거는 오직 조직의 구조이며, 상황적임 • 권한은 조직을 구성하고 조직의 위계질서를 세우는 데 필수적이므로 **조직을 떠나서는 의미를 가질 수 없음**		
권한의 유형	계선(라인) 권한	• 라인(계선): 조직 내 상하의 수직적 계층구조 • 라인권한: 상층관리자가 하층부하에게 직접 지시, 명령, 감독할 수 있는 권한 • 기능: **조직 목표달성에 직접적으로 기여**하는 의사결정을 할 수 있는 조직 내의 가장 **기본적**인 권한	
	막료(스탭) 권한	• 스탭: 자기가 맡은 전문영역 내에서의 제한된 권한만을 행사하며, 계선의 의사결정에 조언하고 협력하는 사람 • 막료권한: 계선을 위해 전문영역에서 **자문**에 응하고 **조언**을 제공하는 권한으로, **직접 명령이나 지휘할 수 없음**(막료에 속한 직속부하에 대해서는 계선의 권한을 가짐) • 기능: 막료(스탭)는 라인(수직계층)이 기능을 원활히 수행하도록 **지원·보조·촉진**하여 조직 목적에 **간접적**으로 기여함	
	직능적 권한	• 특정 과업의 수행을 위해 자신이 지시·명령을 내릴 수 있는 **명령계통(라인) 이외**의 구성원이나 부서에 지시·명령을 할 수 있는 권한 • 막료(스탭)에 권한을 주어 계선(라인)에 명령을 직접 내릴 수 있게 하는 권한 • **전문적 분야에 위임**하여 라인계층(계선)에 수직적 명령 가능 • 간호부서에서 직능적 권한을 가진 막료(스탭): 간호 질 보장 관리자, 간호교육(정책) 관리자	

권한위임

<table>
<tr>
<td>권한위임 정의·특성</td>
<td>
• 상급자가 하급자에게 하급자가 대신 상급자의 업무를 수행할 수 있도록 자신이 가진 책임에 상응하는 권한을 넘겨주는 것
• 권한위임 과정: 사정과 계획 → 의사소통 → 감시와 감독 → 평가와 피드팩(필수)
<table>
<tr><th>장점</th><th>단점</th></tr>
<tr>
<td>
• 관리자가 전체 업무와 중요한 문제를 해결할 시간적 여유를 가짐
• 효과적·효율적 업무수행 가능
• 조직 내 구성원들의 사기와 인간관계 증진
• 하급관리자의 능력, 잠재력 개발 가능
• 관리자의 능력, 시간, 지식의 한계 보강 가능
• 상·하위 계층 모든 이들의 자신의 전문성을 살릴 수 있음
• 융통성있고 신속한 의사결정으로 급변하는 환경에 적절히 대응 가능
</td>
<td>
• 조직 전체라는 의식보다 부서 우선의식이 팽배해 질 수 있음
• 조직의 분산화 및 업무 분산으로 조직 전체의 비용이 증가됨
</td>
</tr>
</table>
</td>
</tr>
<tr>
<td>권한위임 결정요인</td>
<td>
• 조직규모: 조직의 규모가 클수록 권한위임의 정도가 높아짐(관리자의 관리적 업무가 많아지므로)
• 사안의 중요성: 의사결정의 내용이 조직 장래에 미치는 영향이 큰 중요한 업무일수록 권한위임 정도가 작아짐
• 과업의 복잡성: 전문적인 지식과 견해가 필요한 것일수록 전문가에게 위임
• 조직문화: 조직분위기가 하급자의 능력을 인정하고 신뢰할 때 조직에서는 권한위임의 정도가 높아짐
• 하급자의 자질: 하급의 자질이 높은 경우 권한위임의 정도가 높아짐
+ 지역이 분산되어 있을수록, 통제기술이 발달할수록 권한위임의 정도가 높아짐
</td>
</tr>
<tr>
<td>권한위임 시 고려사항</td>
<td>
• 잠재적 해악: 권한위임으로 발생할 수 있는 잠재적인 해악의 여부를 고려해야 함
• 업무의 복잡성: 복잡한 업무일수록 위임은 바람직하지 않음(일상적 업무 위임), 평가 등 통제상의 업무는 위임불가
• 요구되는 주의성 정도와 혁신성 정도: 업무가 매우 주의를 필요로 하고 고도의 판단력과 혁신성이 요구되면 그 업무는 위임하지 않는 것이 좋음
• 위임과 동시에 보고와 감독의 책임이 발생함
• 결과 예측의 불가능성: 위임결과가 알려지지 않거나 예측 불가능한 업무라면 위임하지 않는 것이 바람직
• 상호관계의 정도: 업무를 위임함으로써 상호관계가 깨지거나 줄어들 가능성이 있다면 위임하지 않는 것이 바람직
• 기대하는 결과를 달성할 정도의 권한을 위임해야 함
• 권한위임은 상부에서 하부로 연쇄적으로 이루어져야 함
• 권한이 위임되었다고 해서 최종책임까지 위임되는 것은 아님. 위임자에게 최종적인 책임이 있음(책임절대성의 원칙)
• 위임된 권한과 책임은 균등함: 책임은 직위에 따라 마땅히 수행되어야 하는 업무, 책무는 자신이 수행한 업무 결과에 대하여 책임을 지는 것
• 위임자의 적정 통솔범위 내에서 권한을 위임해야하며, 가능한 한 위임사항은 성문화하여 기록함
<table>
<tr><td>
[권한위임 장애요인 극복방안]
• 권한위임을 촉진하는 조직문화 창출
• 명확한 의사소통
• 책임과 권한의 균형 유지
• 책임완수에 상응하는 적절한 보상 제공
• 적절한 통제체계 확립: 직무기술서와 규정에 명확한 업무의 표준과 범위 명시
</td></tr>
</table>
</td>
</tr>
</table>

04 조직구조

조직구조의 구성요인

복잡성

- 조직 내에 존재하는 **과업의 분화 정도**를 의미하며 **수평적** 분화, **수직적** 분화, **지역적** 분산으로 나뉨
- 수평적·수직적·지역적 분화는 독립적으로 발생하는 것이 아니라 **서로 밀접하게 연관**되면서 조직의 성격에 따라 달라지므로 어떤 조직에나 적용할 수 있는 **일반화된 분화원칙이란 존재하지 않음**
- 구조적 복잡성이 증가될수록 조직 내의 효과적 의사소통, 조정, 통제수단에 대한 필요성이 더 커지며, 이때 조직의 목표방향의 통합을 위한 관리자의 책임이 증가함

[병원조직이 복잡한 이유]
- 진료의 특성 때문에 계량적이고 명확한 조직목적 설정이 어려움
- 조직의 하부단위와 개인 구성원이 추구하는 목적이 다양함
- 질적·양적으로 다양한 구성인력들이 여러 형태로 협동하면서 일함
- 병원조직이 산출하는 서비스의 진정한 척도를 측정하기 어려움
- 병원조직에서의 업무과정에서 구성원 대부분은 두 가지 이상의 계층에서 동시에 지휘를 받음
  : 관리적 통제+실무적 통제(의료적 책임)

수평적 분화 (부문화)	• 단위 부서 간 **횡적 분화** 정도를 의미 • 조직원의 지향성, 과업의 성질 및 조직원의 교육과 훈련 등의 특성을 기준으로 나눔 • 조직에 **전문적인 지식이나 기술**을 필요로 하는 직무의 수가 많을수록 조직의 복잡성 증대 • **직무의 전문화**는 수평적 분화를 증대시킴
수직적 분화	• **조직구조의 깊이**로 **권한계층**의 **최상층에서 최하층까지의 수**를 의미함(**계층의 수**) • 조직이 분화되어 복잡성이 증대될수록 조직의 **권한계층의 수가 증가**하여 수직적 분화 정도 증가함 • 수직적 분화는 **통솔범위의 원리**와 가장 밀접한 관계를 갖는 개념(반비례 관계) • **수평적 분화가 진행될수록 부문 간·부서 간 조정이 필요하므로 수직적 분화는 더 많이 발생함**
지역적 분산	• 공간적 분산이라고도 하며, 조직의 사무실, 공장, 인력이 지역성·지리적으로 분산되어 있는 정도 • 지역적 분산 자체만으로도 조직구조의 복잡성을 증가시킴 • 지역적 분산이 높을수록 통솔범위는 좁아지고 권한위임 정도는 높아짐

공식화

- **직무의 표준화 정도**로 조직구성원의 행동을 유도하기 위해 조직이 **규칙과 절차에 의존**하는 정도(**규칙과 절차의 명시화**)
- 공식화가 높은 조직은 직무활동의 내용을 정확히 기술한 직무기술서, 정교하고 많은 규칙, 작업과정에 대한 명확한 절차 등이 존재함

강한 공식화 정도	낮은 공식화 정도
• 정해진 방식으로 단순하고 반복적, 일상적 업무일 경우 • 업무의 권한과 책임 정도를 명시적으로 밝힐 필요가 있는 경우 • 새로운 정책이 효과적으로 정책화되도록 촉진할 필요가 있는 경우	• 고도로 **전문화**된 업무 성격상 업무자의 내재된 숙련 및 지식 등의 능력에 의존해야 하는 경우 • 새로운 경영환경 변화를 모니터할 경우 • 수시로 바뀌어 예측이 어려운 업무환경으로 업무담당자의 **개인적 재량권**을 필요로 하는 경우

공식화

장점	단점
• 업무행위의 구성원 간 편차를 최소화함 • 구성원의 행동의 **예측과 통제**가 용이함 • 업무흐름의 일관성이 높아 **효율적**이고 **신속·정확**한 과업 수행 가능 • 일상적 업무의 하부위임이 가능 • 규범에 근거한 공정한 과업 수행이 이루어짐 • 반응의 신뢰성을 높여 대외관계의 **일관성**과 **안정성**이 유지됨 • 직접적 감독에서 간접적 감독으로의 전환이 용이함	• 구성원의 자율성과 재량권이 감소됨 • 상사와 부하 간 민주적이고 인간적 관계유지가 어려워짐 • 비인간화의 풍토로 인간소외를 야기할 수 있음 • 유동적, 비정형적 사항에 대한 **탄력성이 떨어짐** • 문서주의나 번문욕례(red tape)가 발생 ※ 번문욕례: 번거로운 글과 번다한 예법, 거추장스러운 허례허식

집권화 분권화

	집권화	분권화
정의	• 권한이 조직의 중요한 의사결정 시 조직의 한 부분(주로 상층)에 집중된 것(권한의 분산정도에 따른 개념)	• 권한이 조직의 많은 장소에 분산되어 있는 것 • **의사결정이 조직계층 하부에 위임되는 것**
특성	• **공식 조직**과 관련된 개념 • **조직 상층부에서 결정되는 문제가 많을수록 집권화 정도가 높음(의사결정의 자유재량 개념)** • 하위층의 정보투입이 많을수록 집권화 정도는 낮아짐	• **의사결정의 분산 정도**에 대한 개념 • 분권화가 높아지면 집권화 정도는 낮아짐
장점	• 조직의 **통일성 촉진 → 통제를 위한 통합적 조정이 용이함** • 조직의 경비를 절약하고 **위기에 신속한 대처** 가능 • 업무 및 의사소통의 중복과 혼란을 피할 수 있음 • 조직전체의 **경제성, 능률성, 효율성** 향상(비용 절감) • 포괄적이고 종합적인 관점 제시 가능 • 최고관리자의 리더십 발휘가 용이	• **대규모 조직에서 효용성이 큼(효율성 ×)** • 관리층의 의사결정부담을 줄여 중대한 결정에 집중하도록 함 • 조직의 반응시간을 줄여 **신속한 업무처리**와 의사결정을 가능하게 하며 조직 환경에 민감하게 대처할 수 있음 • **비공식적**이며 **민주적** 관리체제로 조직 내 의사전달 구조 개선 가능 • 구성원들이 조직 실정에 맞도록 **창의력과 자율성**을 가지고 업무를 수행하며 일에 대한 동기부여를 높임 • 해당 업무의 **전문화가 촉진**됨
단점	• 조직의 **관료주의화 및 권위주의적** 성격을 초래함 • 행정의 실효성에서 일탈하기 쉬움(∵ 행정의 분권화, 권한위임 저해) • 구성원의 창의성, 자주성, 혁신성의 결여 • 조직이 탄력성을 잃기 쉬우며 업무의 전문화가 어려움	• 중앙의 지휘·감독이 약화되어 **조직의 통제력 저하** • 업무의 **중복**으로 전체적 업무 통합이 저해되어 **비용 소모** • 조직 전체에 적용되어야 하는 방침을 일관성 있게 유지하기 어려워 **조정이 어려워 짐**

[집권화와 분권화에 영향을 미치는 요인]

- **조직규모: 조직의 규모가 커지고** 업무수행 장소가 분산되면 **분권화**가 촉진되며, **권한 위임**이 많아짐
- 조직환경: 조직환경이 급변하고 동태적일수록 분권화가 촉진됨, 그 지역의 특수성이 고려되어야 할 경우 분권화 요구됨
- 조직구조(분화의 형태): 조직이 **기능별로 구성**될수록 통합 및 **조정이 필요**하므로 **집권화가 요구**됨
- 비용: 비용이 많이 들수록 **통제를 위해 집권화**되려는 경향이 있음(∵ 분권화된 조직에서 비용이 많이 요구됨)
- 관리자의 능력: **주도적 능력을 가진 관리자가 많으면 분권화, 관리자의 주도적 능력이 뛰어나면 집권화가 촉진됨**
- 조직방침: **통일성**을 중시할수록 **집권화**를 지지함
- **조직 위기 상황** 시 **집권화**가 요구됨
- **전문적 업무**는 하위 전문가의 의사결정이 필요하므로 **분권화**가 요구됨
- 결정사항의 중요도가 높을수록 집권화를 초래함

<table>
<tr><td rowspan="4">조직구조
구성요인의
변수 간 관계</td><td>집권화와 공식화</td><td>복잡성과 공식화</td></tr>
<tr><td>• 단순작업(일상적 기술)의 경우 공식화, 집권화 ↑
• 전문집단(비일상적 기술)의 경우 공식화, 집권화 ↓</td><td>• 수직적 분화 정도가 높을수록 공식화 정도를 낮추는 것이 좋음
• 수평적 분화 정도가 높을수록 공식화 정도를 높이는 것이 좋음</td></tr>
<tr><td>복잡성과 집권화</td><td>복잡성, 공식화 및 집권화</td></tr>
<tr><td>• 복잡성과 집권화는 서로 역상관 관계
• 복잡성이 높을수록 분권화 정도가 높음
→ 전문직 집단의 경우 복잡성이 높으며, 분권화되어 의사 결정에의 참여도가 높음</td><td>• 조직규모 클수록 복잡성·공식화↑, 집권화↓
• 일상적 기술일수록 복잡성↓, 공식화·집권화↑
• 확실한 환경일수록 공식화·집권화↑</td></tr>
</table>

조직구조 결정요인

전략	• 조직이 **장기목적을 설정**하고 **행동 방침 내지는 방향**을 설정하여 조직목적을 달성하는 데 필요한 **자원을 배분**하는 것 • 권한과 의사소통 유형, 기획, 정보 흐름에 영향을 미치며 조직목표를 달성하는 수단이자, 조직구조를 결정짓는 요소
규모	• 주로 조직원의 **총 인원수**를 뜻함 • 조직의 수직적 분화, 공식화, 분권화에 영향을 미침
환경	• 조직을 둘러싸고 있는 모든 요소들 • 환경을 직접 관리하거나 통제할 수 없으므로 관리자가 환경의 영향을 제거하거나 최소화하는 노력 필요 • 환경이 지닌 불확실성에 따라 조직구조와 관리가 달라짐: 급변하는(불안정한) 환경에서는 분권화 정도를 높임
기술	• 조직 내에서 투입물을 산출물로 변형시키는 과정 혹은 방법 • 기술이 복잡할수록 이를 관리하는 관리자와 관리계층 수가 증가함
권력-통제	• 전략, 규모, 기술, 환경 등의 조직구조는 권력-통제라는 정치적 활동으로 영향을 받음 • **권력-통제력을 가진 사람들**은 자신의 통제력을 유지·촉진할 수 있는 기술과 환경을 선택하므로, 비교적 **일상적인 기술**을 가지고 **불확실성이 낮은 환경**을 선택하여 조직에서 자신의 통제력을 더욱 증대시키려 함 → **복잡성 낮고** 공식화·집권화가 높은 조직구조 선호

공식조직 vs 비공식조직

	공식조직	비공식조직
바탕이론	과학적 관리론, 합리적 경제인관(X이론)	인간관계론, 사회적 인간관(Y이론)
조직생성	인위적·계획적	자연발생적(사적 관계)
특징	• 조직의 **목표달성**을 통한 통합, 조정 용이(직무지향적) • 제도적, 외면적, 정태적 • 높은 분화, 능률성(기계적 능률) • 비교적 지속적 수명 • 권한, 책임, 의사소통의 경로가 분명히 명시된 구조	• 조직구성원의 욕구 충족하여 다양성과 개성 증가(인간지향적) • 비제도적, 내면적, 동태적 • 낮은 분화, 감정의 논리(사회적 논리) • 비교적 짧은 수명 • 권한, 책임, 의소소통의 경로가 분명히 명시되지 않음
범위	조직의 전체적 질서 추구	조직의 부분적 질서 추구
대인관계	구성원 간의 관계를 사전에 규정함	상호관계가 주로 욕구나 필요에 의존
권한부여	리더가 임명	리더가 자연적으로 부상되거나 선출됨
조직기구표	조직기구표로 파악 가능	공식적인 조직기구표상에 나타나지 않음
행동 통제	상벌로 구성원 행동 통제	상벌이 아닌 욕구 충족을 통해 구성원 통제
근거	법령 또는 규정에 의해 공식화된 조직	인간관계를 바탕으로 한 자생적 조직
비공식 조직 장점·단점	장점 • 유기적 상호관계를 갖게 하여 부과된 업무를 능률적으로 수행함 • 조직구성원에게 **소속감**, **만족감**, **안정감**을 주는 역할을 함 • 서로 정보를 교환할 의사소통의 통로를 확립시켜 줌 • 좌절, 불평에 대한 안전판의 역할을 함 • 관리자는 비공식적 구조를 통하여 **조직의 생리**를 파악 가능 • 공식조직의 경직성을 완화하고, 공식지도자의 결점을 보완함 • 쇄신적 분위기를 조성함	단점 • 조직의 목표와 상반되어 갈등과 저항을 일으킬 수 있음 • 개인의 자아실현을 방해할 수 있음 • 능력 있는 사람이 조직에 기여하는 것을 방해할 수 있음 • 비공식조직을 통한 파벌·할거주의를 초래할 수 있음 • 공식조직과 마찰을 일으키면 조직 전체의 불안정성을 초래함 • 공식조직과 비공식조직의 채널이 다르면 의사소통 혼선 초래함

기계적 vs 유기적 조직구조

	기계적(정태적) 조직구조	유기적 조직구조
개념	구조가 복잡하고, 공식화와 집권화가 높은 조직	구조가 단순하고, 공식화와 집권화가 낮은 조직
조직특성 (적용상황)	명확한 조직목표와 과제, 분명한 책임관계 분업적, 단순한 업무 부서 간 독립적 업무 측정가능한 성과 및 결과 안정된 환경 금전적 동기부여 권위의 정당성 확보 좁은 통솔 범위 및 좁은 직무범위(계층多) 표준운영절차 존재(높은 공식화 정도) 예측가능성, 효율성, 합리성↑	모호한 조직목표와 과제, 모호한 책임관계 비분업적, 복잡한 업무 부서 간 상호의존적 업무+고객중심적 업무 측정이 어려운 성과 및 결과 동태적, 불안정한 환경 복합적, 자아실현적 동기부여 도전받는 권위(도전적 업무 분위기) 넓은 통솔범위 및 직무범위(계층 少) 적은 규칙, 절차(낮은 공식화 정도) 적응성, 탄력성, 신축성↑
조직	계선조직, 계선막료조직, 직능조직	위원회, 프로젝트 조직, 팀 조직, 매트릭스 조직 등

평면구조 vs 고층구조

	고층구조	평면(저층/수평)구조
개념	**통제(관리)의 폭을 좁게** 하면 **계층의 수가 많아져** 조직구조가 **상하로 길게** 늘어지는 고층구조	**통제(관리)의 폭을 넓게** 하면 **계층의 수는 적어지므로** 조직형태가 **옆으로 퍼진** 모양을 하는 구조
통제방식	집권화	분권화
의사소통	하향적, 상의하달식으로 길어짐	상향적, 하의상달식으로 단순함
관리	통제적(지시 통제), X인간관	자율적(자기 통제), Y인간관
특징	질서유지, 일사불란한 업무처리(신속한 업무처리)/ 조직의 경직화	개인성장 촉진 의사소통 조정의 어려움

05 조직구조의 유형 - 정태적 조직, 동태적 조직

조직구조 - 정태적 조직

- 정태적 조직은 주로 **관료제**라 불리는 조직으로 **보수성을 띤 전통적인 조직**에서 많이 볼 수 있음
- 중요 결정이 주로 조직의 상층에서 이루어지는 **표준화된 공식적 구조**이며, **피라미드 구조**
- 복잡하고 **계층적인 구조와 권한의 집중**을 특징으로 함(높은 계층화 정도)
- 대규모의 조직의 **효과적·효율적**인 운영을 위해 만들어진 구조이지만, 조직을 둘러싼 환경에 빠르게 적응하지 못하는 단점을 지님(**융통성↓**)

라인조직 (계선조직)

- 공식조직으로서 단순하고 가장 오래된 조직구조이며 **계층적 구조**를 이루는 조직으로 **상하관계를 강조**하는 **수직적·직접적** 명령계통을 가짐
- 모든 계층의 조직구성원들 사이에 권한과 책임이 명백하고 관리자와 구성원들 사이의 정보전달이 적어 **효율적**인 조직
- 계층제의 원리, 명령통일의 원리, **통솔범위의 원리에 따른 분업화**에 중점을 두는 조직구조
- 적용 상황: 업무가 단순한 **소규모 조직**, 경험많은 숙련된 관리자가 없는 경우

장점	단점
• **소규모 조직**에 적합 • **권한과 책임의 한계가 분명**하여 업무수행 용이 • **명령계통의 단순화로 의사결정의 신속성** • **신속한 기동성(계층이 많으면 신속하지 않음), 강력한 추진력** • **통솔력**이 강해 조직 전체의 질서 확립 • 통일된 명령지휘가 가능하여 개별부서의 조정 용이 • **분업 및 전문화**로 인한 조직의 **효율성** 증가 • 조직구조에 안정감을 줌	• 업무가 복잡한 대규모 조직에는 부적합 • 의사결정이 최고관리층에 집중되어 주관적, 독단적으로 흐르기 쉬움 • 수평적 의사소통이 단절되어 **라인조직 바깥의 전문적 지식과 기술을 활용하기 어려움** • **조직의 경직화**로 환경변화에 신속하게 적응하기 어려움 • 부서 간(부문 간) 독립성으로 부서 간 업무가 중복되어 조직 운영에 능률성 저하 및 유기적 조정 곤란 • 하위관리자의 의욕상실과 창의력 저하 • 대규모 조직이 갖출 수 있는 시너지효과를 기대하기는 어려움

<table>
<tr><td>라인-스탭
(계선막료)
조직</td><td>

- 조직규모가 커져(복잡해져) 라인조직만으로는 조직운영이 어려워 **라인 관리자의 업무에 조언과 지원을 해주는 스탭(막료)**의 기능이 조합된 조직
- **스탭**의 기능: **라인조직 바깥에서** 라인조직이 조직체의 존립 목적을 원활히 수행하도록 **지원**하고 **조정을 촉진**하며 **자문·권고** 등을 수행함

→ **스탭조직(막료조직)**은 조직의 목표달성에 **간접적으로 기여**하고 관리의 질을 높이지만, **라인에게 직접적이고 실제적인 명령권이나 지휘권은 없음**

- **스탭조직**을 통해 조직활동의 **조정이 비교적 용이**하며 **조직의 신축성을 확보**할 수 있음
- **최고관리자의 통솔범위를 확대**하고 관리의 질을 높여줌
- 적용 상황: 라인-스탭조직이 규모화되는 초기 상황, 관리환경이 안정적이고 확실성이 높은 상황

장점	단점
• **라인조직이 유지**되므로 라인조직의 장점을 지님 • 스태프권한이 각 부문 내에 한정되어 안정감을 가진 라인 활동 가능 • 종합적 의사결정을 위한 정보의 축적과 활용 가능(합리적 의사결정) • 라인은 스탭으로부터 전문적 조언과 권고를 받으며 추진 업무에 전념 • 조직활동에 조정이 용이하며, 조직에 신축성을 기할 수 있음 • 최고관리자의 통솔범위를 확대시킴	• 의사소통의 혼란(라인 명령과 스탭 조언의 계통의 혼란 가능성) • 스탭 조직의 설치로 인한 제비용 증대 가능성 • 라인과 스탭 간 대립, 갈등 발생 가능성 • 효율성과 생산성 증대를 위해 많은 부문과 계층이 발생하여 **조직의 비대화(관료제화)** • 라인과 스태프 간 **불분명한 권한과 책임 소재** • 라인과 스태프 간 상호의존성이 관리 활동 상 지장 초래 가능

</td></tr>
<tr><td>직능조직</td><td>

- **직무를 비슷한 유형별로 통합**하여 **기능적으로 조직을 구조화**한 것(기능별 라인조직)
- **각 기능을 하나의 부서 단위**로 구성하여 조직을 **기능 단위별로 편성**한 조직
- 스탭조직이 업무활동과 관련된 특정 과정에 대해 위임받은 **직능적 권한**을 가지고 **라인에 있는 직원들에게 직접 명령**을 내릴 수 있음
- 기능이나 역할에 따른 **전문화의 원리**에 의해 설계된 조직이며 조직의 효율성을 높이기 위해 구성됨(**전문화+집권화**)
- 기능별로 분류된 각 조직은 **라인조직처럼** 모든 의사결정이 조직의 상층에서 이루어지고 명령의 형태로 내용이 하달되는 **피라미드식 중앙구조**의 형태를 취함
- 간호조직에서 직능조직은 간호부서를 입원병동부서, 특수병동부서, 외래부서, 간호지원부서 등 기능적으로 분류할 때 볼 수 있음
- 적용 상황: **소규모** 조직, 조직이 **안정되고 확실한 환경**일 때, 조직이 사용하는 **기술이 관례적**이며 기능 간 **상호의존성이 낮을 때**, 조직이 **기계적 효율성**과 **기술적인 질**을 중요시할 때

장점	단점
• 인력이나 자원이 중복되지 않고 **자원이 효율적**으로 이용됨 • 같은 업무의 반복으로 **기술적 발전**과 **기능적 숙련도** 발전 • **중앙집권식 의사결정**으로 조직의 **통합성** 유지 가능 • 조직 **기능 간 조정력** 강화	• 한가지 직능(기능)을 초월 시 조정이 어려움 • 의사결정 시 **중앙집권화**로 시간 소모가 많고 하부의 업무지연 • 상부의 의사결정에 따라 움직이므로 **환경변화에 융통성 있게 대처하지 못함** • **다기능적** 업무수행 시 **책임소재가 불분명**해질 수 있음

</td></tr>
</table>

조직구조 - 동태적(유기적) 조직

- 동태적 조직이란 **관료제와 대조**를 이루는 개념으로 **특정 사건을 해결**하기 위한 방향으로 움직이는 조직이며 **애드호크라시(adhocracy)**라 부름
- **불확실한 상황**에서 특정 목표 달성을 위해 **신축적으로 적응**하려는 전문가로 구성되고 **임시성을 지닌 기동성**이 있는 조직 형태
- 구성원의 **자발성, 창의적**인 행동을 중심으로 운영되므로 구조적인 면에서 **융통성과 적응력**이 높음
- 조직구조가 복잡하지 않고 형식이나 공식에 얽매이지 않으며 **의사결정권이 분권화(분업화×)**되어 있음
- 탈관료제 조직으로 조직의 기본변수인 **복잡성·공식성·집권성이 낮으나 전문성**에 따른 **수평적 분화 정도**는 아주 높음(복잡함)
- **상호의존적 업무(분업화↓)**를 주로 수행하는 조직에서 발달함

프로젝트 조직

- TFT(Task Force Team), **과업집단**이라고도 함
- 조직에 **기동성**을 부여한 일종의 대체조직이며, **특정한 과제 또는 목적을 달성**하기 위해 만들어진 **임시적·동태적** 조직
- 조직구성원의 책임과 권한이 **상하관계가 아닌 좌우관계(수평관계)**이므로 서로 전문가로서 동등한 위치에서 역할을 분담함
- **급변하는 환경변화와 기술혁신**에 신속하고 합리적으로 대응하기 위한 조직
- 조직목적을 달성하기 위해 기존의 조직에서 빠져나와 함께 일하지만 프로젝트가 완성되고 나면 본래의 모조직으로 돌아가는 **탄력적, 한시적**인 조직임
- 라인조직을 대체하는 것이 아닌, 라인조직을 보완하는 조직
- 최고관리자: 프로젝트의 목표, 시간의 한계(기한), 일반적 지침 등을 정하고 팀장을 지명
- 팀장: 팀원에게 방향을 제시하는 역할을 하지만, 팀원을 결합시키는 **분명한 조직구조는 없음**(팀장과 팀원 간 직위 차이는 무시됨)
- 적용 상황: 조직이 **중요 과업**에 직면한 경우, 특정 과업이 **구체적 시간제약과 성과기준**을 지닌 경우, 특정 과업이 **상호의존적 기능**이 필요한 경우, 특정 과업이 예전의 과업과 비교하여 **독특**하고 **생소**한 경우

장점	단점
• 프로젝트 진행에 따라 인적자원과 물적자원을 **탄력적**으로 운영함 • **목적이 분명**하고 조직원 **각자의 정체성**이 확인됨 • 조직에 **기동성**을 부여하고 업무를 **신속·정확·효과적**으로 수행가능 • 프로젝트의 목적달성을 지향하므로 구성원 개인의 이해보다 **과제해결에 우선**하여 사기를 높임 • 조직이 **환경변화에 민감하게 반응**하여 신기술 개발, 신규사업, 경영혁신사업 등 다양한 영역에 활용 가능	• 전문가로 구성된 일시적·한시적 혼성조직이므로 프로젝트 관리자의 관리능력에 의해 결과가 크게 좌우됨 • 자신의 **원래 조직에 대한 명령통일성과 충성심을 약화**시킬 수 있음 • 프로젝트 조직에 파견된 사람은 선택된 사람이라는 우월감을 갖게 되어 조직의 단결을 저해함 • **한시적** 조직이므로 추진업무의 일관성을 유지하기 어려움 • 다기능적 업무 수행 시 책임소재 불분명

<table>
<tr>
<td>매트릭스
조직
(행렬조직)</td>
<td>
• 라인조직(효율성)에 프로젝트 조직(유연성)이 완전히 첨가된 형태의 조직구조: 권한 라인이 프로젝트팀에 의해 고정된 이중 구조
• 수직적 통합 측면(라인조직)과 수평적 통합 측면(프로젝트 조직)이 서로 보완된 조직으로, 기능적 구조(수직)와 생산적 구조(수평)가 혼합됨
• 활동을 기능 및 직능 부분으로 전문화하면서 전문화된 부분들을 프로젝트로 통합시키는 단위를 갖기 위해 고안되었음
• 라인조직이나 라인-스태프조직보다 계층 수가 적고 의사결정이 분권화되어 있어 공식적 절차와 규칙에 얽매이지 않음
• 적용 상황: 중·대규모 조직, 불확실한 조직 환경, 생산과 기능의 전문화가 필요한 경우, 조직에서 비관례적 기술이 필요한 경우, 부서 간 상호의존도가 높은 경우(낮다면 직능조직이 효과적)
<table>
<tr><th>장점</th><th>단점</th></tr>
<tr>
<td>
• 조직의 기능적, 생산적 관리 모두 가능
• 효율적인 자원 이용 가능
• 조직구성원의 만족과 성과를 높여 직원의 능력을 최대한으로 이용가능
• 상충하는 부서에 프로젝트의 목적을 조화시켜 조직유연성 제고
• 환경변화에 대한 신속하고 유연한 대응능력
• 조직 관리기술의 발전: 인간관계술, 타협·협상력, 조정기술
</td>
<td>
• 이중적 명령체계로 명령통일 원리에 위배되고 권력 갈등의 가능성 존재
• 관리자의 권한-라인 간 마찰이 발생할 수 있고, 이들 간 균형이 어려움
• 팀 목표를 지나치게 강조한 나머지 조직 전체의 목적달성이 쉽지 않음
• 이중적 부문화로 관리인력이 늘어나 관리비용이 증대함
• 책임에 대한 혼란을 일으킬 수 있음
• 의사결정에 많은 사람이 관여하므로 의사결정 자체가 복잡함
• 구성원 기능 분야의 성과를 중시하며 기능부서와 팀 사이 갈등 유발
</td>
</tr>
</table>
</td>
</tr>
<tr>
<td>위원회
조직</td>
<td>
• 각 부서간 또는 명령계통 간 의견의 불일치나 갈등을 조정하려는 조직
• 1인에 의한 독단적 결정과 행위에서 오는 폐단을 방지하고, 다른 조직과 병용되어 여럿이 함께 참여하여 합리적인 의사결정을 함으로써 계층제의 경직성을 완화하고 조직 운영과 의사결정에 합의성과 민주성이 확보됨(합의가 단독결정보다 유리하다는 전제 하에 구성됨)
• 임시적이 아니라 반드시 일정기간 이상 존속함
• 위원회 기능: 충고 기능, 업무조정의 기능, 의사결정 책임 기능, 정보수집 및 분석의 기능, 갈등의 조정 기능
• 적용 상황: 의사결정 시 폭넓은 경험과 소양이 요구되는 경우, 의사결정에 의해 영향을 받는 사람이 그 의사결정에 참여할 수 있을 때, 광범위한 업무분담이 바람직할 때, 어느 한 개인이 조직을 이끌어 나갈 수 없는 조직변환기인 경우
<table>
<tr><th>장점</th><th>단점</th></tr>
<tr>
<td>
• 다수의 참여로 민주적이며 의사결정에서 합리성을 띰
→ 다수의 지지와 만족을 얻을 수 있음
• 개인의 편견이나 경솔함 예방 가능(신중하고 공정한 의사결정)
• 특정 주제를 심의·결정하고 조직내부의 각 부문의 조정 촉진
• 부서 간 이해관계를 조정을 촉진
• 조직원의 참여와 원활한 의사전달을 도모
• 일정기간 이상 존속하므로 업무 집행에 안정성과 지속성을 부여함
</td>
<td>
• 시간과 에너지, 재정 등의 비용 낭비 초래
• 최적의 의사결정이 되지 않고 타협에 따라 이루어질 가능성 존재
• 일의 지연과 결정에 대한 책임 회피현상 발생 가능
• 유력한 소수에 의한 독재의 우려
• 위원회가 독립적이지 못한 경우 조직 전체의 통합성 유지 불가
</td>
</tr>
</table>
</td>
</tr>
</table>

미래사회의 창조적 조직구조

- **미래사회에 대한 적응**을 목적으로 하며, 이는 곧 **조직의 생존**과 직결됨
- 공통적 특징: 급변하는 환경에의 신속하고 유연한 적응, 수평적 조직원리로 인한 분권화된 조직 형태, 분권화로 인한 통제의 문제 수반

조 직	기본 성향	특 징	배 경
팀 조직	개인지향성	개인의 자율성과 창의성을 존중하고 단위부문의 독립과 자율성 확보	신속한 대응, 관료주의 타파
학습조직	학습지향성	지식관리 및 지식창출을 중시하며 지속적인 변화를 추구	지식 경쟁, 예측불가한 미래
프로세스 조직	고객지향성	고객요구에 대한 대응 중시, 고객군별 조직의 차별화를 가짐	시장 경쟁, 다양한 고객 요구
네트워크 조직	공생지향성	부서 간, 외부조직 간의 신뢰관계를 가지며 전략적 제휴 확대	조직의 비대화, 전략적 제휴

팀 조직

- **외부환경에 적응**을 위한 **조직 유연성 제고**가 중요해짐으로써, **수평적 조직원리**를 바탕으로 자율성을 확보하기 위한 조직
- **개인지향성**의 공동목표를 가진 두 사람 이상이 모여 **부서 간, 계층 간 장벽을 허물고** 시너지를 내기위해 만들어진 조직
- 팀원들이 자기 분야의 최고전문가로 기능을 발휘함으로써 조직을 생산적으로 만드는 데 목적을 둠
- 팀원의 업무, 권한, 책임이 명확하게 구분되나, 팀원 간 **상호의존성**은 높음
- **팀 전체**가 업무에 대한 **공동책임**을 지며, 팀 전체가 **계획·조정·통제의 역할을 수행함 → 리더십 역할의 공유**
- 개인중심에서 팀 중심의 업무 추진, 인적 자원의 효율적 활용, 의사결정의 신속화, 명령계통의 단축, 신속한 의사결정, 부서이기주의 탈피 등

학습조직

- **학습지향적 성격**을 지니며 정보화 사회의 가속화로 **조직도 배워야 한다**는 것을 기본이념으로 갖는 조직으로 **카오스이론**에 기초함
- 정보를 지식으로 변환, 적용하여 조직의 생산성 향상과 조직 전체의 근본적인 변화를 지속적으로 도모
- 장기적인 측면에서 구성원 전체의 학습능력을 높여 조직의 경쟁력 확보에 주력함
- 학습 조직은 **구성원의 참여**와 **미래에 대한 대비 정도**에 따라 4가지 유형으로 나뉨

↑ 미래 대비		
	자율형 최고위층에서 변화를 유도하는 유형 미래에 초점이 맞춰졌으나 구성원 참여도 낮은 편	**미래창조형** 구성원들이 함께 작업하며 미래를 창조해나가는 형태 현재에 기초한 미래 예측이 아닌 미래를 만들어나가는 데 목표함
	독재자형 최고권위자의 권위와 지시에 따라 행동방안 수립, 시행 구성원의 참여가 낮고 미래보다 현재에 초점	**변화관리형** 목표는 중앙에서 결정하나 구체적 방안은 분권화된 조직에서 선택 중앙에서 제시하는 단기 목표에 따르므로 현재에 초점

구성원 참여 →

프로세스 조직

- 미래를 생각하며 앞으로 무엇이 가능하고 또 무엇을 해야 하는지를 고민하는 조직
- **고객가치**를 가장 이상적으로 반영할 수 있도록 **직무를 엔지니어링**하는 조직으로, **고객지향성**을 특징으로 함
- 조직시스템 전체에서 기존과는 다른 새로운 형태의 제도와 관리기법, 가치관이 요구되므로 **기존 조직시스템을 근본적으로 재설계**해야 함
- 기존 조직이 명령과 통제중심의 계급조직이었다면, **현대와 미래의 조직**은 목적을 달성하기 위한 **프로세스(과정) 중심**의 조직임

네트워크 조직	• **독립된 사업 부서들**이 각자의 **전문분야를 추구**하면서도 제품을 생산하거나 프로젝트 수행을 위해 **영구적인 관계**를 형성하여 **상호협력**하는 **조직** • **공생지향적**인 특성을 가지며, **유연한 구조와 기술**로 **환경변화에 신축적**으로 적응하는 조직 • **사용자(고객)중심**으로 나아가기 위해 **구조와 계층을 중시하는 조직을 파괴**하는 **실무자 중심**의 조직 • 지식과 정보를 축적하기보다 **지식과 정보**를 **교류**하고 새로운 정보의 **창조**를 중시함 • 업무적 상호의존성이 크지만 내부화하거나 자본적으로 강하게 연결됨 없이, **상호 독립성을 유지(이질성)**하는 조직들이 상대방이 보유하고 있는 자원을 **마치 자신의 자원인 것처럼 활용**하기 위해 **수평적, 공간적 신뢰관계로 연결**된 조직 간의 상태로 볼 수 있음 • **매우 분권화된 구조**를 갖고 있어 **뚜렷한 경계가 존재하지 않고**, 상하 간 **위계서열이 파괴**되어 있으며, 조직구성원 개인의 **전문성에 근거한 자율성**을 기초로 **신축적**으로 설계된 조직 • 설비나 시설에 막대한 투자를 하지 않고도 제품이나 서비스 개발을 신속하게 할 수 있으며, 인력관리 문제에 부담을 덜 느끼므로, **환경변화에 유기적 대응 가능**

06 조직문화, 조직혁신, 조직유효성 및 조직개발

조직문화

조직문화

- **조직구성원 모두가 공유**하는 **가치와 신념, 규범과 전통, 지식과 이념, 습관과 기술 등을 포괄**하는 종합적이고 총체적인 것
- **구성원 모두가 공유하는 사고와 행동 양상**으로, 구성원의 가치판단과 행동패턴에 영향을 주며 조직의 **모든 관리과정에 영향**을 미침
- 공식적, 비공식적 의사소통 네트워크뿐만 아니라, 조직구성원과 고객을 연결하는 구조와 조직의 관리스타일까지도 포함하는 거시적, 복합적 개념

[조직문화 vs 조직분위기]

	조직문화	조직분위기
강조점	구성원과 전체 조직 행동에 영향을 주는 기본가치와 전체를 강조	조직구성원이 감지하는 조직에 대한 인상 강조
변화성	지속적이고 변화 저항적	감정적이고 변화가 쉬움
거시성	조직의 환경적응 또는 환경전략 등 거시적 현상과 관련됨	소집단의 사기나 동기부여와 관련
형성유형	바람직한 가치관 실현을 위한 노력의 결과로 형성	여러 조건, 요인에 의해 자연적으로 조성됨

조직문화 특성

- 인간의 사고와 행동의 결정요인
- 사람이 만든 것이고, 배워서 익히는 것이며 후속 세대에 전수됨
- 역사의 산물로 현재를 과거와 미래로 연결시켜 줌
- 문화를 공유하는 집합체이므로 개인을 넘어서는 **초개인적 특성**을 지님
- **스스로 통합성을 유지**하며 비교적 안정적이고 계속적이며 **변화저항적** 특성을 지님 → 조직문화는 **서서히 변화함**
- 모든 조직은 조직문화를 가지며, 각 조직문화는 독특한 특성을 지니고 있지만 상위문화인 '사회문화'와 공유하는 것이 많음
- 조직체의 성과를 높이기 위한 조직구성원의 행동과 전체 조직행동의 개발을 강조하여 조직의 성과와 관련됨

조직문화 기능 (중요성)

- 사회적 체계와 조직에 **안정성** 제공
- 구성원들 간 단합과 조화를 도모하여 **집단적 몰입**을 가능하게 함
- 조직구성원으로서 **정체성**과 **행동의 지침** 제공
- 조직구성원이 외부환경에 적응하고 살아남을 수 있는 능력 강화(**경쟁력의 원천**)
- 조직구성원을 **단합·단결**시키는 힘을 강화
- 구성원의 행위를 안내하고 형성시키는 도구로서 역할 수행

조직문화 구성요소	파스케일과 아토스의 **7'S**	공유가치 (Shared value)	• 조직구성원들 **모두가 공동으로 소유**하고 있는 가치관, 신념, 방침, 기본목적 등 • 조직의 장기적 방향과 기본 성향을 결정함
		전략 (Strategy)	• 조직의 **목적달성**을 위해 조직의 **자원**을 장기간에 걸쳐 조직체의 여러 구성요소들에 **배분**하는 계획과 행동패턴 • 조직의 장기적 방향과 기본 성향을 결정하며 구성원들의 행위에 방향을 제시함
		구조 (Structure)	• 조직이 전략을 수행하는데 필요로 하는 틀로, 구성원의 역할과 그들 상호 간의 관계를 **연결시키는 패턴** • 조직구조, 직무설계, 권한관계, 방침, 규정 등
		관리시스템 (System)	• 조직 목적과 전략을 실제로 달성하는데 적용되는 모든 제도 혹은 시스템(조직 운영과 경영에 관련된 모든 제도) • 조직의 의사소통, 의사결정, 관리정도, 목표설정, 조정, 통제 시스템 등
		구성원 (Staff)	• 단순히 인력 구성뿐만 아니라, 그들이 지닌 능력이나 지식 등의 집합체를 말하며 기업 문화 형성 주체이기도 함 • 인력구성과 구성원의 능력, 전문성, 욕구와 동기, 지각과 태도, 행동 패턴 등
		기술 (Skill)	• 조직 운영에 실제로 적용되는 관리기술: 동기부여, 갈등관리, 통제, 조정, 과업수행 상의 구체적 기술과 방법 등 • 그 외 물리적 하드웨어(기계장치, 컴퓨터 등), 소프트웨어
		리더십 스타일 (Style,관리스타일)	• 구성원을 이끌어나가는 전반적인 조직관리 스타일(참여적, 민주적, 지시적 등) • 구성원의 동기부여, 상호작용, 조직분위기, 업무성과에 직접적 영향을 미침
	Deal & Kennedy	환경	• 조직문화에 영향을 가장 많이 주는 외적 요소
		기본가치	• 조직구성원 모두가 공동으로 소유하는 신념과 가치관
		중심인물	• 조직 기본가치 확립을 위해 오랜 기간 중심적 역할을 하는 인물로, 중심인물은 조직문화 형성에 가장 중요한 내적요소
		의례·의식	• 조직의 일상 업무수행에서 모든 구성원들이 규칙적으로 지키는 관습 또는 행동
		문화망	• 조직의 기본 가치와 중심인물이 추구하는 목적을 전달하는 비공식적 매체 • 문화망은 중심인물들의 측근이나 그들을 추종하는 조직구성원들로 형성됨

조직변화

조직변화		• 조직이 환경의 다양한 변화에 능동적으로 적응하고, 효율적인 조직이 되기 위해 현재의 상태에서 **바람직한 상태로 조직문화를 바꾸는 것** [조직변화의 필요성] • 조직은 개방체계로서 환경과 상호작용을 통해 성장·발달하며, 외부환경에 적응하기 위해 지속적인 변화가 유지됨 • 조직은 항상 변화하므로, 조직의 내외적 변화에 적응해야 존립할 수 있음
조직변화 과정 (레빈)	해빙기	• 무관심한 사람들에게 **변화 욕구**를 불러일으켜 개인들이 **변화 욕구를 의식**하는 과정 • **변화 필요성과 문제를 인식**하고 문제해결을 통해 **변화하고자 하는 동기**를 갖게 함 • **현재 상태에 대한 불만을 갖게 하는 것**은 변화에 대한 동기 요인이 될 수 있으므로 어느 정도의 스트레스 유발은 변화에 도움이 됨 • **문제(차이, 변화의 필요성) 인식+변화의 동기부여**
	변화기 (움직임기)	• **새로운 것을 받아들일 준비가 된 상태로 동일시(모델링)과 내면화**가 이루어지는 단계 • 변화의 필요성과 문제를 **확인**하고, 변화를 위해 구체적인 **계획**을 수립하며 대안을 탐색하고 **목표**를 설정하고 선택된 대안을 **실행**하는 변화 수행 단계 • 기존 상태에서 **새로운 상태로 바뀌는 단계**로서 새로운 방법과 태도, 새로운 제도의 도입과정이라 할 수 있음 • 변화주도자의 새로운 조직구성에 합리적 반항자와 수구주의자들의 **저항에 부딪힘** → 제한된 범위에서 변화시도, 합리적 주도자들이 제안의 타당성을 적극적으로 변호함(변화에 대한 저항과 설득의 단계) • **계획 및 목표 수립, 대안 탐색~대안 실천 및 변화 경험**
	재결빙기	• 변화를 개인의 인격과 통합시켜 변화가 조직에 **정착**되고 **지속**되는 단계(**변화가 행동으로 굳어지는 단계**) • **추진력과 저항력 사이에 새로운 균형**을 이룸으로써 **변화가 바람직한 상태로 정착**되는 단계 • **변화 전으로 돌아가려는 속성**이 있으므로 지속적인 **지원**과 **강화 활동** 필요 → 실행 결과의 평가 또는 사후 검토를 철저히 하는 **지속적 통제 필요** • 변화된 부서(개인)에 **적절한 보상**을 주는 것은 **변화된 상태의 안정화**와 시간의 흐름에 따른 **변화 효과의 소멸을 막는** 방법이 됨
조직변화 유형 (Bennis)	강압적 변화	• **권력분배의 불균형**으로 **한쪽의 일방적인 목적설정으로** 일어나는 변화
	경쟁적 변화	• 각 조직부서 간 권력에 대한 동일시와 경쟁에 의해 촉진되는 변화
	주입식 변화	• 권력자와 피권력자가 **함께 목표를 설정**하지만, 피권력자가 권력자의 **신념을 주입받는 불균형 상태**에서 이루어지는 변화
	상호작용적 변화	• 권력자와 피권력자가 상호 대등한 입장에서 목표를 수립하지만 충분한 숙고 후의 변화가 아닌, **무의식 중 다른 사람의 의견을 좇아서** 일어남(관리자와 부하의 상호작용에 의해 일어나는 변화)
	자연적 변화	• **의도적인 것이 아닌** 사고나 환경변화 등 다양한 변화에 의해 이루어지는 변화로 **목표설정과 노력 없이 자생적으로** 일어남(수동적)
	사회화 변화	• 개인이나 집단이 그가 속한 **사회 혹은 집단의 요구**에 의해 일어나는 변화로 이때 **권력자의 생각이 반영되면 주입식 변화가 됨**
	기술관료적 변화	• 자료를 수집하고 해석함으로써 일어나는 변화로, 변화를 유도하기 위하여 자료를 분석하고 그 결과를 보고함
	계획적 변화	• 권력자와 피권력자 간에 **공동목표설정, 대등한 입장, 충분한 심사숙고**에 의해 일어나는 변화 • 조직의 변화를 위해 **의식적이거나 계획적**으로 변화를 기획·이행하는 것으로 **가장 바람직한 조직변화** • 외부환경에 탄력적인 적응을 위해 행동 개입 전 **계획을 수립**하고 **지속적인 피드백**으로 변화를 이루어 나감 **(가치개입적)**

계획적 조직변화	접근 방법 (모형)	구조적 접근	• 조직구성원의 **책임과 권한**을 명백히 하고, 적절한 **분업**을 실시하거나 조직을 **분권화**하여 조직 성과를 높이는 것 • 조직의 신설 및 폐지, 축소 및 확대, 통폐합, 기능·권한·책임범위의 재조정, 통솔범위 재조정, 의사소통 개선, 분권화 추진, 조직 내 절차 명시 및 세분화, 보고체계의 확립 등 조직의 구조적 변화에 관심을 가짐
		기술적 접근	• 기술과 과학 지식을 통해 조직을 변화하려는 시도로써 테일러의 과학적 관리로부터 시작됨 • 과거에는 신기술 도입, 공정 과정의 변화, 작업방법 개선 등 주로 작업 과정과 새로운 장비나 도구의 관점에서 접근함 • 오늘날에는 컴퓨터를 이용한 **관리정보시스템**과 같은 **소프트웨어기술의 개발**을 통한 접근도 활발히 이루어지고 있음 • **업무수행절차와 처리기술의 측면**에서 **합리화**를 추구하는 관리기술적 접근방법
		구성원 접근 (인간적 접근)	• 구성원의 행동변화를 통해 조직을 혁신하려 함 = 조직개발 • 구성원의 행태(가치관, 태도, 의식 등)를 변화시켜 조직 전체의 혁신을 추구
		과업적 접근 (과정적 접근)	• **업무중심적** 변화방법으로, **업무의 종류와 성질** 등이 변화대상임 • **직무충실화 및 직무다양화**, 조직 영역 조정, **재화와 서비스의 다양화 및 변경·폐지** 등의 변화를 통해 조직 전체의 혁신 추구 • 조직의 **의사소통 패턴**이나 **의사결정과정** 등 조직과정에 대한 변화
	전략	경험-합리적 전략	• 사람은 합리적으로 생각하며 자신에게 유리한 방향으로 행동한다는 가정을 바탕에 둠 • 변화로 인해 생기는 개인과 조직의 **이득을 구체적으로 보여줘야** 함
		규범-재교육적 전략	• 사람들은 사회문화적 규범에 따라 행동한다는 가정에 근거하여 태도와 가치관 같은 요인이 고려됨 • **인간관계**를 중요한 수단으로 하여 정보를 제공하여 **교육**에 의해서 **가치관과 태도가 변화**될 수 있다고 가정함
		권력-강제적 전략	• 사람은 권력과 강제성이 많은 **권력자의 지시와 계획**에 따른다는 것을 가정함 • 파업, 노사협상, 행정적 의사결정, 규칙 제정 등이 해당
		동지적 전략	• 모든 구성원을 동등하게 대하고 서로 알도록 하여 **집단의 결속력**을 높임 • **높은 사회적 욕구와 자존심**을 필요로 하는 사람들을 변화시키는데 효과적인 전략
		정책적 전략	• 공식적·비공식적 권력구조를 확인하여 **변화를 위한 정책 결정과 그 실행에 영향력이 있는 사람**을 이용하여 변화를 유도
		경제적 전략	• 물품이나 자원, 자본, 금전적 보수 등과 같은 **경제적 요소**를 활용하여 변화를 시도하는 전략
		학문적 전략	• 일종의 경험-합리적 전략으로, 변화를 유도하기 위해 연구결과나 학문, 이론을 활용하여 변화를 유도함 • 효과적인 간호방법의 도입을 위해 연구결과나 이론을 이용하는 것이 학문적 전략에 해당

조직변화 저항관리 방법	교육과 의사소통	• **구성원들(변화저항자)이 조직변화에 대한 정보가 부족**하거나 **부정확한 정보와 분석 결과**를 가지고 있을 경우 • 변화를 시행함에 있어 **저항자들의 도움이 필요**한 경우나, **변화 대상자가 부족한 경우** 효과적 • 저항자가 일단 설득되면 실행에 협조적이나, 저항자가 많으면 시간이 많이 소요됨
	참여와 개입	• 변화담당자가 변화를 설계하는 데 필요한 모든 정보를 갖고 있지 못하고, **저항자가 상당한 힘**을 가진 경우 적합 • **변화를 위한 의사결정과 실천과정에 저항자들을 참여**시키는 것은 **사기증진과 협조심**을 일으키는 심리적 효과도 얻을 수 있음 • 참여는 단순한 순응이 아닌 **동의를 유도**해 낼 수 있음 • **모든 참여자들은 변화의 실행에 책임**을 지며, 참여자가 부적절한 변화를 설계한다면 헛되이 많은 시간 소모가 됨
	촉진과 지원	• 변화의 의한 **조정문제** 때문에 구성원들이 저항할 때(**새로운 기술습득**이 필요할 때) 적합 • 새로운 기술을 훈련시키고, 구성원에게 시간을 더 주고, 그들의 의견을 청취하며 상담 등 정서적 지원을 제공함 • **조정문제**에 적절하나, **많은 시간과 비용**이 소요되며 실패할 수 있음
	협상과 동의	• **변화에 저항할 상당한 힘**을 가진 몇몇 구성원 또는 집단이 변화를 거부할 때 효과적(저항자가 상당한 힘을 가진 경우 적합) • 협상과 동의는 실질적·잠재적 저항자들에게 **자극**을 주는 방법으로 변화저항자들에게 욕구를 충족시킬 **보상**을 가지고 협상함 • 때로는 주요한 저항을 피할 수 있는 상대적으로 쉬운 방법이나, 일부 구성원이 승낙교섭을 경계한다면 많은 시간과 비용이 소요됨
	조작과 공동작업	• 관리자가 조직변화 과정에 있는 사람들에게 **암묵적으로 영향력을 행사**하는 방법 • 관리자는 변화를 수용하기 위해 **거짓소문**을 유포하며, **사실을 왜곡**하고, **해로운 정보를 억제**하는 것과 같은 **조작**을 통하여 저항을 감소시킴 • **공동작업(호선)**은 조작과 참여의 경합형태로, 변화 결정 시 저항자들에게 **주요 역할을 부여함**으로써 지도자들을 **매수**하는 전술임 • 다른 방법은 사용하기 어렵거나, **다른 방법이 많은 비용이 소요될 때 적합** • 상대적으로 **빠르고 비용이 적게 드는 방법**이나, 구성원들이 조작되고 있다고 느낀다면 나중에 문제를 초래할 수 있음
	명시적·묵시적 강압	• **변화 속도**가 중요하고(빠른 조직변화 필요시) **변화담당자가 상당한 힘**을 가지고 있을 때 적합 • 위협, 해고, 전직, 감봉 등 강압적인 수단 사용

조직혁신

조직혁신	• 조직을 현재보다 바람직한 상태로 전환시키는 조직변동	
조직혁신 저항 극복방안	사회적·규범적 전략	• 교육훈련을 확대 실시하는 전략으로 태도 변화를 위한 가장 바람직한 방법
	공리적·기술적 전략	• 합리적 인사배치 등을 통한 기득권의 점진적 보상과 개혁 속도의 완화, 다양한 관리기법을 도입하는 전략
	강제적·제재적 전략	• 인사조치 단행 등으로 초기에 저항을 극복할 수는 있으나 강제적인 수단으로 장기적으로는 더 큰 저항을 야기할 수 있음
조직혁신 기법	벤치마킹	• 국내외의 우수기업들의 성공한 합리적인 경영방식 등을 수용하여 채택하는 방식 • 역할수행 방식이나 업무수행 과정, 전략적 이슈와 도출 방식 등을 변화시킴으로써 조직구성원들의 행동을 개선시킴
	리스트럭처링	• 시스템이나 조직을 새로운 방향으로 조정하는 것
	리엔지니어링	• 기존 제도에 질 좋은 서비스를 제공할 수 있게 재공정을 하는 것
	다운사이징	• 조직의 비대화에 따른 비효율에 대한 대응으로서, 인력과 기구 및 기능을 감축하는 것
	총체적 품질관리	• 고객중심, 조직원 참여, 품질의 지속적 개선이라는 3가지 원칙을 강조하여 품질을 통한 경쟁우위 확보에 중점을 두는 것

조직유효성

조직 유효성

- **조직의 성과를 평가하는 기준**으로 **조직이 얼마나 잘 되고 있는가**를 표시하는 개념이며 **질보다 양**이 중요함**(성과 중시)**
- 유효성은 **효과성과 효율성**을 모두 아우르는 의미로 해석됨
- 조직이 최종적으로 달성하고자 하는 **객관적인 결과의 달성 정도(성과)**

[조직 유효성 측정변수]

조직 차원	효율성	생산성, 경제성, 수익성
	유연성	적응성, 혁신성
개인 차원	만족성	욕구 만족성, 기대 만족성, 역할 만족성

[조직유효성이 높은 조직의 특성]

- 구성원이 조직 전체 업무에서 자신의 위치와 업무를 확인함
- 조직응집력을 강화시키고 의사소통을 원활하게 하도록 조직됨
- 조직 내 리더십 개발이 용이하게 설계되어 있음
- 구성원의 단결력과 소속감을 강화하는 비공식 집단이 있음
- 조직업적을 최대화하는 의사결정을 촉진시키는 구조로 조직됨
- 조직목적이 분명하고 목적변화가 적으며 관리단계를 최소화함
- 조직구조가 분명하여 구성원이 자신의 부서와 지원 부서를 명확히 구분 가능

[조직유효성 원인]

- 개인유효성 원인: 능력, 기능, 지식, 태도, 동기부여, 스트레스 등
- 집단유효성 원인: 응집력, 리더십, 규범, 조직구조, 직위, 역할 등
- 조직유효성 원인: 환경, 기술, 전략

	인과변수 (요인변수, 투입요소)	매개변수	산출변수 (종속변수, 조직성과)
조직 유효성 결정 요인 (Likert)	조직의 발전과정과 그 결과에 영향을 미치는 **원인 요인**	구성원에게 영향을 미치는 **조직의 내적 상태**를 나타내는 것	조직의 **업적 및 성과**를 나타내는 종속변수
	리더십 전략·기술 및 스타일 관리결정 조직의 목표·정책 및 구조 기술 등	구성원의 목표에의 추종 동기부여 및 사기 리더십의 숙련성 의사소통과 갈등해소 의사결정 등	산출물 비용, 판매, 수입 노사관계 조직몰입, 직무만족 등

조직개발

조직개발		• **조직구성원의 가치관, 태도, 신념 등의 인간적 측면을 변화**시켜 조직의 환경변화에 대한 대응능력과 조직유효성을 증진하는 **조직혁신 기법** • **보다 장기적이고 포괄적인 변화**로써 전체 조직의 기능과 성과를 향상시키고 조직구성원의 만족도를 높이려는 것 • 조직개발 과정: 자료 및 정보의 수집·분석 → 조직진단 → 행동개입(실행) → 결과(feedback) [적응대상 수준에 따른 조직개발 기법] ㉠ 개인수준: 각종 카운슬링, 직무충실화, 교류분석, 긴장이완훈련 ㉡ 집단수준: 팀 구축법, 집단 브레인스토밍, 감수성 훈련 ㉢ 조직수준: 관리격자법, 목표에 의한 관리(MBO), 근로생활의 질 향상 프로그램
조직개발 기법	감수성 훈련 (T-그룹훈련)	• 기존 조직관계나 인간관계에서 완전히 벗어나 **자유로운 분위기를** 조성하고 **상호 토론함**으로써 자신과 타인에 대한 태도의 자각과 감수성을 기르는 훈련방법 • **대인관계 훈련법**으로 10명 내외 **서로 잘 모르는 사람**으로 구성
	팀 구축	• 조직 내 팀을 통해 구성원을 변화시키는 방법 • 조직을 팀 단위로 구성하여 조직구성원의 역할의 명확화, 갈등 해소, 집단 내 개인 간 관계의 향상, 문제해결 기술의 향상 등을 위함
	과정 상담	• 외부상담자의 도움을 받아 집단 간 발생하는 문제를 해결함
	태도조사 환류기법	• 구성원들의 가치관, 태도, 욕구, 조직풍토, 리더십, 집단간 응집력에 관한 설문조사(=자료조사 피드백) • 분석결과를 구성원들에게 피드백함으로써 문제점을 찾고 변화의 방향을 제시함
	관리격자법	• Blake&Mouton의 리더십이론(관리격자이론)에 근거한 조직개발 기법으로, 리더십 개발을 통해 조직 유효성을 높임(=관리 그리드 훈련) • 설문지를 이용하여 관리자들이 어떤 리더십 스타일인지 파악하여, 자신의 리더십 스타일을 변화하도록 유도함

필수 학습 주제 셀프 점검표

주제를 읽고 학습한 내용이 머릿속에 정확히 떠오르는지 셀프 점검해봅시다.

점검 주제		학습 완료	학습 미흡
조직의 개념 및 특성			
조직화 과정			
조직화의 원리(계층제, 통솔범위, 분업-전문화, 명령통일, 조정의 원리)			
직무관리 과정 및 과정별 정의			
직무설계 방법(직무단순화, 직무순환, 직무확대, 직무충실화, 직무특성모형)			
직무분석	개념, 특성, 목적 및 과정		
	방법(질문지법, 관찰법, 면접법, 기타방법 등)		
	직무기술서와 직무명세서 비교		
직무평가	개념 및 목적		
	방법(서열법, 직무분류법, 요소비교법, 점수법)		
권력과 권한의 비교			
권한위임			
조직구조 구성요인(복잡성, 공식화, 집권화)			
조직구조 결정요인			
공식조직과 비공식조직 비교			
조직구조 유형	정태적 조직(라인조직, 라인-스탭조직, 직능조직)		
	동태적 조직(프로젝트조직, 매트릭스조직, 위원회)		
	미래의 창조적 조직(팀조직, 학습조직, 프로세스조직, 네트워크 조직)		
조직문화 개념 및 특성			
조직문화 구성요소-파스케일과 아토스의 7`S			
조직변화	레빈의 조직변화 과정		
	베니스의 조직변화 유형		
	조직변화에 대한 저항관리 방법		
조직유효성 개념 및 리커트의 조직유효성 결정요인			
조직개발 개념 및 조직개발 기법			

IV.

인적자원 관리

01 인적자원관리의 이해

인적자원 관리	
인적자원 관리	• 인적자원관리는 조직의 목표를 효율적으로 달성하기 위해서 조직이 필요로 하는 인적자원을 **고용, 유지, 개발, 활용**하는 체계적인 관리 활동임 • 최근에는 인적자원관리가 **인간중심적**이고 **미래지향적**으로 전개되고 있으며 **조직의 목표와 조직구성원의 욕구를 통합하는 과정**으로 인식됨 • 인적자원관리는 **생산성과 만족감, 능력개발**의 3가지 효과를 동시에 추구하면서 **성과지향적**이고 **인간중심적**인 경영관리 기능임 • 인적자원관리 기능: 직원의 이직률을 낮추고, 직원 개인의 잠재력을 개발하여 직원의 성취동기를 충족시키고, 직원이 업무를 통한 만족과 보람을 얻을 수 있도록 하는 기능을 가짐 • **전략적 인적자원관리**: 최근에 등장한 이론으로 인적자원을 **조직의 경쟁력과 동일시**하고, **핵심역량**을 갖춘 인재들을 인적자원을 넘어 **인적자본**으로 생각하여 조직의 전략목적을 효율적으로 달성하도록 함 [병원 인적자원관리의 중요성] • 병원업무는 노동집약적 • 병원업무는 고급기술인력에 의존함 • 병원업무는 다양한 직종에 의해 수행됨 • 병원 운영비의 50%는 인건비가 차지함 [간호조직에서의 인적자원관리의 중요성] • 전문간호사 등 유능한 능력을 갖춘 간호사를 확보·유지·활용함으로써 병원생산성에 기여하도록 함 • 교육훈련을 통한 개개인의 잠재능력을 개발 및 육성하여 전문직으로서의 생활 향상을 도모함 • 간호인력의 관리를 통해 근무의욕을 고취하고 사기를 북돋아줌으로써 직업에 대한 만족감과 보람을 가지고 일하게 함 [간호조직에서의 인적자원관리 단계] by Gillies ① 제공되어야 할 간호의 형태와 정도의 확인 ② 필요 간호제공을 위해 요구되는 간호인력 기준을 결정 ③ 요구되는 간호인력의 수 예측 ④ 인원의 충원을 위한 모집 ⑤ 직원의 선발 ⑥ 각 간호단위와 교대근무에 따른 간호인력의 배치 ⑦ 환자간호를 위한 업무분담체계(간호전달체계) [인적자원관리 과정] ① 직무관리: 직무설계, 직무분석, 직무평가와 관련된 활동 ② 확보관리: 인력의 예측 및 계획, 모집 및 선발, 인력 배치에 관한 활동 ③ 개발관리: 인력개발, 승진 및 전보, 경력 개발, 직무수행평가 등의 활동 ④ 보상관리: 우수한 인적사원을 유지하는 수단(유지관리의 일부로 볼 수 있음) ⑤ 유지관리: 보상관리, 직원훈육, 결근 및 이직관리, 노사관계 및 협상 관련 활동

인적자원 관리 발전단계		인사관리(PM)	인적자원관리(HRM)	전략적 인적자원관리(SHRM)
	배경	• 안정적 경제성장 • 노동조합 압력 • 노동관계법 정비	• 국내 외 경쟁심화 • 노동시장의 다양화	• 급격한 환경변화 • 세계화 및 무한경쟁
	개념	• 인적자원을 **통제**하고 **감시**하는 데 들어가는 비용의 관점에서 접근함	• 인적자원을 **개발**하고 적극적으로 **활용**하여 조직의 **경쟁력 강화**를 유도할 **자원의 관점**에서 접근함	• 효율적인 사람관리를 통한 **핵심역량의 강화**가 **조직의 경쟁력** 확보 및 **가치 창출**에 가장 중요한 요소로 간주됨 • **인적자본** 개념
	역할	• 개별적 인사기능 강화 및 체계화 • 인사부서의 전문화 • 노사관계의 비중 강화	• 인사부서의 역할강화 및 **독립적 기능**수행 • 인적자원의 개발·활용 강조	• 인적자원 = 경쟁력 • 조직전략과 인사전략의 상호적합성 • 인사부서: 사업의 전략적 파트너

인적자원 관리 과거 vs 현재		과거	현재
	목적·주안점	내부공정성 향상, 승진과 보상의 결정	경영투명성 향상, 전략적 목표 설정
	평가기준	단기 성과 중시	장·단기 성과 균형
		일반적 능력	핵심역량
	부서목표	복잡하고 다양한 목표	전략에 근거한 단순한 목표
	목표설정	하향식의 목표설정	쌍방향 합의적 방식의 목표설정
	평가대상	개인과 집단을 구분	개인과 집단의 통합
	평가주기	연 단위 혹은 분기 단위	수시평가 및 피드백
	평가자	직속상사 또는 이차·삼차 상사	다면평가&직속상사

02 확보관리

확보관리	• 조직의 목표 달성을 위해 필요한 적합한 자질과 능력을 갖춘 사람을 조직 내부로 획득하는 과정 • 확보관리: 직무분석을 통한 **인력의 수요 예측 및 계획**, 유능한 인재확보의 **모집 및 선발, 인력배치**에 관한 활동

인력의 수요 예측 및 계획

간호인력 산정 접근방법 (길리스)	서술적 접근방법	• 간호관리자의 **경험을 근거**로 환자의 유형을 확인하여 간호표준을 설정하고 **주관적**으로 간호요원의 수와 종류를 결정하는 방법 • **간호제공자 입장에서 환자 유형을 확인**하여 간호표준 설정하고 간호 수행을 위해 필요한 간호사 대 환자의 비율을 결정함 예 입원환자 5명에 간호사 2명(1:2.5), 외래환자 30명에 간호사에 1명(1:30) • 간호업무 수행을 위한 간호사 대 환자의 비율을 결정하는 '**간호관리료 차등제**' 또한 서술적 접근방법임 • 장점: 빠르고 용이하게 간호요원의 수를 파악할 수 있음 • 단점: 수시로 변하는 환자의 중증도에 따른 간호인력 요구의 증감을 반영하기 어려움
	산업공학적 접근방법	• 간호업무를 통해 인력을 수를 결정하는 방법으로 모든 간호활동을 분석하고 **각각의 활동**에 **소요된 간호시간**을 측정하여 간호업무의 흐름을 분석하고 각 업무에 필요한 간호인력을 산정하는 방법 • **시간-동작 분석**과 같은 기술을 이용하여 **환자당 간호시간에 환자 수를 곱하여** 총 간호시간을 구하여 필요한 간호사 수 파악가능 • 간호업무일지 및 환자간호기록을 분석하고 간호활동을 직접 관찰하여 **시간-동작 분석**을 통한 **간호업무량**을 측정함 • 단점: **양적인 측면**의 접근방식으로 환자의 유형을 구분하지 않아 간호의 질을 반영하지 못함
	관리공학적 접근방법	• 간호부서를 위한 행동목표를 기술하고 **환자의 유형**에 맞추어 **간호표준**을 기술한 뒤, 그 표준에 따라 정해진 업무수행 **빈도**와 **난이도**를 바탕으로 간호 인력의 수를 결정함 • **환자의 유형에 따른** 간호업무의 유형, 간호의 중요도, 난이도 및 빈도를 반영하므로 **간호의 질**이 반영됨 • **환자를 간호 요구도에 따라 분류**한 후 각 **환자 분류군에 따라** 필요한 시간을 산출하여 총 간호업무량에 따라 간호사를 모집·선발·배치함 • **간호의 질**, 환자의 유형과 수, 병원의 인력이나 병상수용능력, 운영예산 등의 종합적 정보를 분석하여 인력을 결정함 • 간호단위 근무표 작성 시 비번을 감안하여 작성해야 함(간호 단위 근무 간호사 실제 수×1.3)

구분			내용
간호인력 산정 예시	방법 1 (장현숙)	1일 총 간호업무량	1일 총 직접활동간호시간+1일 총 간접활동 간호시간+1일 총 개인시간
		적정 간호사 수	간호단위 근무 간호사 실수 × 1.3 $= \dfrac{\text{간호단위 총 업무량(직접간호시간+간접간호시간)}}{\text{8시간(일 평균 근무시간)}} \times 1.3$ $= \dfrac{\sum_{n=1}^{\text{환자분류군 수}} (n\text{군 환자수} \times n\text{군 직접간호시간}) + (\text{간호단위 총 환자수} \times \text{환자 1인당 간접간호시간})}{\text{8시간(일 평균 근무시간)}} \times 1.3$
	방법 2 (변창자, 장현숙)	1일 평균 간호시간	$\dfrac{\text{직접간호시간+간접간호시간+여유시간}}{\text{전체 환자수}}$
		연간 간호직원 수	$\dfrac{\text{일평균 간호시간} \times \text{평균 환자수} \times \text{365일}}{[\text{365일}-(\text{휴가, 병가, 비번 일수})] \times \text{8시간}} = \dfrac{\text{연간 필요 간호시간}}{\text{간호사 연간 근무시간}}$
간호 업무량 측정	• 직접간호시간+간접간호시간(직접간호수행을 위한 준비시간)+개인시간(비생산적 활동) • 간호단위 업무량에는 **환자의 수효(간호요구도)**, 환자 간호요구량, 환자 체류시간, 간호업무 분담방법 등이 영향을 미침		
	환자간호 요구		• 간호업무량 예측을 위해 간호해야 할 환자의 총수와 진단이나 간호범주에 따른 환자의 수요를 알아야 함 • **환자분류군을 이용**하여 간호업무량 측정 시 각 분류군별 간호시간을 **직접**간호활동, **간접**간호활동, **건강교육**으로 구분하여 측정함
	직접 간호활동		• 간호사가 대상자에게 직접적 간호를 제공하는 것으로 간호표준으로 설정된 각 **진단적 범주**에 따라 제공되는 간호 소요시간을 측정함 • 신체사정, 투약, 활력징후 측정 등의 간호를 직접 수행함
	간접 간호활동		• 환자를 위해서 제공되지만, 환자가 없는 상황에서도 이루어질 수 있으며 환경적·사회적·경제적 안녕과 관련하여 제공하는 간호행위로 기록, 보고, 간호순회, 업무인계, 물품관리, 의사소통, 각종 교육 및 훈련 등
	건강교육		• 환자나 가족들에게 환자간호와 퇴원 후 관리에 대한 정보를 제공하고, 간호방법을 지도하며 동기부여하는 등의 모든 활동을 총칭
환자 분류체계	• **환자의 간호요구도**에 따라 효율적인 간호인력을 투입하여 **질적인 간호**를 제공하기 위해 **간호의 시간과 양, 복잡성**에 따라 분류하는 방법 • 환자의 상태를 간호요구도와 간호제공에 필요한 간호시간에 따라 일정한 수준으로 분류하는 것 • 환자분류체계의 이점: 적정 간호인력 배치, **환자 간호요구도 측정, 차등화된 간호수가 산정** • 간호인력 수요 예측 시 가장 먼저 환자분류부터 시행하는 것이 바람직함 • **원형평가체계**와 **요인평가체계**가 있음 [환자분류체계의 목적] • 환자들의 다양한 간호요구를 합리적으로 결정하여 **간호인력 산정 및 배치, 병원표준화** 실현에 활용함 • 현재는 생산성 감지기능, 간호수가 산정, 간호비용 분석, 예산 수립 및 간호의 질을 평가하는 정보의 원천으로 사용됨 • 환자분류체계를 근거로 **차등화된 간호수가**를 선정할 수 있음		

환자 분류체계	원형 평가체계	• **주관적인 것으로 전형적인 환자의 특성**을 **문장형식**으로 기술하여 기준을 삼아 분류함(환자군별 특징을 광범위하게 기술) • 환자 특성에 따른 **간호행위의 유사성**에 따라 환자를 순위척도로 분류하는 방법으로 **비슷한 특징**을 나타내는 환자를 3~4군의 같은 범주로 나누어 분류함 • **범주별로 전형적인 환자 간호**를 위해 필요한 평균 간호시간을 결정해야 함 • 원형평가체계의 범주별 환자 특성 자체가 광범위하고 **포괄적**이므로 어느 범주에 넣어야할지 애매모호함 → 분류기준이 **주관적**이고 **신뢰성의 한계**가 있음
	요인 평가체계	• **객관적인 것**으로 환자 간호 시 나타나는 **특정한 요소**나 **질병의 위급 정도**를 나타내는 요소들을 이용하여 환자를 분류하는 것 • **직접 간호요구의 대표적 지표**를 설정하여 평가하는 방식으로 **간호의 위급성 요인**을 설명하고 **환자의 간호의존도 요인**들을 찾아내어 각 요인별로 간호의존도 점수를 내고, 그 총점으로 환자를 분류함 • **객관성**과 **정확성**이 높으나, 시간이 많이 소요됨

종합병원의 적정 간호인력 수요 결정에 영향을 미치는 요인	간호인력 수요 산정에 영향을 미치는 요인
• 진단에 따른 처치, 수술의 수와 종류, 병상점유율 • 환자수, 직원의 종류, **의사의 수**, 환자에게 흔히 요구되는 의료의 영역 • 치료와 간호법의 기술, 간호사의 **임상경력** 등 • 병원의 목표와 계획(정책 및 규정), 병상규모, 병원의 제반 시설 및 환경(간호단위 건축구조와 시설) • 전문직 간호사와 보조원의 비율과 그들에게 할당된 업무들	• 적정 간호인력 수요산정에 영향을 미치는 요인: 직무분석, 간호전달체계, 간호부서의 철학과 목적, 환자의 다양성, 환경적 요인, 시설, 침상수, 공급과 장비의 유효성, 다른 부서의 직원, 간호요원 수준, 예산, 근무스케줄 등 • 총 필요 요원을 결정할 때 고려요소: 공휴일, 휴가, 병가, 1일 간호시간, 결근율, 오리엔테이션 기간, 실무 교육 프로그램 횟수 등

모집 및 선발

모집	• 조직의 목적 활동에 적합한 인력을 확보하고자 우수한 후보자들로 하여금 조직에 지원하게 하는 절차 • 목적: 조직이 요구하는 적기에 우수한 인력자원을 선발할 수 있도록 충분한 지원자를 확보하는 것
내부모집	• **조직 안에서** 특정한 직무를 수행할 적임자를 찾아내는 것 • 일반적으로 원내에 설치된 기능목록이나 인력배치표, 병원 내 공개모집, 내부추천 등을 통해 직무에 적합한 인력을 찾음

장점	단점
• **직원의 사기와 응집력 향상** • 신속한 충원과 충원비용 절감 • 훈련과 사회화 시간의 단축 • 직원의 능력개발 강화 • 고과기록 보유와 적합한 직원의 적재적소 배치 가능 • 외부 모집을 하위계층으로 하향시킴 • 이직률 낮춤	• 모집범위의 제한으로 유능한 인재의 영입에 한계 • 동창, 친족관계, 동향관 등으로 파벌 조성 • 다수 인원 채용 시 인력공급 불충분 • 승진되지 않은 구성원의 좌절감 • **인력개발비용의 증가** • 조직내부이동의 연쇄효과로 인한 혼란 야기 • 조직의 경직화, 침체 위험성

<table>
<tr><td rowspan="1">외부모집</td><td colspan="3">• 이직, 퇴직과 같은 자연적인 인력변동과 함께 조직의 성장이나 기술 변화 등으로 인해 내부모집만으로는 불충분한 경우 조직 밖에서 필요한 인력을 모집하는 방법
• 외부의 인력시장을 대상으로 공개모집, 현장모집, 광고, 인턴십제도, 교육기관, 단체, 연고자에 의한 추천 등으로 이루어 짐
<table><tr><th>장점</th><th>단점</th></tr><tr><td>• 모집범위가 넓어 유능한 인재 확보 가능
• 인력개발 비용의 절감
• 새로운 정보·지식이 제공되고 조직에 활력 제공
• 조직 홍보 효과 발생
• 승진·이동의 연쇄효과로 인한 혼란 가능성 차단</td><td>• 권력에 의해 부적격자를 채용할 가능성
• 기관 내부에 파벌이나 불화 조성
• 내부인력의 사기 저하
• 채용에 따르는 비용 소모
• 채용된 직원의 적응기간이 장기화될 우려</td></tr></table></td></tr>
<tr><td rowspan="5">선발</td><td>1단계</td><td>지원서
제출</td><td>• 이력서 및 추천서, 자기소개서 등의 서류접수단계
• 공식적으로 지원자가 어떤 직위를 원하는가를 밝히고 면접단계를 위한 기본정보 제공</td></tr>
<tr><td>2단계</td><td>예비면접</td><td>• 직무 적합성을 평가하는데 이용되며 서류심사를 겸해 지원자에 대한 사실적인 자료(경험, 학력 등), 제출된 지원서의 내용 검토</td></tr>
<tr><td>3단계</td><td>선발시험</td><td>• 맡은 직무를 성공적으로 수행할 수 있는지 여부를 가리는 시험으로 필기시험과 실기시험, 적성검사가 있음
㉠ 필기시험: 직무수행에 필요한 전문지식 및 응용능력을 측정함. 다수가 동시에 실시하여 시험관리 용이하고 비용절감, 객관적 채점
㉡ 실기시험: 지원자가 담당할 직무를 실기를 통해 실제로 수행해보게 함. 시간과 물자 낭비 가능
㉢ 직무적성검사: 개인의 능력, 성격, 흥미에 대한 종합적인 측정. 직무경험이 없는 지원자들을 대상으로 유용하게 사용됨, 훈련과 경험을 통해 습득 발전될 수 있는 소질, 잠재능력을 측정하기 위함</td></tr>
<tr><td>4단계</td><td>배경조사
경력조회</td><td>• 지원서에 대한 신뢰도를 조사하는 것이며 지원자에 대한 참고자료나 경력에 관해 많은 정보를 얻고자 함</td></tr>
<tr><td>5단계</td><td>최종면접</td><td>• 대인관계 원만성의 검증 및 학업성적의 재평가와 개인성향, 사상, 시간의식, 경력, 업무지향 정도 등을 평가
㉠ 정형적 면접: 직무명세서를 기초로 미리 질문의 내용 목록을 준비해 두고 면접자가 차례로 질문함. 구조적 또는 지시적 면접
㉡ 비지시적 면접: 지원자에게 최대한 의사표시의 자유를 주어서 지원자에 대한 정보를 얻음
㉢ 스트레스 면접(압박 면접): 면접자가 공격적으로 피면접자를 무시하여 피면접자가 스트레스를 받은 상태에서 보이는 감정의 안정과 조절에 대한 인내도 등을 관찰함
㉣ 패널면접: 다수의 면접자가 한 명의 피면접자를 평가함
㉤ 집단면접: 다수의 피면접자에게 특정 질문에 자유롭게 토론할 기회를 주고 토론과정을 지켜보며 개별적으로 적격 여부를 심사함</td></tr>
</table>

인력 배치

<table>
<tr><td>배치</td><td colspan="2">

• 배치: 선발된 지원자를 조직 내 각 부서에 배속시켜 직무를 할당하는 것이며 이때 중요한 것은 적정배치임

[인적자원의 적정 배치 및 이동 원칙]

㉠ 적재적소주의: 개인의 소유한 능력과 성격 등을 고려하여 최적의 직위에 구성원을 배치하여 최상의 능력을 발휘하게 하는 것

㉡ 실력주의: 능력을 발휘할 수 있는 영역을 제공하여 그 일에 대해서 올바르게 평가하고, 만족할 대우(보상)를 제공하는 원칙 (능력주의O, 성과주의×)

㉢ 인재육성주의: 사람을 성장시키기 위해 사용하는 방법으로 상사에 의한 육성뿐만 아닌 본인의 의사와 욕망을 중심으로 한 자기육성의 의욕을 개발

㉣ 균형주의: 단순히 본인만의 적재적소뿐만 아닌, 상하좌우 모든 사람에 대한 평등한 적재적소 및 직장 전체의 적재적소를 고려(전체와 개인의 조화)

</td></tr>
<tr><td rowspan="3">근무표 작성</td><td>근무표 작성 시 고려사항</td><td>

• 근무계획은 간호자원의 유용성과 환자의 간호요구가 균형을 이뤄야 함
• 직원의 요구와 기관의 요구를 최대한 고려함
• 근무계획은 간호서비스의 철학을 최대한 반영함
• 각 간호단위에 고정적으로 배치되는 간호직원의 수는 침상점유율 목표에 대비해서 계산해야 함
• 환자수요와 환자 상태의 변화를 고려해야 함
• 간호전달체계와 환자의 평균 재원일수를 고려함
• 개별성: 직원의 신체적 능력, 업무능력 등 인적 특성을 충분히 고려해야 함
• 융통성: 비상사태에 대비하여 어느 정도 변경이 가능하도록 유연성과 여유를 둬 상호조정이 가능하도록 함
• 공정성: 간호관리자의 사적 관계를 고려해서는 안 되며 공정하고 균형 있는 규칙이 적용되어야 함
• 직원의 유급휴가, 공휴일, 평균결근율을 고려하여 정규직원의 1.4배~1.6배가량의 인력예산을 세워야 함
• 책임성: 작성된 근무표는 상급관리자의 승인을 받아 시행됨으로써 근무표로 인해 일어날 수 있는 모든 결과에 책임을 지도록 함
• 근무표 작성의 책임은 중간 간호관리자나 일선 간호관리자에게 있음

</td></tr>
<tr><td>집권적 근무 일정표</td><td>

• 직원에 대한 인력관리 조절을 중앙집권화한 것으로 중앙간호부서에 있는 인력관리자가 근무일정표를 작성하여 각 간호단위에 배치되는 간호직원의 평형을 이루게 함

<table>
<tr><th>장점</th><th>단점</th></tr>
<tr><td>• 직원들에게 정책을 일관성있고 객관적이며 공평하게 적용함
• 자원을 공평하게 활용함으로써 비용과 시간이 절감됨
• 일선관리자의 근무표 작성업무를 덜어주어 다른 활동이 가능함</td><td>• 특정 근무시간에 대한 개개인의 요청이나 변경이 제한받음
• 인력관리에 대한 책임이 간호부서로 집중됨</td></tr>
</table>

</td></tr>
<tr><td>분권적 근무 일정표</td><td>

• 간호단위에 배치된 간호직원에 대해 담당 일선관리자의 지식과 주관성에 따라 근무일정표가 작성되는 것

<table>
<tr><th>장점</th><th>단점</th></tr>
<tr><td>• 직원들은 인격적인 관심을 받는다고 느낌
• 작은 단위에서 이루어지므로 쉽고 덜 복잡함
• 일선관리자는 근무계획의 역할과 책임을 배우게 되며 만성적인 인사문제 해결을 위해 함께 노력할 수 있음
• 간호단위 특성에 맞는 융통성과 자율성을 확보함</td><td>• 일선관리자의 주관성이 개입되어 직원 간 갈등의 소지가 있음
• 근무계획을 상벌체계로 악용 가능
• 근무표 작성에 시간 소모가 많이 되어 간호관리자가 다른 일을 하기 어려움
• 자원을 비효율적으로 사용할 경우 비용 절감이 어려움</td></tr>
</table>

</td></tr>
</table>

<table>
<tr>
<td rowspan="2">근무표 작성</td>
<td>주기적
(순환)
근무
일정표</td>
<td>• 일정 기간(2주 또는 4주)를 주기로 짜인 근무일정에 따라 되풀이되는 일정표
<table>
<tr><th>장점</th><th>단점</th></tr>
<tr>
<td>• 업무처리를 위한 기관의 요구와 휴식을 위한 개인의 요구가 조화를 이룸
• 모든 종류의 근무번이 공정하게 돌아감
• 자신의 근무번을 미리 알 수 있어 합리적인 사전 계획 수립이 가능하여 결근율이 감소함
• 직원의 협동심이 증가되고 환자 간호의 지속성을 유지함
• 일정표 작성에 들어가는 시간과 노력을 줄일 수 있음</td>
<td>• 근무표가 작성되면 개인적인 사정이 통하지 않아 융통성이 없음
• 자율성에 규제를 받는다는 인상을 줌
• 변화가 많은 근무일정표는 직원에게 스트레스, 수면, 불안정, 피로 등 문제와 업무만족도 저하, 이직률 증가 등을 가져옴</td>
</tr>
</table>
</td>
</tr>
<tr>
<td>기타
방법</td>
<td>• 자기근무 일정표: 간호사들이 협력하여 직접 일정표를 조정하는 방법으로 직원의 만족도가 높아짐
• 순환번표: 낮번과 초번, 낮번과 밤번 또는 3가지의 전체의 번표가 교대로 바뀌는 것으로 근무번이 너무 자주 바뀌어 스트레스를 받게 됨
• 고정 근무번: 개인의 생활에 가장 알맞은 근무번을 선택하여 근무함으로써 자신이 원하는 사회적 활동에 참여할 수 있음
• 가변적 직원배치: 어떤 부서에 배정된 인원을 최소한으로 통제하면서 업무량 증감에 따라 직원수를 변화·조정하는 것으로 업무량이 증가하면 근무원을 증가시키고 업무량이 감소하는 기간에는 근무요원을 감소시켜 적절히 직원수를 조정하는 것으로 인건비 절감에 유용</td>
</tr>
</table>

03 간호전달체계

간호전달 체계

- 간호를 조직하여 전달하는 방법으로 **간호모델** 또는 **간호업무분담체계**라고 함
- 효율적인 자원의 활용, 타부서와의 조화, 병원의 철학과 목적, 경제적·환경적 측면 등을 모두 고려하여 간호전달체계 방법을 선택해야 함
- 간호전달체계 종류: 사례방법, 기능적 분담방법, 팀 간호법, 일차간호방법, 모듈방법, 매니지드케어 등

사례방법 (Case method)

- '**환자방법**'이라고도 하며 가장 오래된 **전인적**인 간호방법으로 **한 명의 간호사**가 **한 명의 대상자**를 돌보는 것임
- 처음에는 24시간 독간호제도를 의미했으며 간호사가 **근무시간(8시간) 동안** 분담 받은 **자신의 환자에 대하여 간호를 총괄적으로 담당**하는 방법임
- 환자들을 사례(case)로 배정하였기 때문에 붙여졌으며 중환자, 격리환자, 간호학생 교육에 활용됨

장점	단점
• 간호사는 전적으로 환자의 요구에 집중할 수 있고 환자-간호사의 관계가 잘 유지되어 **환자 만족도**가 높음 • 간호사는 수준높은 **자율성과 책임감**으로 환자에게 근무시간 동안 **일관성 있는 간호**를 제공함 • 다른 간호전달체계에 비하여 업무분담 계획이 간단함 • 간호의 **책임소재**가 분명함	• 수준높은 간호인력이 요구되므로 비용이 많이 소요(간호사 인건비↑) • 간호사가 다른 간호사들과 관계를 지속적으로 맺기 어려움 • 간호사에 따라 환자 간호에 간호접근방법이 다를 수 있음 • 간호사의 능력 차이에 따라 간호의 질 확보가 어려울 수 있음 • 간호사가 적절하게 훈련되어 있지 않으면 간호의 질이 악화될 우려 • 간호 인력 부족 시 부적절하며 비전문인의 대체 활용이 불가함

기능적 분담방법 (Functional method)

- 간호업무를 **기능별**로 나누어서 각 간호인력이 전체 간호업무 중 한두가지씩 기능을 분담함
- **분업과 효율성**에 기초한 **과학적 관리론**을 간호전달체계에 적용한 대표적인 간호방법

장점	단점
• 입원환자 수에 비해 **간호인력이 적은 경우** 업무를 **단시간**에 수행가능 • 가장 **경제적**인 간호제공 수단이고 **효율성**이 높음(비용절감) • 맡은 업무만 반복하므로 숙달되면 손쉽고 신속한 업무수행 • **최소의 정규간호사**들로도 간호가 이루어 질 수 있음 • 응급 상황에 적절함 • 인력 조정에 요구되는 시간 최소화	• 환자의 요구에 대한 **우선순위를 간과**할 수 있음 • **반복적이고 단순한 역할**로 업무의 동기부여와 도전의식이 낮아 간호사의 **업무 만족도 저하** • 기계적인 간호활동으로 환자 간호가 비인간화, 단편화됨 • 전체적인 조정을 위한 **조정자가 추가적**으로 필요할 수 있음 • **책임 소재가 불분명**하며 간호의 일관성이 부족함 • 환자는 **불안정감**을 느낄 수 있으며, **환자만족도가 저하**됨

<table>
<tr><td rowspan="2">팀 간호법
(Team nursing)</td><td>

• 다양한 간호인력이 팀을 이루면서 **몇 명의 환자를 공동으로** 간호하는 방법으로, 팀리더, 팀원간호사, 보조인력이 한 팀을 이룸
• **사례방법과 기능적 방법**의 장점과 부족한 부분을 보완하여 개별간호를 적용하려는데 목적이 있음
• 팀 구성원들은 팀 리더에게 보고하고 팀 리더는 수간호사에게 보고하는 형식을 취하며, **분권화 형태**로서 수간호사의 병동관리를 자유롭게 함
• 팀간호에서 수간호사의 역할: 팀리더 선정, 팀의 책임한계 설정, 간호단위의 전반적인 관리와 직원 교육에 대한 책임

[팀 리더의 역할]
• 환자의 상태와 요구를 파악하여 개별적 **간호계획을 수립**할 책임을 짐
• 팀 구성원을 지도하고 환자 간호를 **계획·수행·조정·감독·평가**함
• 팀 구성원 능력에 따른 업무 분담 및 단위 관리자에게 보고
• 중환자에게 **직접간호 제공, 교육 시행**
• 팀 구성원 간 협동적 환경 조성 노력
• **구성원 간 의사소통을 위한 정기적 간호 집담회 주도**
• 역할수행을 위해 리더십, 의사소통기술, 조직능력, 동기부여, 임상실무능력 등이 필요함
</td></tr>
<tr><td>
<table>
<tr><th>장점</th><th>단점</th></tr>
<tr><td>
• 팀원 각자가 분담된 업무수행에 **자율성**을 갖고 간호활동을 할 수 있으며 팀 기능이 최상일 때 포괄적이고 총체적인 간호를 제공할 수 있음 → 간호사의 업무만족도 증가
• **팀 리더의 조정활동**으로 팀원들 간 활발한 의사소통이 이루어지며 환자의 만족도를 높일 수 있음
• 팀 집담회를 통해 팀 구성원 모두가 환자의 안녕과 간호에 대한 관심을 공유하고 간호계획 수립에 참여할 기회를 얻으므로 참여의식과 소속감이 높아지고 협동과 의사소통이 증진되어 사기가 높아짐
• 저임금의 보조인력을 효율적으로 이용할 수 있으며 전문직과 비전문직 인력 간의 장벽을 최소화함
</td><td>
• 팀 리더의 간호 능력뿐만 아닌 인력관리 능력도 필요
• 전문직 간호사의 간호제공보다 비전문직 요원의 간호제공량이 더 많아서 환자간호의 질이 낮아질 수 있음
• 업무량이 많을 때는 팀원 간 의사소통이 부족하여 분담된 업무만을 기능적으로 수행하게 됨(기능적 분담법과 유사해짐)
• 개인이 아닌 팀 단위이므로 책임과 실수의 소재가 불분명함
• 팀 리더가 팀원들의 활동을 조정·감독하는 데 시간을 많이 소비함
• 팀원이 자주 바뀌면 업무지시에 한계가 오며, 팀 구성원 간 업무조정을 위한 시간이 많이 소요됨
</td></tr>
</table>
</td></tr>
</table>

<table>
<tr>
<td>일차간호 방법
(Primary nursing)</td>
<td>

- 한 명의 간호사가 담당하는 **환자 4~5명**의 병원 **입원에서 퇴원까지 24시간 전체**의 간호를 계획, 실행, 평가하여 **책임**지는 방법
- 담당 환자가 퇴원 후 재입원한 경우에도 그 환자의 간호를 **지속적으로 책임**지는 것으로 **전인간호**가 이루어질 수 있음
- **일차간호사가 주체적·주도적 역할**을 하고 **수간호사는 조정자의 역할(감독자보다는 조언 역할)**을 수행함
- 일차간호사는 담당 환자에 대해 **전반적인 책임**이 있으므로 자신이 비번일 때 이차간호사가 간호를 수행하도록 계획, 조정해야 함
- **가정간호, 호스피스간호**에 적합함

<table>
<tr><th>장점</th><th>단점</th></tr>
<tr>
<td>

- 환자는 입원부터 퇴원까지 담당 간호사와 친밀한 관계를 지속적으로 유지하므로 **환자와 간호사의 만족도**가 높음
- 일차간호사는 간호 결과를 **총체적인 시야**로 볼 수 있으며 **자율성**과 **책임감(권위감)** 증가
- 숙련된 기술을 가진 간호사는 도전의식과 동기부여가 증진됨
- 보조인력을 감독하고 업무를 조정하는 데 소비하는 시간을 줄일 수 있어 직접적인 간호활동에 더욱 많은 시간을 할애함
- 타 건강전문인과의 의사소통체계를 확립

</td>
<td>

- 한 명의 간호사가 소수 환자만 간호하므로 간호인력 소비가 많고 비용이 많이 듦 → 대책: 모듈간호법
- 유능한 일차간호사의 경우 그 능력이 담당 환자에게만 국한되므로 다른 환자들이 혜택을 받을 수 없음
- 무능한 간호사를 만나면 간호의 질을 보장받지 못함
- 인력 부족 시 간호사를 모집하고 유지하는데 어려움이 따를 수 있음
- 일차간호사에 비하여 이차간호사의 업무만족도가 낮을 수 있음

</td>
</tr>
</table>

</td>
</tr>
<tr>
<td>모듈간호법
(Modular nursing)</td>
<td>

- **일차간호방법을 실행할 간호사가 부족할 경우** 시행되며 **질적** 환자간호와 **전문적** 간호를 증진하여 효율적인 전달체계를 제공하기 위한 방법
- **전문직 간호사와 비전문적 보조요원이 함께 일한다**는 점이 팀간호와 유사하며 환자의 **입원에서 퇴원, 추후 관리, 재입원 시 환자를 담당한 모듈의 간호사가 간호를 지속적으로 맡는 점**이 일차간호방법과 유사함 → **팀간호법+일차간호법**
- 하나의 모듈은 총 2~3명으로, 주축인 **1명의 전문직 간호사**와 **1~2명의 간호보조인력**으로 구성됨
- 팀간호법에서는 팀 리더가 환자를 사정하고 계획부터 평가의 책임을 지는 것과 달리, 모듈에서는 2~3명의 간호인력이 함께 **책임을 공유함**

<table>
<tr><th>장점</th><th>단점</th></tr>
<tr>
<td>

- 한 모듈에 동일한 간호사가 배치되면 간호의 **일관성**이 유지되어 **환자만족도**와 모듈 구성원의 **자율성과 업무만족도**가 증가함
- 일차간호방법을 실행할 간호사가 부족하거나 재정난과 인원 변동이 잦아 어려움을 겪는 병원에서 질적·전문적 간호를 증진할 수 있음

</td>
<td>

- 간호단위가 커서 환자를 돌보기 위해 모듈을 여러 개로 구분할 경우 모듈별 구매에 따른 예산이 증가될 수 있음
- 모듈 내 의사소통이 원활하지 않으면 환자와 간호사의 만족도가 저하됨

</td>
</tr>
</table>

</td>
</tr>
</table>

사례관리법 (Case management)

- 간호사와 의사를 포함하는 **다학제 건강관리팀**이 환자의 **입원 시부터 퇴원 시까지** 수행해야 할 업무와 이를 통해 **기대되는 환자의 결과를 담은 표준진료지침**에 의거하여 환자가 정해진 최적 기간 내 기대하는 결과에 도달할 수 있도록 건강서비스를 제공하는 방법
- 목적: **효율적인 자원 활용, 치료지연 최소화, 의료의 질 최대화**
- **대상 질환 선정 기준: 고비용, 다빈도, 고위험, 진료결과가 예측 가능한 질환**, 일정한 진료비와 재원일수가 단축되는 **포괄수가 대상 질환**, 진료과정 상 변이가 적은 것, 의료의 모든 프로세스에 대해 미리 환자에게 설명을 명확하게 해야 하는 질환 등
- **양질의 의료서비스**를 제공하고 장소의 이동에 따른 간호의 분절화를 감소시키며 **환자의 삶의 질**을 높이고 건강관리에 필요한 **자원활용의 효율화와 비용억제**에 목표를 둠
- 보통 한 명의 사례 전문간호사(사례관리자)는 급성기 간호관리가 필요한 10여 명의 환자와 지역사회에서 추후관리를 받는 30명의 환자, 결과 평가를 위해 한 달에 한 번 전화로 상태를 점검하는 40~50여 명의 대상자를 동시에 관리할 수 있음
- 간호사 한 명이 한 환자에 대해 관련된 간호활동을 모두 조정하는 책임을 지는 것이 일차간호방법과 유사함

[사례관리자로서의 간호사의 역할]

- 사례관리 대상자에게 간호과정을 적용하여 간호 수행(간호 제공자를 사례관리자와 동일하게 봄)
- 환자의 요구를 즉시 해결하기 위해 다양한 서비스 제공
- 타 보건 의료팀과 협력하고 조정하며 중개함(다학제적 접근)

[표준진료지침서(CP; Critical Pathway)]

- 효과적인 사례관리를 위한 환자관리도구의 하나로써 다학제팀이 특정 환자집단을 위해 개발한 실무지침서
- 특정 진단명에 대한 의료서비스의 제공순서와 시점 등을 미리 정해둔 표준화된 주요 진료과정으로서, 의료팀이 **어떤 의료행위를 어떤 시기에 제공할지를 도식화한 것**

장점	단점
• **재원기간을 단축**하고, 병상회전율을 높이며 **비용 절감** 가능 • **의료팀 간 의사소통**이 촉진되고 치료계획의 공유와 협조적인 분위기가 조성되어 직원들 간 직무만족도가 높아짐 • **의료서비스의 지속성**을 확보하고 **간호의 질**을 보장하며, 대상자와 가족의 **자가간호능력이 향상됨** • 건강관리 서비스에 대한 질적 관리의 효율성 측면에서 중재에 대한 환자의 **결과를 예상**할 수 있어 즉각적인 문제해결이 가능함 • 간호실무의 초점이 단순 업무에서 사례에 대한 책임으로 바뀌므로 간호사의 **책임감과 자율성**이 증가함 • 사례관리의 **다학제적 접근**을 통하여 **전인간호**를 제공할 수 있으며, 전문간호사 제도의 활성화를 기대할 수 있음. 특히, 사례관리자가 환자를 지역사회로 의뢰 시 **가정간호제도가 활성화**될 수 있음 • 환자 간호에 대한 **표준 설정의 기틀**을 마련하여 **직접간호 시간의 증가**를 통해 **환자중심의 간호**를 적극실현 • 표준진료지침은 신규 간호사나 학생들의 교육 자료로 활용 가능	• 표준진료지침의 적용에 따라 진료과정이 이루어지기 때문에 **진료의 자율권이 침해**될 수 있음 • 표준진료지침의 기준에 의해 환자가 정해진 기간 동안만 진료받을 수 있으므로 **의료과실의 발생 위험과 의료서비스의 질 저하**를 초래 가능

매니지드케어 (Managed care)	• 보건 의료전달과 재정의 체계적인 통합과 조정 • **비용이 제한된 환경**에서 **간호의 질을 통제**하기 위해 고안된 건강관리체계의 **포괄적 접근방법** • **표준진료지침을 사용**하여 불필요한 의료서비스는 제외하고 서비스의 질은 감소되지 않도록 하여 궁극적으로 **의료비 감소가 목적**임 • 매달 일정비용으로 등록한 사람을 위하여 보건계획 하에 특정의료서비스를 제공하도록 계약함 [사례관리와 매니지드 케어 비교]

	사례관리	매니지드 케어
공통점	표준진료지침 사용	
차이점	환자요구 중심(대상자 중심)	비용절감 목적, 체계중심적

04 개발관리

조직사회화

조직 사회화

- 한 인간이 조직에서의 역할을 수행하고 조직구성원으로서 참여하는데 필수적인 가치관, 능력, 기대 행동, 사회적 지식을 이해하고 습득하여 **조직이 요구하는 사람으로 변화**하는 과정
- 조직사회화는 한 인간의 경력 전반에 걸쳐 일어나는 계속적 과정으로, 역할 변화 시마다 발생함

[Benner의 간호사의 조직사회화 과정(과정숙련성 모델)]

단계	간호사의 행동	
초심자(novice)	• 간호학생의 단계	• 경험과 기술이 부족하여 규칙과 다른 사람의 지휘에 의존함
신참자 (advanced beginner)	• 신졸업생(신규간호사) • 우선순위 설정에는 어려움이 있음	• 임상상황에 일정한 질서가 존재한다는 것을 인식하게 됨 • 최소한의 전문적 기술을 가지고 있음. 이론과 원리를 사용함
적임자 (competent, 숙달자)	• 2~3년의 실무 경험이 있는 간호사 • 숙련되고 조직적으로 업무를 수행함	• 장기적 계획을 세우고 목적을 설정하며 추상적, 분석적으로 사고함 • 여러 가지 업무를 동시에 조정할 수 있음 • 상황대처능력, 통제감, 효율성, 조직적 느낌을 가짐
숙련가 (proficient)	• 3~5년의 실무경험이 있는 간호사 • 환자를 총체적 시각으로 파악함	• 미묘한 변화를 인식할 수 있음 • 우선순위를 쉽게 설정함 • 장기 목적에 집중함
전문가(expert)	• 전문성이 자연스럽게 발휘됨	• 사고와 분석 과정 없이 직관적으로 상황 파악 가능

조직 사회화 전략

역할모델	• 간호사가 간호와 관련된 활동이나 지식, 태도 및 기능 등을 학습하는 과정에서 **모방 또는 동일시의 대상**으로 의식하는 사람 • 경력간호사는 신입간호사에게 조직 내 업무 수행을 위한 역할전수자로서, 적절한 행동 방식, 가치관 등을 전해주고 신입간호사로 하여금 바람직한 역할모델이나 준거의 틀로 설정하여 닮아가도록 해주어 조직 내 역할 수행에 효율성을 높여줌
프리셉터	• 신입간호사의 **새로운 역할 습득과 성공적인 사회화**를 위하여 **제한 시간 동안** 신입간호사의 성장과 발달을 도모하고 역할모델이 되며 **신입간호사를 교육하고 상담하는 경력간호사(1:1 교육)** • 프리셉터에게는 **자기 계발의 기회**로 **업무역량 강화와 직무만족**에 긍정적 영향을 미치며, 간호단위차원에서는 **표준화된 역할모델**을 확보할 수 있는 기회가 됨
멘토	• 경험이 많은 연장자가 조직의 후임들에게 **역할모델**이 되고 **경력개발 지원, 심리적 지원** 등을 제공함(비공식적 관계) • 경험과 자격을 갖춘 멘토가 멘티의 경력개발을 돕는 제도로 멘토는 자신의 경험과 지식을 바탕으로 멘티의 경력개발계획을 수립하고 주기적인 지도와 조언 및 공동작업을 통해 목표를 달성하도록 함 • 멘토는 멘티와 **장기간에 걸쳐 관계를 맺는다**는 점에서 비교적 짧은 기간 동안만 관계를 맺는 프리셉터십과 차이점을 가짐

인력개발(교육훈련)

<table>
<tr><td rowspan="3">인력개발</td><td colspan="3">• 인적자원인 구성원이 자신의 능력을 최대한 향상시킬 수 있도록 일의 기회와 교육훈련의 기회를 부여하는 과정
• 직원의 직업적·인격적인 지식, 기술 및 태도를 향상시키기 위해 제공하는 모든 훈련과 교육을 말하며 교육훈련으로 표현하기도 함
• 인력개발의 목적: 직원들의 능력을 개발하여 조직의 목적을 달성하고 조직의 경쟁력을 강화하기 위함</td></tr>
<tr><td colspan="2">[인력개발의 효과]</td><td>[인력개발의 분류]</td></tr>
<tr><td colspan="2">• 직무수행능력 향상을 통한 예산 절감 및 생산성 향상
• 가치관, 근무태도, 습관, 행위 및 의식변화를 통한 인간관계 개선
• 사기 증진과 이직률 감소, 생산성 향상
• 직원 간 실력의 격차 해소, 양질의 간호 제공
• 감독이나 통제의 필요성 감소</td><td>• 대상자에 의한 분류
㉠ 예비교육
(유도훈련, 직무 오리엔테이션)
㉡ 실무교육
㉢ 보수교육(계속교육)
㉣ 관리자 훈련
• 장소에 따른 분류
㉠ 직장 내 교육훈련(OJT)
㉡ 직장 외 교육훈련(Off-JT)</td></tr>
<tr><td rowspan="3">예비교육</td><td colspan="3">• 신규 채용자에게 기초적인 정보를 제공하고 조직에 맞도록 사회화하는 과정
• 직무에 신속하게 적응하고 조직 내에서 소속감을 느끼도록 하며 업무 수행을 위한 준비교육의 일환임</td></tr>
<tr><td>유도훈련</td><td colspan="2">• 예비교육의 첫 번째 과정으로 신규간호사가 조직에 잘 적응하고 새로운 환경으로 편안하게 유도되도록 정보를 제공함
• 조직의 역사, 철학, 목적, 규칙, 정책, 절차 및 고용조건, 직원 혜택 등을 소개하는 것으로 일반적으로 표준화된 사항을 알려줌</td></tr>
<tr><td>직무 OT</td><td colspan="2">• 직무 오리엔테이션으로, 유도훈련이 끝난 후 신규 직원이 담당할 특정 업무에 대한 교육 및 훈련
• 신규간호사가 간호체제 내로 신속하게 동화시키고 분담된 역할에 대한 올바른 수행방법을 가르치기 위한 것</td></tr>
<tr><td>실무교육</td><td colspan="3">• 직원의 직무수행을 강화하기 위해 의료기관에서 제공하는 모든 현장 교육으로서 직원의 현행 직무에 대한 지식과 기술을 유지하기 위함
• 직원의 자질을 높이고 부족한 점을 교정하기 위해 실시함</td></tr>
<tr><td>보수교육
(계속
교육)</td><td colspan="3">• 전문직 자격을 취득한 후에 임상 실무를 강화하기 위한 목적으로 지식·기술 및 태도를 향상시키기 위해 제공되는 계획된 학습활동
• 현재의 직무수행에서의 효율성을 높이는 것보다는 직원의 전반적인 성장과 개발에 초점을 두고 기관에서 또는 외부에서도 제공될 수 있음
• 최신의 실무, 지식, 기술을 습득하여 간호업무 수행 향상과 전문간호사의 역할을 확대함으로써 간호사 개인 및 전문직의 성장을 도모하는 것에 그 목적을 둠
• 의료기관에 종사하는 의료인은 매년 보수교육을 1회 이상 실시하며, 교육시간은 연간 8시간 이상이 되어야 함
• 보건복지부장관은 보수교육을 이수하지 아니한 의료인에 대하여 3년마다 해야 하는 취업상황 등의 실태신고를 반려할 수 있음
• 보수교육을 실시하는 중앙회 등은 보수교육 대상자명단(교육이수여부 명시)과 면제자명단에 관한 서류를 3년간 보존해야 함
[보수교육 포함 사항]
• 직업윤리에 관한 사항
• 선진 의료기술 등의 동향 및 추세 등에 관한 사항
• 업무 전문성 향상 및 업무 개선에 관한 사항
• 의료관계법령의 준수에 관한 사항
• 그 밖에 보건복지부장관이 의료인의 자질 향상을 위해 필요하다고 인정하는 사항</td></tr>
<tr><td>관리자
훈련</td><td colspan="3">• 현 직위에서의 업무효과 증진과 앞으로 더 큰 책임을 맡을 수 있도록 준비하는 과정
• 팀 리더, 일선관호관리자 또는 최고관리자로서의 경영기술 습득 및 향상
• 교육내용: 행정체계, 경제원리, 리더십, 의사결정, 의사소통, 업무수행 평가방법 등</td></tr>
</table>

<table>
<tr>
<td>직장내
훈련
(OJT)</td>
<td>
• 훈련방법 중 가장 보편적으로 사용되는 방법으로 직속 상관이 부하직원에게 직접적으로 개별지도를 하고 교육훈련을 시키는 방법
• 일을 하는 과정에서 직무에 관한 구체적인 지식과 기술을 습득하게 하는 방식으로 프리셉터를 이용한 교육훈련이 대표적임
<table>
<tr><th>장점</th><th>단점</th></tr>
<tr>
<td>• 교육훈련이 현실적이고 실제적이며 비용이 적게 듦
• 훈련과 생산이 직결되어 경제적임(훈련+일 동시에)
• 직원의 개인적 능력에 따른 적절한 지도 가능
• 교육 방법의 개선이 용이함
• 상급자와 동료 간의 협동심이 강화됨</td>
<td>• 한꺼번에 많은 직원을 교육하기 곤란함
• 작업과 훈련이 모두 철저하지 못하면 업무수행에 지장을 초래
• 통일된 훈련이 어려우며 고도의 전문적 지식과 기술습득이 어려움
• 지도자의 능력에 따라 성과가 좌우됨
• 원재료의 낭비 초래함</td>
</tr>
</table>
</td>
</tr>
<tr>
<td>직장외
훈련
(Off-JT)</td>
<td>
• 직원을 직무현장으로부터 분리시켜 일정 기간 교육에만 전념하는 것으로 교육훈련을 담당하는 전문스태프의 책임 아래 이루어짐
• 직장 내 교육훈련 외의 모든 교육훈련을 말하며 연수원 등의 교육이나 전문기관에의 위탁, 강연, 신규 오리엔테이션 등이 해당
<table>
<tr><th>장점</th><th>단점</th></tr>
<tr>
<td>• 다수의 직원에게 통일적이며 조직적인 교육이 가능함
• 전문가에게 집중적으로 교육과 훈련을 받을 수 있음
• 직무 부담에서 벗어서 훈련에만 전념 가능
• 다른 부서 직원들과 지식과 경험을 교환할 기회</td>
<td>• 작업시간의 감소와 훈련시설의 설치로 경제적 부담이 큼
• 훈련결과를 현장에서 활용하기가 어려움</td>
</tr>
</table>
</td>
</tr>
</table>

교육방법

- 강의식 교육방법: 강의·강연
- 참여식(토론식) 교육방법: 토론(포럼, 패널토의, 심포지움), 사례연구, 역할연기, 역할모델법
- 체험식 교육방법: 감수성훈련, 시찰·견학, 비즈니스 게임법, 인바스켓 기법, 인턴십, 프리셉터십, 멘토
- 의사결정 기술을 위한 모의훈련법: 인바스켓 기법, 사례연구, 비즈니스 게임법
- 인간관계 기술을 위한 교육방법: 역할연기법, 역할모델법, 감수성 훈련

강의		• 가장 오래전부터 사용되어왔으며 가장 많이 사용되는 방법으로 새로운 지식을 습득할 때 효과적 • 체계적이고 정밀한 정보전달이 가능하고 많은 사람을 한 장소에서 교육시킬때 유용함
토론	포럼	• 특정 주제에 관하여 새로운 자료와 견해를 제공하고 **학습자들의 질의와 토론**을 허용하는 것(**공개성**이 높음) • 주제에 대한 관심을 높이고 나아가 필요한 정보를 제공하여 문제를 명확하게 한 후 그들 자신의 의견을 표명하게 촉진함
	패널토의	• 주제에 관해 풍부한 지식 또는 대표성을 지닌 패널들(3-6인)이 대규모 집단의 청중들(학습자들) 앞에서 의견을 표명하고 토론함 • 학습자들에게 토론내용을 통해 새로운 지식과 견해를 도입하고 논의 주제에 관한 이해를 높임(**대표성**이 높음)
	심포지엄	• 특정 주제에 **전문가들** 3-6명이 서로 다른 측면에서 각자 의견을 발표하고 **학습자들의 질문을 받아** 질의응답식 토론을 함 • 주제에 관한 전문적 견해를 능률적으로 제공함으로써 학습자들의 주제에 대한 관심을 높이고 깊이 있는 이해를 하게 함(**전문성**이 높음)
사례연구		• 실제와 유사한 사례를 통해 문제해결 능력을 향상시키기 위해 **일정한 사례를 공동으로 연구**하여 문제점을 도출하고 그에 대한 대안을 모색하는 방법으로 의사결정 훈련에 적합함
역할연기		• 참가자 중에서 실연자를 선출하여 실제로 역할을 연기하고 연기가 끝나면 사회자가 청중에게 이에 대한 논평을 하게 함 • **감독자 훈련에 적합**하고 **인간관계 및 고객에 대한 태도 개선**에 효과적이지만 우수한 사회기술과 사전준비가 필요함
역할 모델법		• 특정 상황에 대한 이상적인 행동을 학습자에게 직접 보여주고 이를 그대로 반복시킴으로써 행동변화를 유도할 수 있는 훈련방법(=시범) • 학습자가 신참자일 경우 유용하며 교사는 고도의 지식과 기술을 시범할 수 있어야 함
감수성훈련		• **관리자의 능력개발**을 위해 가장 많이 사용되며, 피훈련자를 **외부환경과 차단**시킨 상황에서 스스로를 들여다보고, 자신의 경험을 교환하고 비판함으로써 타인에 대한 이해와 감수성을 높이고 스스로 바람직한 행동을 찾게 하는 현대적 훈련방법임 • 훈련이 **민주적**이고, **인간관계**에 불가결한 가치관·태도의 변화에 유익하며, 권위적 풍토에서는 효과가 적음 • 리더가 없는 토의와 비슷하며, **전인격적인 통찰 학습**으로 **태도변화**를 유도함
비즈니스 게임법		• 일종의 **조직관리 모의연습**으로 **가상의 기업**을 설정한 후 경영에 대한 게임을 통해 **종합적인 경영능력**을 향상시키고, 의사결정 질의 향상을 도모함 • 조직 내 의사결정과 관련된 부분을 간단한 형식으로 표현함으로써 참가자들이 조직상황을 쉽게 이해하고 올바른 의사결정을 도움
인바스켓 기법		• 관리자의 의사결정 능력을 향상시키기 위한 **모의훈련방법**으로 교육훈련상황을 **실제 상황과 비슷하게 설정**한 후 **문제해결 능력**이나 계획능력을 향상시키고자 함 • 조직의 정보를 미리 준 상태에서 발생 가능한 여러 문제들을 종이쪽지에 적어 바구니 속에 넣고 학습자가 그중 하나를 꺼내면 사전에 받은 조직의 **기존 자원을 활용하여 문제를 해결**하도록 함
인턴십		• 재학생을 포함하여 졸업 예정자들이 실제 조직과 임상에서의 몇개월~1년간 일하면서 업무를 미리 배우는 프로그램 • 업무에서 얻은 **경험**을 학교에서 배운 **이론과 통합**하게 만들어주며 **조직에 대한 실제 지식**을 갖게 하므로 그 **조직과 자신의 적합성 여부**를 결정함 • 졸업예정자들이 졸업 후 임상에서 간호사로서 독립적인 역할을 담당하도록 도움을 줌

프리셉터십	• 임상간호 현장에서 숙련된 간호사가 학습자와의 1:1 상호작용으로 간호활동을 지도, 감독, 평가함으로써 간호교육에서 학생이나 신입간호사의 실습교육에 활용되는 방법(공식적 관계) • **제한된 시간 동안** 신입간호사의 **새로운 역할 습득과 성공적인 사회화**를 이루도록 도와주어 상담하고 신입간호사의 성장과 발달을 도모함 • 현행 오리엔테이션의 문제점을 개선하고 경력간호사를 개발하기 위한 기회로 사용되며 간호단위차원에서 **표준화된 역할 모델**을 확보할 수 있는 기회가 됨
시찰·견학	• 실제로 현장에 가서 어떤 일이 어떤 상황에서 일어나는지를 관찰하고 체험하게 하는 방법 • 학습자의 시야와 이해력을 넓히는 데 효과적이나 막대한 경비와 시간이 소요됨
프로그램식 학습	• 학습자에게 특정 주제에 대한 질문과 답이 제시된 학습자료를 단계적으로 제시하여 이들이 **스스로 학습을 진행**하는 기법

경력개발

경력개발	• **조직의 욕구와 개인의 욕구가 일치**되도록 각 개인의 경력을 개발하는 활동으로 치열한 조직경쟁과 조직구성원들의 다양한 욕구에 따라 인적자원을 육성·개발하여 조직성과에 활용하려는 전략적 시도 • 한 개인이 일생에 걸쳐 일과 관련하여 얻게 되는 경험을 통해 자신의 직무 관련 태도, 능력 및 성과를 향상해 나가는 과정 • 간호사의 **간호역량 차이에 따른 조직 기여도를 공정하게 관리**하기 위해 간호조직 내 경력개발이 필요함 [경력개발의 목적] • **개인차원**으로는 자기개발을 통해 심리적 만족을 얻는 데 있음 • **조직차원**으로는 조직목표달성을 위해 필요한 자질을 갖춘 인적자원을 개발할 수 있음 • **궁극적 목적**: 조직구성원의 자기계발을 통한 **조직의 유효성 증대**	
경력개발 프로그램	**조직**에서 경력개발 프로그램의 이점	**개인**에서 경력개발 프로그램의 이점
	• 내부 인적자원의 미래핵심역량 배양 및 역할 진작을 통한 활력 제고 • 조직 노하우의 체계적 축적과 활용 • 적재적소 배치를 통한 인력 효율성 향상	• 생애 경력관리를 통한 미래 비전의 확보 • 일을 통한 성장, 성취욕구의 충족 • 능력개발의 기회 확대를 통한 전문능력의 향상
임상경력 사다리	• 임상경력사다리: 간호사의 실무능력과 관련하여 그 **수준을 구별**하는 **등급구조** → **능력 개발 지원(경력개발)+실무능력 평가(인사고과)** • **실무의 수월성(탁월함)**에 초점을 맞춰 간호사의 성과를 인정하는 임상발전을 위한 도구(간호조직 내 경력개발 프로그램) • 간호사는 전문간호능력, 교육, 연구, 자기개발능력과 같은 일정 실무수준을 각 등급구조에서 성취해야 승진 가능(자동적 승진X) • 임상등급구조는 간호실무능력 **평가시스템**의 역할을 함 • 분명하게 정의된 능력 수준에 따라 지급되는 임금의 범위가 상이함(**능력에 따른 임금 차**) • 간호사의 개인적 성취를 인정하고 보상하는 이점이 있음(**역량 수준에 따른 보상체계**)	

승진 및 전보

- 승진: 책임의 증대, 숙련된 업무수행 요구, 더 많은 임금이 지급되는 직무로의 이동 → 직무의 책임도·곤란도, 보수의 상승
- 승진의 중요성: 사기 양양, 개인 능력 발전 및 잠재력 발휘의 기회 부여, 유능한 인재 유지, 간호전문직의 발전 확립

승진 기준

연공서열주의

- **연령, 학력, 경력, 근속연수** 등 **인적요소를 기준**으로 승진의 서열을 정하는 방법으로 누구에게나 동등하게 승진 기회가 주어지므로 일반적으로 **노동조합이 지지**하는 제도
- 연공서열에 따라 승진하므로 근속연수와 직무성과가 비례한다는 가정이 전제되어야 함

장점	단점
• 고도의 **객관성**이 유지됨 • 정실이나 불공평을 이유로 한 불평이 없음 • 근무연한에 의한 정체성을 방지할 수 있음 • 행정의 안정성이 유지됨	• 유능한 인재등용 어려움 • 행정의 침체성을 가져오기 쉬움(∵ 고인물) • 기관장이 부하직원을 통솔하기 어려움(∵ 능력부족) • 파벌을 초래할 수 있음

능력주의

- 직무성과는 **개인의 능력**에 따라 좌우된다고 보고 **능력에 따라 승진을 결정**하는 방법으로 조직의 **효율성**이나 **공정성**의 관점에서 합리적 방법
- 업무수행능력, 업적 또는 성과 등의 **직무관련 요소**를 기준으로 승진 결정

장점	단점
• 능력과 실적이 임금과 직결되어 능력주의, 실적주의로 구성원들에게 동기부여를 함으로써 의욕적인 근무가 가능함 • 능력 있는 인재를 영입하기 위해 **연봉제**를 통한 우수인력의 확보가 용이함	• 유교의 장유유서 의식과 선임자 우대원칙과의 갈등이 조직의 전체적인 분위기를 저하시킬 우려가 있음 • **평가의 객관성·공정성 문제**, 평가방법의 개발 어려움 • 직원 상호 간 불필요한 경쟁심을 유발 • 승진 누락 시 사기를 떨어뜨릴 가능성이 있음 (직원통제 수단으로 인식될 우려)

승진 제도 유형

유형	내용
연공승진 제도	• 연공주의에 입각한 승진제도로서 근무연수, 학력, 경력, 연령 등 직원의 **개인적인 연공과 신분**에 따라 자동적으로 승진하는 방법 • 노동조합이 선호하는 승진 방식
직계승진 제도	• **직무중심적** 능력주의에 입각한 승진제도로서 **직무의 자격요건에 맞는** 적격자를 선정하여 승진시키는 방법
자격승진 제도	• **연공과 능력을 절충한 것**으로 연공주의의 장점을 살리면서 능력주의의 합리성을 가미한 승진제도 • 승진에 필요한 **일정한 자격요건**을 정해놓고 그 자격을 취득한 사람을 승진시킴(**절충중심**)
대용승진 제도	• 승진을 시켜야 하는 상황인데 담당직책이 없을 경우 인사체증과 직원의 사기저하를 막기 위해 **직무내용상의 실질적인 승진은 없이 직위 명칭상의 형식적인 승진**을 하는 경우(**절충중심**)
조직변화(O.C)승진 제도	• 승진 대상이 많아서 인사체증이 심해진 경우 사기저하, 이직 등으로 유능한 인재를 놓칠 가능성이 있을 경우, **경영조직을 변화**시켜 승진의 기회를 마련하는 것(**절충중심**)

인사이동 (전보)	• 동일한 직급에 속하는 어느 한 직위에서 다른 직위로 **수평적 이동**을 하는 것 • 작업조건이나 업무의 특성에는 변화가 있을지라도 책임이나 업무에 있어서는 특별한 변화가 없음 • 전보는 직무영역 또는 부서별로 인력수급을 조절하고 직무 간의 적합성을 높일 목적으로 사용됨 • 경험을 넓히고 새로운 기술을 습득하여 개인적 성장의 기회가 됨 [인사이동의 유용성] • 적재적소 배치의 실현 및 직무순환의 원칙 실현 • 간호행정 조직 및 간호관리 상의 변동에 대한 적응: 행정조직 개편, 업무수행 변동, 업무량 급증 시 대처수단 • 교육훈련 제공의 수단 • 승진기회 제공의 수단: 승진기회가 불균등한 경우 시정수단으로 활용되며 승진욕구를 자극하여 사기를 높임 • 간호사의 침체 방지수단 • 개인적 희망에 부응한 인사관리: 개인의 정당한 희망이나 요구를 충족시킬 인사관리의 수단으로 활용됨 • 부서 간 인식개선에 활용됨: 작은 부서, 큰 부서에 대한 인식을 개선하여 각 부서의 특성에 집중하도록 함

직무수행평가(인사고과)

직무수행평가 (인사고과)

- 구성원이 가지고 있는 능력, 근무성적, 자질 및 태도, 구성원의 가치 등을 객관적으로 평가하는 절차(인사고과, 근무평정)
- 특정 기간의 구성원 개개인의 **조직에 대한 기여도 및 기여 가능성**을 평가하는 것으로 개인의 지식, 능력, 태도, 직무 수행과정, 직무성과 등 복합적 요인에 대한 평가를 포함함
- 인사고과 원칙: 고과기준 명확화, 공사혼동 배제, 고과자의 복수화(두 명 이상의 고과로 고과 오류를 줄이고자)

[직무수행평가의 목적: 임금관리, 인사이동, 교육훈련, 근무의욕 향상, 사기양양]

- 승진, 보상, 재배치 등의 기초자료
- 작업조건 개선, 노사관계 개선, 인간관계 개선에 적극 활용
- 조직 내 의사소통 증진효과로 조직 목표와 직무에 대한 이해도 증진
- 능력개발 및 성과향상을 위한 동기부여 프로그램을 계획 및 제공

전통적 인사고과	**현대적 인사고과**
• 업적중심의 고과 • 평가자 중심의 고과 • 임금·승진관리를 위한 고과 • 추상적 기준에 의한 고과 • 포괄적·획일적 고과	• 능력·적성·의욕(태도)의 고과 • 피고과자의 참여에 의한 고과 • 능력개발 및 육성을 위한 고과 • 구체적 기준에 의한 고과 • 승급·상여 등 목적별 고과

[직무수행평가 방법(유형)에 따른 분류]

㉠ 평가방법 기준: 도표식 행정척도법, 서열법, 체크리스트법, 강제배분법(강제할당법), 중요사건기록법, 일화기록법, 목표관리법, **행태중심 평정척도법**

㉡ 평정자 기준: 자기평정법, 동료평정법, 상급자 평정, 하급자 평정, 집단평정법(다면 평가, 360도 피드백)

[직무수행평가 방법의 절대평가, 상대평가에 따른 분류]

㉠ 규범기준에 따른 타직원과의 비교 방법(상대평가): 서열법, 강제배분법

㉡ 행동기준 고과방법(절대평가): 일화기록법, 중요사건기록법, 도표식 평정척도법, 행위기준 평정척도법, 체크리스트법, 물리적 관찰

㉢ 성과기준 고과방법(절대평가): 목표관리법

[직무수행평가방법의 평가목적에 따른 평가방법의 적용]

㉠ 평가목적이 지도일 경우: 중요사건 기록법, MBO

㉡ 평가목적이 조직개발일 경우: 평정척도법

㉢ 평가목적이 승진일 경우: 강제배분법, 서열법, 도표식 평정척도법

㉣ 평가목적이 목표달성일 경우: MBO

[평가방법 기준 직무수행평가 방법]

직무수행 평가 (인사고과)	도표식 행정척도법	• 평정요소마다 우열의 **등급을 나타내는 연속적인 척도**를 도식하여 평정자가 해당되는 곳에 표시하는 방법 • 평정요소가 과학적 직무분석에 기초하지 않고 **직관이나 경험에 따른 주관적·임의적 판단**이므로 인간관계에 의한 영향과 **연쇄효과(후광효과), 집중화·관대화** 오차의 발생을 배제할 수 없음
	서열법	• 피평정자를 **최고부터 최저 순위까지** 상대 서열을 결정하는 방법으로 성적순 순위법이라고도 함(계량화x) • 쌍대비교법: 두 사람씩 짝을 지어 비교를 반복하는 방법(토너먼트식) • 대인비교법: 평정요소별로 표준인물을 정하여 그 기준으로 서열을 매기는 방법 • 장점: 평가가 용이하고 서열에 따라 결정되므로 **관대화 경향이나 중심화경향을 제거**할 수 있음 • 단점: **비교적 규모가 작은 집단**에서만 적용가능하며 **다른 집단과 비교할 수 없음**
	체크리스트 평정법	• 문제에 관한 의견과 태도를 긍정적·부정적·소극적 등 **평정항목**으로 나열하고 각 항목에 등급을 매긴 후 전체점수를 환산함 • 평가에 적절하다고 판단되는 표준업무수행목록(평정요소)을 미리 작성해두고 이 목록에 단순히 **가부 또는 유무**를 표시하는 평정방법으로 직무상의 행동을 구체적으로 표현하여 평가하는 방법 • 장점: 평정요소의 명확한 제시와 그에 대한 가부 유무만을 판단하므로 평정하기가 비교적 쉬움, 의견·태도조사에 유용함 • 단점: 평정요소항목의 선정이 어렵고, 성과표준이 없음
	강제배분법 (강제할당법)	• 일정한 평가 단위에 속한 피평정자들의 평가성적이나 등급을 사전에 정해진 비율에 따라 강제로 할당하는 방법 • 장점: 절대평가의 단점인 **집중화·관대화 경향을 막을 수 있음** • 단점: 평정대상이 적거나 특별히 우수한 자 또는 열등한 자들로 구성된 조직에는 부적합
	중요사건 기록법	• 조직목적달성의 성패에 영향이 큰 주요사건을 중점적으로 기록, 검토하는 방법(서술형태) • 6개월~1년 동안 피평가자의 업무수행과 관련하여 성공이나 실패한 행동을 발생 즉시 기록해두었다가 이를 중심으로 평가함 • 장점: 피평가자와의 상호작용을 촉진하는 데 유용하고 사실에 초점을 두고 있어 객관적임 • 단점: 평균적인 행동이나 전형적인 행동을 무시하게 되며, 감독자에 의한 평가기준의 일방적 설정과 피드백의 지연
	일화기록법	• 단기간 동안 계획된 물리적 **관찰**을 통해 행위에 대한 **객관적인 서술**을 기록함(성과에 대한 강점과 약점 기술) • 배경, 사건에 대한 기술 또는 해석과 조언이 포함될 수 있지만 좋음, 나쁨 등의 가치를 내포하는 말은 피해야 함 • 장점: 객관적인 기록이나 사실에 의한 평정으로 경직된 구조를 강제적으로 적용하지 않음 • 단점: 평가를 받기 위해 형식적인 근무에 집착하게 될 위험성이 있음, 관찰에 많은 시간 소요, 관찰의 체계성 보장 못함
	목표관리법	• 태도와 근무과정보다는 **결과중심적** 평정방법으로 **조직구성원을 목표설정에 참여**시켜 업무수행목표를 명확하고 체계적으로 설정하고, 그 결과를 공동으로 평가·환류시키는 목표관리방식(MBO)을 근무성적에 활용한 평정방법 • 근무과정이나 태도보다는 **결과**를 중시하며, **단기적**인 목표를 위주로 하여 **정량적**인 평가기준을 주로 활용함 • 장점: 구성원의 동기부여와 책임감이 증대되며 측정과 평가에 주관성을 배제할 수 있으며 **자질보다 실적(성과)**를 평가함 • 단점: 목표설정에 시간이 많이 소요되며 실현가능성의 판단이 곤란함, **단기적 목표를 강조**하고 장기적 목표를 등한시함

직무수행 평가 (인사고과)

행태중심 평정 척도법 (BARS; Behavioral Anchored Rating Scale)	• **도표식 평정척도법에 중요사건 기록법**이 더해진 방법으로 평정의 **임의성과 주관성을 배제**하기 위하여 **실제로 관찰될 수 있는 형태**를 문장으로 서술하여 평정척도에 사용함 • 개발 단계: 효과적 또는 비효과적 업무수행의 실제적 예(중요사건)를 열거 → 이 실례를 5~10개의 평정요소로 묶음 → 한 요소에 실례가 잘 배정되었는지 검토 후 한 요소에 6~7개의 사건이 최종적으로 배정됨 • 직무분석에 기초하여 주요 과업분야를 선정하고, **바람직한 또는 바람직하지 않은 행태**의 **유형과 등급**을 구분하여 제시한 뒤 **각 등급마다 주요 행태를 명확하게 기술**하여 점수를 부여함(피고과자의 행위나 업적에 대해 **등급별로 구체적인 행동기준**을 제공)

장점	단점
• 평정의 **임의성과 주관성을 배제**할 수 있음 • 흔한 행동묘사를 **일상적 용어**로 사용하고 장점과 개선점을 구체적으로 제시해 주므로 **능력발전에 기여**함 • 한 세트의 평정표를 **여러 직무**에서 사용하며 **평정자의 주관적 판단을 줄일 수 있음** • 직원과 관리자가 함께 평가도구를 개발하여 신뢰도가 높고 동기화됨	• 평정표 개발에 과도한 시간과 비용이 소요됨 • 평정 대상이 어느 평정 항목에 해당되는지 알기 어려운 경우도 발생

에세이/일기	• 평가자가 시간 경과에 따라 구성원의 장점과 단점을 기술함으로써 성과를 평가함 • 평점을 자료화하고 상세히 하게 위하여 평정척도나 BARS와 함께 사용하기도 함

[평가자 기준 직무수행평가 방법]

자기평정법	• 자신의 근무성적을 스스로 평가하는 방법으로 평정자 스스로 자신을 돌아보고 반성할 기회를 제공하며 업무수행을 개선하기 위한 자극을 줌 • 객관성 확보가 어렵고 관대화 평가 경향이 있어 다른 평점방법과 병행하여 결점을 보완함
동료평정법	• 동료들이 가장 만족스러운 동료 또는 불만족스러운 동료의 순으로 순위를 매김 • 상사가 볼 수 없는 점도 동료들이 잘 파악할 수 있으므로 객관성과 공정성을 확보할 수 있으나 인기투표로 전락할 가능성 존재
상급자평정	• 수직적 평정으로 피평정자를 직접 관찰할 수 있는 상관인 감독자가 평정하는 방식 • 상관의 관리능력에 따라 부하에 대한 평가의 정확성과 공정성에 많은 차이가 있을 수 있음
하급자평정	• 하급자가 상급자를 평가하는 방법 • 상사의 능력, 지도력, 통솔력을 평가할 수 있고 상사의 독선을 막을 수 있는 기회가 제공됨 • 피상적 평가로 그칠 수 있어 평가기준과 평가결과가 주관적일 수 있음
집단평정 (다면 평가)	• 피평정자의 직무수행과 관련된 분야의 사람들이 평정하는 방법 • 상급자, 동료, 부하직원, 고객, 외부전문가 등이 참여해 균형 있는 평가가 가능하므로 객관성과 공정성이 어느 정도 보장됨 • 평정 결과가 크게 다를 경우 평정 결과의 조정이 어려움

직무수행 평가 (인사고과)	**[직무수행 평가 시 유의사항]** • 평가기준이 명확하여야 하며, 평가기간을 준수해야 함 • 평가자를 복수화하되, 직속상관이 일차 평가자로 평가를 담당하고, 일차 평가자의 평가를 우선 존중함 • 평정자의 교육훈련을 강화하여 평정의 타당성, 신뢰성, 객관성, 공정성을 확보하도록 하고, **평정결과를 공개**하며 좋은 평가 모델을 개발해야 함 • **공개적으로 평정**을 시행하되, 피평정자를 **비공개적으로 훈육**해야 함 • 평가는 약점에 대한 인식뿐 아니라 강점에 대한 내용도 포함되어야 함 • 평정자는 상사와 부하 간 **공식적인 피드백 경로**를 통해 평정결과를 피평정자에게 전달해야 함 • 잘못된 평정결과에 대한 **소청을 제기할 수 있는 제도**를 마련하여 평정의 오류를 줄이는 것이 필요함 • 직무수행 개선을 위한 예방책, 교정활동, 조정을 위한 준비가 마련되어야 함 • 형식적인 평정제도가 되지 않도록 관리자 및 조직원들의 의식과 조직풍토가 조성되어야 함 [직무수행평가 시 발생 가능한 오류]	
	후광효과 (연쇄효과)	• 헤일로효과(halo effect), 연쇄효과라고도 함 • 피고과자의 **긍정적 인상에 기초**하여 평가 시 어느 특정요소의 우수함이나 다른 평가요소에서도 높이 평가함 • **도표식 평정척도법**에서 나타날 수 있음 • 후광효과를 방지하기 위해 **강제배분법**, 체크리스트법을 활용하거나 여러 명의 평정자가 상호 독립적으로 평정을 하거나, 하나의 평정요소에 관여하여 피평정자 전원을 평가하고 다음 요소에 관해 전원을 평정하는 방법을 이용함
	혼효과	• 후광효과의 반대로 평정자가 지나치게 비평적 성향일 경우 피평정자는 **실제 능력보다 더 낮게** 평가됨 • 후광효과와 동일한 방지대책(**강제배분법**, 체크리스트법 등)
	관대화 경향	• **절대평가의 단점**으로, 평정자가 평정에서 지나치게 관대하여 피평정자의 실적과 상관없이 높은 점수를 주는 것 ↔ 엄격화(가혹화) • 관대화경향을 방지하기 위해 **강제배분법**을 활용하고, 평정요소에 대한 정의의 명확화, 평정자의 평정 전 훈련 등을 사용
	중심화 경향 (집중화 경향)	• **절대평가의 단점**으로, 평정자가 극단적인 평가를 기피하여 아주 높은 점수나 아주 낮은 점수를 피해 **모든 직원들에게 중간범위의 점수**를 주는 경향 • 중심화 경향을 방지하기 위해 **강제배분법**을 활용하고 피평자와의 접촉기회를 늘리며 면접기회를 많이 가짐
	근접착오 (시간적 오류)	• **시간적 오류**로 볼 수 있으며 평정 시 **최근의 실적이나 능력중심**으로 평가하는 것으로 **최근의 일들이 평정에 영향을 미침** • 근접착오를 방지하기 위해 시간적 간격을 두고 평정하거나, 고과기간을 단기로 변경, 비정기적 평가, 피평정자의 평소의 행동을 메모하여 총체적으로 반영함
	근접오류	• 근접하게 배치된 평가요소 간의 평가결과가 유사하게 나타나는 현상 • 오류예방 위하여 인사고과표에 배열되는 고과요소를 분산 배치, 평가자 교육을 통한 고과요소에 대한 이해증진, 고과요소별 평가 시행
	규칙적 착오 (총체적 착오)	• 평정자의 평정기준이 일정하지 않아서 관대화, 엄격화 경향이 불규칙하게 나타나는 현상 • 평정자가 언제나 후한 점수 또는 나쁜 점수를 주는 경향 (후한 점수를 주는 경향과 나쁜 점수를 주는 경향이 주기적으로 반복됨 → 평정자는 상황에 따른 **일관성**이 나름 존재)

직무수행 평가 (인사고과)	상동적 착오 (선입견 착오)	• 평정자의 편견이나 선입견 또는 고정관념에 의하여 성별, 종교, 연령, 출신학교, 출신지 등에 따라 판단하는 경우 • 선입견에 의한 착오를 방지하기 위해 개인의 귀속적 요인에 대한 신상정보를 밝히지 않는 **블라인드 방식**을 적용함
	논리적 착오	• 평정요소 간 논리적인 상관관계가 있는 경우, 어느 한 요소가 우수하다면 다른 요소도 우수하다고 쉽게 판단하는 경향 예 성실하면 직무수행의 질도 좋을 것으로 판단
	투사	• 자신의 특성이나 관심을 타인에게 전가하는 주관의 객관화를 뜻함
	자기확대효과	• 관리자 자신에 대한 호의적 견해나 리더십 유형을 창출하기 위해 직원평가를 조작함
	대비 오류	• 평가자가 무의식적으로 한 평가자를 **다른 평가자와 비교**하게 되거나, **과거의 상태와 비교**하여 상대적으로 낮게 혹은 높게 평가하는 경우

05 보상관리

<table>
<tr><td rowspan="6">보상</td><td colspan="3">
• 조직구성원과 조직에 대한 공헌도에 상응하는 대가로 제공되는 금전적, 비금전적 혜택을 의미함
• 보상은 임금과 복리후생으로 구성됨(외적보상)
• 보상은 개인의 노력에 대한 대가이기도 하지만 인적자원의 확보, 유지를 위한 투자이기도 함(이윤 획득과 조직 경쟁력 결정에 중요 요소)
• 임금수준 결정 영향요인: 생계비 수준, 조직의 지불능력, 사회의 임금수준, 노동력 수급상태와 노사관계 등
</td></tr>
<tr><td colspan="3">
[합리적 보상체계의 요건]
• 납득할 수 있고 정확성(객관성)이 있어야 함
• 간호사의 품위 유지에 손상이 없어야 함
• 간호사의 근무의욕을 향상시킬 수 있어야 함
• 가능한 한 단순하고 이해하기 쉬워야 함
• 안정성이 있고 자주 변경할 필요성이 없는 것이어야 함
• 임금, 복지후생 등 여러 종류의 보상이 균형적이어야 함
</td></tr>
<tr><td rowspan="2">보상</td><td>외적보상</td><td>• 구성원에게 경제적인 보상을 주는 것으로 임금과 같은 금전적이고 직접적인 보상과 복리후생과 같은 비금전적인 간접적 보상이 있음</td></tr>
<tr><td>내적보상</td><td>• 비금전적 형태로 지급되는 보상으로 구성원 개인이 심리적으로 느끼는 보상
• 탄력적 근무시간제, 직무재설계를 통한 자율성 및 기능의 다양성 제고, 조직에서의 인정감, 흥미있는 업무, 업무에 책임감 부여, 의사결정에 참여 등 주로 직무만족의 결과로 내적 보상을 얻음
• 내적보상이 동기를 유발하는 데 더욱 효과적이고 직무 내용과 관계되는 것이므로 외적보상에 비해 영향력이 더 큼</td></tr>
<tr><td rowspan="6">임금</td><td rowspan="6">기본급</td><td colspan="2">
• 임금 가운데 고정적으로 일정한 규칙에 의해 지급되는 임금 항목
• 기본근무시간에 대해 지급하는 액수로 각종 수당이나 상여금, 복리후생비 등의 산정 기준이 됨
[기본급여 유형]
</td></tr>
<tr><td>연공급</td><td>• 직원이 가진 외형적인 자격기준으로 근속일수, 학력, 면허증(자격증), 연령 등을 고려하여 결정되는 보수로, 노동조합이 선호함
• 장점: 직원의 사기 및 질서 확립
• 단점: 능력있는 젊은 층의 사기저하, 소극적이고 종속적인 근무태도 야기</td></tr>
<tr><td>직무급</td><td>• 직무가 가지고 있는 책임성과 난이도 등에 따라 직무의 상대적 가치를 분석·평가하여 그에 상응되게 결정되는 기본급 체계
• 동일한 직무에 대하여는 동일한 임금을 지급한다는 원칙에 입각한 임금체계
• 장점: 인건비 효율 증대, 작업능률 향상, 임금 불만 해소, 노동생산성 향상
• 단점: 직무가치에 대한 객관적 평가기준의 설정이 곤란. 연공 중심의 풍토에서 오는 저항</td></tr>
<tr><td>직능급</td><td>• 연공급과 직무급을 절충한 방식으로 직능급은 직무의 특성에다 직무수행능력까지 고려하여 임금수준을 결정하는 기본급 체계
• 능력, 조직에 대한 공헌도, 직무종류 및 수행능력에 의해 결정되는 기본급 체계로 실제적으로 가장 많이 사용됨</td></tr>
<tr><td>성과급</td><td>• 구성원의 조직에 대한 현실적 공헌도, 즉 달성한 성과의 크기를 기준으로 임금액을 결정하며, 업적급, 능률급이라고도 함
• 개인의 성과에 따라 임금액이 달라지는 변동급
• 공정성의 문제 제기 가능, 개인별 임금체계로 인하여 팀워크 저해 가능</td></tr>
<tr><td>종합결정급</td><td>• 생계비, 연령, 자격, 근무연한, 능력, 직무 등 여러 요소를 종합하여 결정</td></tr>
</table>

<table>
<tr>
<td rowspan="2">임금</td>
<td>수당
(부가급)</td>
<td>
• 직무의 내용, 근무환경 등의 특수성을 고려해서 기본급의 미비점을 보완하려는 보수의 일부
• 정상근무수당과 특별근무수당으로 구분하기도 하고 법정수당과 임의수당으로 구분하기도 함
• 특별근무수당은 정상적인 근무시간 이외에 업무를 수행 시 지급되는 수당으로 상여금이나 퇴직금 산정기준에 포함되지 않음
• 「근로기준법」상 우리나라 법정 수당: 초과근무수당(연장근로), 야간근무수당, 휴일근무수당(통상임금의 1.5배 이상 지급)

[수당(부가급여)의 종류]
<table>
<tr><td rowspan="4">정상
근무
수당</td><td>직책수당</td><td>• 직무수행상의 난이도와 책임감 등을 고려해 책임수당, 관리직수당 등의 형태로 지급되는 수당</td></tr>
<tr><td>특수작업수당</td><td>• 열악한 작업환경에서 근무하는 구성원을 위해 설정됨</td></tr>
<tr><td>특수근무수당</td><td>• 주로 야간에 업무를 담당하는 구성원에게 지급되는 것</td></tr>
<tr><td>기능수당</td><td>• 특별한 자격이나 면허에 지급되는 수당</td></tr>
<tr><td rowspan="2">특별
근무
수당</td><td>초과근무수당</td><td>• 잔업수당, 시간외수당, 휴일근무수당 등 정상적인 근무시간 외 업무를 수행하는 경우 통상임금의 150%이상 지급</td></tr>
<tr><td>교대근무수당</td><td>• 통상적인 근무체제와 달리 교대로 근무하는 경우에 지급되는 수당</td></tr>
</table>
</td>
</tr>
<tr>
<td>상여수당
(상여금)</td>
<td>
• 명절이나 결산기 등에 조직의 업적이나 구성원의 근무성적, 생활사정 등에 따라 상여, 보너스, 하계 수당, 생활 보조금 등의 명칭으로 지급됨
• 본래는 업무 성과 달성 시 직원 자극제의 일환으로 지급되는 것이었으나, 그 의미가 퇴색하여 경영성과와는 무관하게 지급되는 실정이므로 상여금이 갖는 동기부여적 측면이 약화됨
</td>
</tr>
<tr>
<td>복리
후생</td>
<td colspan="2">
• 직원의 생활안정과 삶의 질 향상을 위해 지급되는 임금 외에 각종 혜택을 말함
• 4대보험 혜택, 기숙사 및 직원 주택 제공, 주택 구입 자금 및 임차금 지원, 자녀 학자금 지원, 출퇴근 버스, 휴가비 등이 있음
• 「근로기준법」상 우리나라 법정 복리후생: 4대 보험료 지원, 퇴직금 제도, 유급휴가제도(연차), 산전후 휴가
</td>
</tr>
<tr>
<td>능력별
보상
제도</td>
<td colspan="2">
• 구성원의 노력과 업무성과, 조직에 기여하는 정도를 평가하여 임금결정의 기준으로 삼는 능력중심의 보상제도
<table>
<tr><th>장점</th><th>단점</th></tr>
<tr>
<td>• 구성원이 동기부여되어 조직의 활성화와 사기를 제고함
• 적절한 생산량 유지를 위한 감독의 필요성이 감소함
• 과감한 인재기용이 가능함
• 고급 노동력 부족, 임금 상승, 기술혁신 등의 여건변화에 대응 가능
• 구성원의 직무수행능력 개발과 효율적인 활용이 가능함</td>
<td>• 장유유서 서열관이 존중되는 기업에서 조직 안정성을 해칠 우려 존재
• 능력평가의 객관성과 신뢰성이 부족하여 이에 대한 수용도가 약하고 공정성의 지각이 작아질 위험성이 큼(평가 기준 설정의 어려움)
• 노동착취 수단으로 왜곡 가능: 통제지향적 인사관리가 될 가능성 존재(성과로 통제함)
• 직원 간 위화감 조성 가능</td>
</tr>
</table>
</td>
</tr>
<tr>
<td>연봉
제도</td>
<td colspan="2">
• 연봉제도의 배경: 연공급 시스템의 한계 극복을 위해 조직의 경쟁력 제고와 자생력 확보차원에서 연봉제 도입
<table>
<tr><th>장점</th><th>단점</th></tr>
<tr>
<td>• 능력주의, 실적주의로 동기부여 및 지속적 근무의욕 제고
• 과감한 우수인재 채용, 확보 및 유지관리 용이함
• 경영자에게 준하는 책임감을 부여해 경영감각 배양
• 임금체계와 임금구조의 단순화로 임금관리 용이
• 참여적 노사문화 실현(연봉 협상 시 하급자와 관리자가 함께 협상)
• 최고 의사결정권자와 의사소통 기회 향상</td>
<td>• 장유유서, 선임자 우대원칙 등의 갈등으로 조직 전체 분위기 저하 가능
• 객관성과 공정성 문제 유발 가능
• 감봉 시 사기 저하
• 직원상호 간 불필요한 경쟁심 유발
• 평가기법 개발의 어려움</td>
</tr>
</table>
</td>
</tr>
</table>

06 유지관리

결근 및 이직관리

<table>
<tr><td>결근</td><td colspan="2">• 예정된 작업시간에서의 이탈하는 것
• 결근율 감소방안: 직원의 출근 기록 정확하게 유지 및 점검, 직원의 건강관리에 대한 배려, 포상이나 징계방법 이용</td></tr>
<tr><td rowspan="3">이직</td><td colspan="2">• 이직: 고용주와 피고용 간의 합의나 일방적인 의사표시 등에 의한 고용관계의 단절을 말함(직원이 조직에서 이탈하는 것)

[이직 감소 전략]
• 이직 원인 규명: 이직 시 면담, 이직 후 여론조사, 직무불만 조사, 인사기록 분석 등
• 개별적 오리엔테이션과 계속교육 제공
• 명확한 직무기술서 작성
• 신규간호사 적응 프로그램 운영
• 적절한 급여 책정, 공정한 승진 및 복리후생 정책, 보상과 성과 연계
• 직원의 적성을 고려한 선발, 배치 및 이동
• 직무충실화, 교육기회 제공, 쌍방향적 의사소통 촉진을 위한 내적 동기부여
• 임상경력개발제도 실행으로 간호사 만족감 향상
• 직원을 조직 내 의사결정에 참여시킴
• 인간관계 개선을 위한 교육, 워크샵, 멘토링 제도 운영
• 직무재설계를 통한 과중한 업무부담 감소
• 스트레스 감소 프로그램 운영
• 이직관리 전담부서 설치하여 이직에 대한 체계적 분석 연구, 대책 강구
• 고충 상담기구, 인사상담제도 운영
• 코칭: 간호사의 직무 불만족을 표현하도록 제안하여 문제 해결에 집중하도록 함
→ 직원이 직접 문제의 본질을 밝히고, 다양한 교류(부서 변경, 이직 등)를 고려하고, 내재된 문제를 찾아 연결고리와 이직의 불이익을 인지하도록 함

<table><tr><th>이직의 긍정적 영향</th><th>이직의 부정적 영향</th></tr><tr><td>• 조직분위기 쇄신
• 불필요한 인력 제거 기회
• 새로운 관리기법 및 기술 도입
• 승진기회나 이동기회 증가
• 직원 감축 우려 시 자발적 이직은 인원감축에 따른 해고의 두려움 해소</td><td>• 신규 직원 채용으로 인한 경제적 손실
• 직원의 협동심, 지지적 분위기, 사기 저하
• 신규직원 교육으로 업무 부담이 커짐
• 팀의 기능 저하
• 환자 간호의 질 저하
• 간호관리자의 관리능력 저하</td></tr></table></td></tr>
<tr><td>자발적 이직</td><td>• 직원 스스로 자의에 의해 직장을 떠나는 사직으로 좌절감, 결혼, 임신, 출산, 질병, 가족의 이주(이민) 등이 있음
• 자발적 이직은 관리자의 노력으로 어느 정도 막을 수 있으므로 관리자는 이직률 감소를 위해 자발적 이직에 관심을 두어야 함</td></tr>
<tr><td>비자발적 이직</td><td>• 고용기간 만료, 정년 퇴직, 기관 사정으로 인한 퇴직, 과오에 의한 징계로서 해직, 인력감축으로 인한 해직, 사망, 불구, 군복무 등</td></tr>
</table>

직원훈육

직원훈육	• 직원에게 벌을 주는 것이 아니라 **직원 자신이 스스로 행위를 적절히 조절함**으로써 직원의 행위가 교정되도록 동기부여 하는 것 • 직원들이 조직의 규칙이나 법칙을 준수하도록 하는 과정으로 직원의 입장에서는 개인이 조직의 행동규범을 통해 자기통제를 하는 것 • 직원훈육 과정: 비공식적 면담 → 비공식적 견책(질책)이나 구두경고 → 공식적 견책이나 서면경고 → 무급정지 → 사임이나 해고
훈육 원칙	• 규칙과 규정에 대해 구성원들과 충분히 의사소통하여 충분히 이해하도록 한 뒤 적용함 • 문제행동에 대해 신속하고 주의깊게 비공개적으로 사실을 조사하여 자료를 충분히 수집함 • 공개적인 훈육보다 직원의 상황을 고려하여 프라이버시를 지켜주고, 체면유지를 위해 비공개적으로 훈육함 • 훈육 시 사람이 아닌 문제가 된 **행위에 초점**을 맞춤 • 훈육 후 행동변화 여부를 확인하는 추후관리를 함(피드백) • **규칙과 규정을 일관성** 있게 적용하되, 개인의 상황과 능력에 따라 **융통성 있게 대처함**(규칙과 규정을 융통성 있게 적용 x) • 훈육은 직원의 자아에 영향을 주기 때문에 비공개적으로 논의하는 것이 좋고 비밀을 보장해줌으로써 반발 가능성을 줄이고 화합의 기회를 줌 • 감독자가 화가 난 상태에서는 훈육하지 않음 • 가장 먼저 문제행위에 원인을 규명한 후 관련 기관의 정책을 조사함으로써 잘못된 정책으로 인해 문제를 유도하고 있지는 않은지 확인함 • 훈육조치를 취하기 전 위반행동을 철저히 조사할 시간을 가짐 • 훈련을 통해 해결될 수 없다면 **직무명세서의 변경**이나 근무지 이동, 강등, 해고 등의 다른 대안을 고려함(직무기술서 변경 x) • 보상체계 재조정, 공식적 코칭 사용, 고충처리 등은 동기부여를 위한 훈육방법이 될 수 있음
고충처리 제도	• 고충: 구성원의 직무에 관하여 잘못되었거나 불공정하다고 생각되는 것, 즉 근무조건이나 인사처리에 대한 불만 • 구성원의 불만을 적절히 해결함으로써 노사관계의 안정을 도모하고 생산성을 향상시키며 직무에 대한 만족감과 소속감을 증진시키는 기능을 수행 • 위법적 인사처분은 소청제도로 해결하지만, **위법이 아닌 부당한 사항**은 고충상담처리 대상이 됨

협상

- 한쪽에서 제안하고 다른 한쪽에서 다른 제안을 할 때, 상호 양보하여 **합의점에 도달하는 방법**이며 **토론을 통한 타협**을 말함
- 일반적으로 규칙과 절차가 없고, 합의점이 양 집단에 이상적인 것이 아니므로 **승자도 패자도 없으며** 결국 **양측 모두 다소의 양보**가 필요함
- 협상의 장점: 중재, 소송과 같은 방법보다 비용이 적게 들며, 협상 당사자 모두에게 이익이 되는 방향으로 타결이 가능함
- 협상의 단점: 당사자 간 가치관이 다르고, 권력의 심한 불균형 시, 긴급하지 않은 협상 사항의 경우 합의에 이르는 시간이 장기화될 수 있음
- 협상의 과정: 협상 준비와 계획(협상이슈, 우선순위 등을 고려하여 협상전략 세움) → 협상의 기본규칙 설정 → 협상 제안의 명확화 → 합의와 실행

협상	분배적 협상	• 협상의 결과가 어느 한 당사자의 이익이 될 경우 다른 당사자에게는 그만큼 손해가 된다는 **제로섬**을 전제로 함(자원의 크기 변동 불가) • 고정된 자원의 분배에 대한 협상으로 가장 **보편적** 협상 유형으로, **협상주제가 하나**이고 협상 당사자들의 **관계가 단기적**일 경우 효과적
	통합적 협상	• 협상당사자 간에 나누어 가질 자원의 크기가 변동 가능하다 가정하고 당사자들의 이해를 조화시킴으로써 **더 큰 공동이익**을 도출함 • 협정주제(이슈)가 여러 개이고 양 당사자가 갖는 우선순위가 서로 다른 경우 효과적임 • 제로섬이 아닌 plus-sum(I win - u win)

[간호에서의 협상의 중요성]

- 대상자의 불평 해결
- 의료팀과의 계약 체결
- 의료과실의 소송 등에 유용하게 사용
- 의사결정과정에서 더욱 공정한 교환을 확보
- 노동조합의 관리와 단체교섭
- 보건의료정책의 입법활동
- 대인관계 증진과 관리자의 역할 수행
- 통합된 건강관리체계나 건강소비자 단체와의 상호작용
- 의료기관이 합병, 다운사이징, 리엔지니어링 등 조직구조의 축소와 개편 등 조직 변화와 관리

협상의 원칙	• 개인의 행동보다 문제에 초점을 둠 • 자신의 입장을 확고히 하기보다 이슈에 초점을 맞춤 • 관계를 형성하고 커뮤니케이션을 유지함 • 사실과 객관적인 표준을 사용하여 해결책을 구체화함 • 상대방과 신뢰를 형성하고 경쟁보다 협력을 촉진함 • 자신의 가치와 동기를 인식하고, 상대방의 관점을 이해하기 위해 노력함 • 관심사를 탐색하고 정보를 수집함 • 비용 측면에서 대안에 대한 상호이익을 강조함 • 창의적인 대안 탐색을 위해 열린 마음을 유지함 • 상대방을 비난하는 말은 삼가야 함 • 시간적 여유를 두고 협상을 함 • 자기입장을 내세우기보다 상대방도 함께 할 수 있는 공통분모를 찾음 • 선택할 수 있는 대안을 많이 만들어 놓음 • 상대의 이해에 초점을 맞춰 상대가 진정으로 원하는 것이 무엇인지 간파함

노사관계

<table>
<tr><td>노사관계</td><td>• 노동조합의 대표자와 사용자 입장에서의 경영자가 상호 대등한 입장에서 단체교섭을 통해 노동조건을 결정하는 것</td></tr>
<tr><td>노사관계의 이중성</td><td>• 노사관계의 대립이 '경영자-노동조합'관계(대등)와 '경영자-종업원'관계(종속)의 2가지 측면의 이원적 관계에 있음
㉠ 근무하는 측면에서는 협동적 관계를 갖지만 생산성과의 분배 측면에서는 대립적 관계를 가짐
㉡ 생산목적 달성을 위한 상하관계로서 종속관계이지만 노동조합의 일원으로서는 대등관계임
㉢ 사용자가 경제적 목적을 위해 노동력을 제공한 노동자에게 그 대가로 임금을 지불한다는 점에서 경제적 관계이며, 집단생활이라는 점에서 사회적 관계임</td></tr>
<tr><td>노동조합</td><td>• 근로자가 주체가 되어 자주적으로 단결하여 근로조건의 유지·개선 기타 근로자의 경제적·사회적 지위의 향상을 도모함을 목적으로 조직하는 단체
• 헌법과 「노동조밥 및 노동관계조정법」에 보장된 노동3권: 단결권, 단체교섭권, 단체행동권

[노동3권]
㉠ 단결권: 근로자가 사회경제적 지휘향상과 근로조건 유지 개선을 위해 단체를 결성하거나, 그러한 단체에 가입하고 유지를 위한 단결을 할 수 있는 권리
㉡ 단체교섭권: 노동3권 중 가장 핵심적인 권리로, 사용자 또는 사용자 단체와 집단적으로 교섭할 권리로, 단체교섭권 결렬 시 실효성있는 단체행동이 가능함
㉢ 단체행동권: 집단적 활동을 할 수 있는 권리(노조활동, 노동쟁의)

[단체행동권(노동쟁의)]
㉠ 파업: 노동조합 직원들이 집단적으로 노동에 참여하지 않는 쟁의 행위
㉡ 태업: 기반이 취약한 노동조합에서 주로 행하는 쟁의행태로, 노동에 참여하지만 작업목표에 달성하지 못하도록 작업능률을 최소화함
㉢ 불매운동: 제품 판매나 서비스를 제공하지 않고 일반 대중에게 제품을 구매하지 않도록 호소하여 사용자에게 압력을 가함
㉣ 시위: 노동조합의 대표나 조합원들이 피켓을 들고 노동쟁의 중임을 사용자와 대중 및 다른 노동자들에게 알리는 것
※ 직장폐쇄: 사용자의 노동쟁의로 노동자들의 직장 출근을 저지하여 노동조합의 쟁의행위에 대한 대항수단으로 활용함

[노동조합 특징]
㉠ 근로자의 주체적 단체: 노동조합은 근로자가 주체가 되어 조직한 단체임
㉡ 근로자의 자주적 단체: 노동조합은 노동자의 자주적인 견해에 의해 조직되고 운영되므로 외부로부터 지배, 간섭 등이 배제되어야 함
㉢ 단체교섭을 통한 투쟁적 단체: 노동조합은 단체교섭을 통한 합의가 결렬되면 파업, 태업 등 단체행동을 할 수 있음

[노동조합 기능]
㉠ 경제적 기능: 조합원 전체의 노동생활의 조건을 가능한 좋은 조건으로 개선하기 위한 가장 기본적 기능
㉡ 공제적 기능: 질병·재해·실업 등으로 노동능력 상실에 대비하여 기금을 설치하여 상부상조하는 기능으로 조합원의 노동생활 안정을 위함
㉢ 정치적 기능: 노동조합이 국가나 공공단체를 대상으로 노동관계법의 제정 및 개정, 노동시간의 단축, 사회보장의 실시 등을 요구하는 기능</td></tr>
</table>

병원 노사관계	• 조직구성원 중 여성 인력의 비중이 높고, 여러 직종이 있어 급여 형태와 급여체계가 복잡하여 노사관계가 파행하는 요인이 많음 • 계층 간의 갈등이 심각하고 의료직 우대 현상으로 대화에 어려움이 따름 • 모든 직종의 대표성을 인정받지 못해 단체교섭 파행의 요인이 됨 • 병원의 지불능력을 도외시하고 대기업의 근로조건 등 감당할 수 없는 요구를 무분별하게 강조함 • 병원 특성상 환자 생명을 위협하지 않아야 하므로 쟁의행위가 제한됨
노사관계 개선방안	• 경영자는 근로자의 행복과 이윤추구를 동시에 보장하는 제도를 마련해야 함 • 효과적인 쌍방향 의사소통과 인사고과 시스템을 도입하여 활용함 • 노사관리 전담부서를 병원 경영조직 내에 설치함 • 노조 가입에 관한 행정정책을 도입하고 노동자들의 상황을 이해하고 배려함 • 경영참가제도(노조의 경영권 참여), 노사협의체(노사 간 대화의 장) 등을 운영함

• 필수 학습 주제 셀프 점검표 •

주제를 읽고 학습한 내용이 머릿속에 정확히 떠오르는지 셀프 점검해봅시다.

점검 주제	학습 완료	학습 미흡
인적자원관리 특성 및 병원 인적자원관리의 중요성		
인적자원관리 과정		
인적자원관리 발전단계		
인적자원관리의 과거와 현재 비교		
길리스의 간호인력 산정 접근방법(서술적, 산업공학적, 관리공학적 접근방법)		
환자분류체계 종류(원형평가체계와 요인평가체계 비교)		
내부모집과 외부모집 비교		
인작자원 적정 배치의 원칙		
근무표 작성 방법(집권적, 분권적, 주기적 근무일정표)		
간호전달체계 종류(사례방법, 기능적 분담법, 팀 간호법, 일차간호방법, 모듈간호법, 사례관리법, 매니지드 케어)		
조직사회화 전략		
인력개발 방법(예비교육, 실무교육, 보수교육 등)		
교육방법(토론, 사례연구, 감수성훈련, 비지니스 게임법, 인바스켓 기법 등)		
경력개발 개념 및 목적		
임상경력 사다리		
승진 기준(연공서열주의와 능력주의 비교)		
승진제도 유형(연공승진제도, 직계승진제도, 자격승진제도, 대용승진제도, 조직변화 승진제도)		
직무수행평가 특징 및 목적		
직무수행평가 방법(도표식 행정척도법, 서열법, 체크리스트 평정법, 강제배분법, 중요사건기록법, 일화기록법, 목표관리법, 행태중심 평정척도법 등)		
직무수행평가 시 유의사항		
직무수행평가 시 발생 가능한 오류(후광효과, 혼효과, 중심화 경향, 상동적 착오, 논리적 착오 등)		
보상의 종류(외적보상과 내적보상 비교)		
임금의 종류(기본급, 수당 등)		
복리후생 개념 및 법정 복리후생		
이직의 영향		
직원훈육 과정 및 훈육의 원칙		
협상의 종류(분배적 협상과 통합적 협상 비교)		
노사관계, 노동조합, 노동3권		

V.

지휘

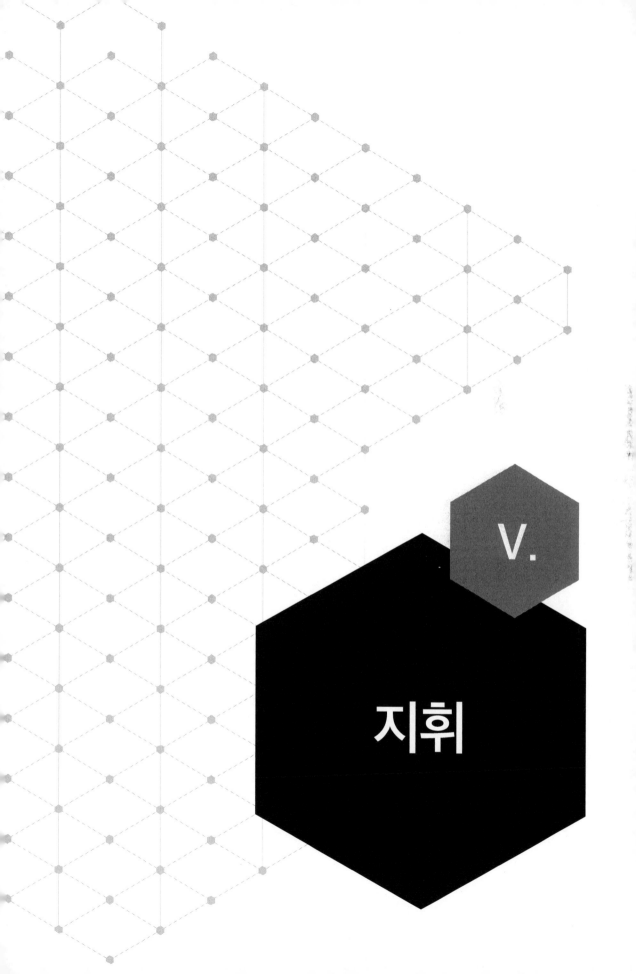

01 지휘와 리더십

<table>
<tr><td>지휘</td><td>
• 조직구성원들이 조직의 목표달성을 위해 자신들의 과업을 적극적으로 수행하도록 유도하는 관리기능
• 조직의 목표달성을 위하여 리더가 구성원에게 동기를 부여하고 이끌어나가는 것으로 생산성 향상을 위해 상호작용하는 것
• 일정한 목적을 효과적으로 실현하기 위하여 집단행동의 전체를 통솔하는 것

[지휘의 기능]
• 지시, 감독, 조정하는 관리활동
㉠ 지시기능: 직원들의 업무를 구체적으로 지시하고, 방향을 제시하며 인도함
㉡ 감독기능: 직원들의 업무를 관찰, 평가하여 그 결과를 인정하거나 교정함
㉢ 조정기능: 구성원들이 조화를 이루며 함께 일하게 하는 활동으로 행위의 통제와 직무범위의 조정 등을 통해 이루어짐
• 동기부여기능
• 집단행동을 통솔하는 기능(지도성 없이는 효과적 지휘 불가)
• 의사소통기술과 갈등관리
</td></tr>
<tr><td>리더십
(지도성)</td><td>
• 조직의 목표 달성을 위해 조직 내 개인 및 집단의 의욕을 고무하고 능동적으로 활동을 촉진하여 조정하는 기술과 영향력을 행사하는 과정 → 구성원의 행동이 목표달성을 향하도록 영향을 미치는 과정
• 리더십은 리더와 추종자 및 환경적 변수 간의 상호작용의 관계를 포함: 리더는 그가 통솔하는 집단의 목표와 자신의 능력에 의해 추종자의 행동에 영향을 미치는 한편, 환경적 변수로부터 영향을 받기도 함
• 비공식적으로도 리더십은 존재함
• 리더십의 본질: 동기부여 능력, 카리스마적 속성, 조직 분위기를 이끄는 능력, 개인과 조직의 목표를 조화시키는 능력
• 조직의 공동 목표 달성을 위하여 집단의 구성원에게 영향을 미치는 과정
: 사람을 변화시키고(transform), 새롭게 하며(renew), 힘을 북돋아주고(energize), 영감을 줌(inspire)

[리더십의 기능]
㉠ 분석적 기능(상황판단의 기능): 조직목표 달성을 위해 상황에 관한 정확한 정보를 기초로 하여 무엇을 이루어야 하는지를 분석·판단함
㉡ 통합적 기능(집단통일 유지의 기능): 조직 내 중복 또는 갈등을 가져오는 의견이나 목표 등을 조정하며 통일성을 확보·유지하는 기능
㉢ 도구적 기능(조직 목표달성의 기능): 구성원에게 능력을 최대한으로 발휘하도록 설득하여 목표를 효과적으로 달성하게 하는 기능

<table>
<tr><th>관리자</th><th>리더</th></tr>
<tr><td>
• 공식적 조직 내의 직위를 가짐
• 직위에 부여된 공식적 권한에서 영향력이 나옴
• 지위에 수반되는 권한에 기초한 합법적 권력을 가짐
• 특정 기능, 의무, 책임을 수반함
• 조직 목적 달성을 위한 인간, 환경, 돈, 시간 등의 자원을 다룸
• 지도자보다 통제를 위한 더 큰 공적 책임을 지님
• 업무적 결과를 강조함
• 자발적 추종자보다 비자발적 추종자도 지휘함
• 언제, 어떻게 할 것인가에 관심 → 일을 옳게 함
</td><td>
• 위임된 권한은 없지만 영향력과 같은 다른 의미의 권력을 지님
• 지도자 개인의 가치관, 인격, 전문지식에서 그 영향력이 나옴
• 추구하는 목적이 조직 목적에 반영될 수도 있고 반영되지 않을 수도 있음
• 공식 조직의 부분이 아닐 수 있음
• 관리자보다 폭넓고 다양한 역할을 수행함
• 그룹과정, 정보수집, 피드백, 임파워링 등에 초점을 둠
• 대인관계를 강조함
• 자발적 추종자를 지휘함
• 무엇을, 왜 할 것인가에 관심 → 옳은 일을 함
</td></tr>
</table>
</td></tr>
</table>

02 리더십이론

특성이론

특성이론	• 특성이론은 성공적인 리더들이 가지고 있는 일련의 공통적인 특성을 규명하려는 이론으로 1940년대의 주된 리더십이론 • 리더의 특정한 자질은 타고나는 것이라 소수의 사람들만이 위대해 질 수 있다는 입장 • 한계점에도 불구하고 최근에는 '카리스마적 리더십'의 이름으로 다시 재조명되고 있음 **특성이론 한계점** • 리더는 만들어지는 것이 아니라 타고나는 것이라 봄 • 가장 중요한 자질이 무엇인지에 대한 언급이 없음 • 통합된 전체로서 인간을 보지 못했음 • 특성이 리더십 유효성에 어떤 영향을 미치는지에 대한 명확한 이유 제시 못함 • 하급자의 영향과 환경적 영향 및 상황적 요인을 고려하지 않았음

행동이론

행동이론	• 리더의 행동과 유형을 연구하여 '**리더는 부하에게 어떻게 행동하는가**'를 연구주제로 하는 1950-1960년대의 주된 리더십이론 • 리더십 행동의 측정을 통해 리더가 자신의 행동에 대한 이해를 넓히고 개선하도록 하는데 유용한 틀을 제공함 • 효과적인 리더가 가진 행동유형을 탐색하고, 이 행동유형을 훈련시키면 지도자를 만들 수 있다고 봄 • 행동이론: 배려-구조주도 리더십, 직무중심적 구성원 중심적 리더십, 3원론적 관점, 관리격자이론 [행동이론의 한계] • 리더와 추종자의 행동을 분리하여 기술하고 있음 • 리더십의 행동이 추종자의 어떤 요인을 매개로 성과와 만족에 영향을 미치는지 밝히지 못함 • 관계지향적 행동의 중요성을 강조하였지만 모든 상황에 적합한 리더십 유형은 없다고 주장함 • 상황변수가 고려되지 않아 모든 상황에 효과적인 행동유형을 발견할 수 없음 • 교육훈련을 통해 리더십 개발이 가능하다고 보았으나 훈련프로그램의 효과에 대한 검증이 제대로 이루어지지 않음
배려-구조주도 리더십	(↑ 배려 / 구조주도 →) 낮은 구조주도 높은 배려 | 높은 구조주도 높은 배려 낮은 구조주도 낮은 배려 | 높은 구조주도 낮은 배려 • **배려-구조주도 이론(오하이오 주립대학 연구)** • **배려와 구조주도**라는 2가지의 지도자적 행동을 **동시에 보여줄 수 있다**는 관점으로 행동을 단일한 연속체로 보지 않고 2개의 **독립된 각각의 연속체**로 봄 • 효과적인 리더들은 구조주도가 높거나 배려가 높은 쪽에서 발견되나, 어떤 유형이 가장 효과적인 리더십인지 명확한 답은 내리지 못함 • 관리격자 이론, 상황대응 리더십이론에 영향을 미침 • 배려 행동: 지도자와 종업원 간 관계에서 신뢰, 지원, 관심을 드러내기 위한 의사소통과 행동으로 구성됨(인간관계 지향) • 구조주도 행동: 지도자가 종업원의 업무(직무)수행과 관련하여 기획, 조직, 지시, 통제를 위한 행동으로 구성됨(업무 지향)

직무 중심적 구성원 중심적 리더십	• 미시간 대학 연구: 2원론적 **업무중심(생산지향)** 리더십과 **구성원중심** 리더십 두 가지 유형을 분류함(Likert) • **직무중심** 리더십과 **구성원중심** 리더십은 동일 차원의 **양 극단에 위치**하므로 **한 리더에게 동시에 두 가지 유형이 나타날 수 없음** ㉠ 직무 중심적 리더십: 리더가 생산과업을 중요시하고 공식적 권한에 의존하여 구성원들을 세세하게 감독·통제하는 행동 유형 ㉡ 구성원 중심적 리더십: 구성원과의 관계를 중요시하여 구성원의 욕구 충족과 발전 등에 관심을 가지며, 구성원에게 권한 위임하여 자유재량에 맡김 • 생산성이 높은 집단에서 구성원중심 리더십이 많이 발견되며 구성원중심 리더십에서 구성원의 직무 만족도가 높음 • 집단 생산성과 구성원의 만족감에는 일관성이 없음
3원론적 관점	• **아이오와 대학 연구**: 리더십 행동이 일련의 **연속선상**에서 **전제형, 민주형, 자유방임형**으로 분류된다고 봄(**3원론적 관점, 화이트&리피트**) • 리더십의 기본유형을 **지도자의 권한**과 **구성원의 참여**를 기준으로 리더십을 3가지 유형으로 분류함

	전제형(권위형) 리더십	민주형 리더십	자유방임형 리더십
특성	• 집단에 대한 강한 통제 • 강제적 동기부여 • **독단적 의사결정** • 상의하달식 의사결정 • 직위의 차이 강조(권력은 리더에게) • 처벌을 위한 비난 • 성취지향적, 업무중심적 리더십	• 집단에 대한 통제를 최소화 • 경제적 보상, 자아보상으로 동기부여 • **구성원의 참여로 의사결정** (너와 나보다 '우리'를 강조) • 상의하달식과 하의상달식 의사소통 (자유로운 수평적 의사소통) • 건설적 비평	• 허용적이고 통제가 전혀 없음 • 구성원의 요청 시 지지로 동기 부여 • 의사소통 통로 다양 • 지시를 거의 하지 않음(비지시적) • 구성원의 참여로 의사결정, 집단 강조(책임은 부하에게 전가함) • 비평하지 않음
적용 상황	• **응급상황이나 위기 발생 시** • 군대 등 관료집단 • 구성원의 경험, 지식 부족 시 • 구성원이 리더의 능력을 절대적으로 신뢰하는 경우	• 평상시 상황 • 구성원 간 협동과 조정이 필요한 경우	• 연구소와 같은 전문조직 • 문제가 잘 규명되지 않고, 대안적 해결책을 필요로 하는 상황 • 구성원 역량이 뛰어나 스스로 해결을 원할 때
장점	• 응급상황이나 위기상황 시 효과적 • 예측 가능한 안정된 집단 활동 → 혼돈의 완화로 생산성 증가	• 구성원 간 협동과 조정을 통한 팀워크 향상 • 구성원이 의사결정 참여를 통한 업무에 대한 만족감, 책임감 상승 • 구성원의 자율성, 능력개발에 용이	• 모든 구성원이 동기 부여되고 자기 지시적일 경우 가장 많은 창의성, 생산성 산출
단점	• 창의성, 자기동기화 및 자율성의 감소 • 집단의 참여 저해, 구성원의 낮은 성장과 만족도	• 시간 소모가 많음(양적 비효율성) • 신속한 의사결정 필요시 혼돈 야기	• 비지시적 리더십으로 인한 구성원의 불안정, 비구조화, 비효율성 → 혼돈 초래 • 무감동, 무관심 야기

관리격자 이론(관리그리드 이론)

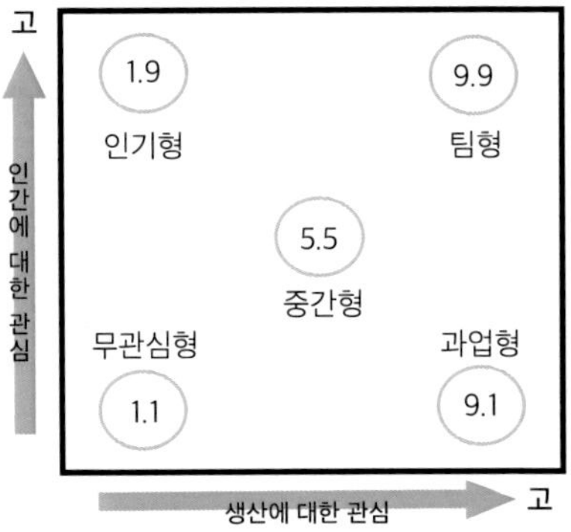

- **블레이크와 모우턴**은 오하이오 주립대학의 **배려-구조주도 리더십 이론을 확대**
- 리더의 관심 중 **X축**에는 **생산**에 대한 관심을, **Y축**에는 **인간(종업원)**에 대한 관심으로 하여 이를 9등급으로 나누어 **81격자**의 리더십 유형이 존재하며 그중 기본적인 형태로 5가지 리더십 유형을 소개함
- 관리격자 이론의 근본적 목적은 리더의 행동유형을 **팀형으로 개발**하기 위함

리더 유형	리더 특징
무관심형, 무기력형(1.1형)	• 생산(과업)과 인간에 대한 관심이 모두 낮음
인기형(1.9형)	• 인간에 대한 관심은 매우 높으나 생산에 대한 관심은 매우 낮음
과업형(9.1형)	• 생산에 대한 관심은 매우 높으나 인간에 대한 관심은 매우 낮음
중도형, 타협형(5.5형)	• 리더는 생산과 인간에 대해 적당히 관심을 가짐 • 과업의 능률과 인간적 요소를 절충하여 적당한 수준에서 성과를 추구함
이상형, 팀형(9.9형)	• 리더는 인간과 생산 모두에 관심이 많은 가장 이상적 리더 유형 • 리더는 구성원과 조직의 공동목표 및 상호의존관계를 강조함 • 상호신뢰와 상호존중의 관계 속에서 구성원의 몰입을 통하여 과업을 달성함

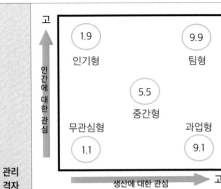

상황이론

상황이론

- 여러 **상황적 조건에 따른 리더십 행동**과 그 효과를 **집단의 성과**와 **구성원의 만족감**을 중심으로 분석함으로써 리더십의 효과성을 상황과 연계함
- 리더십이란 추종자와 지도자가 맡은 과업을 포함하는 리더십 상황의 산물로 보고, **상황에 가장 잘 부합하는 지도자**가 효과적인 지도자라 생각
- 1970년대의 주를 이룬 리더십 이론으로 **상황적합성 이론, 상황대응 리더십이론, 경로-목표 이론** 등이 있음

상황 적합성 이론 (피들러)

- 상황을 고려한 최초의 리더십 이론
- 집단의 성과가 **리더의 유형**과 리더에 대한 **상황의 호의성** 정도에 따라 달라진다는 것을 보여줌(상황에 따라 효과적 리더십 유형은 달라짐)

1) 리더의 유형(원인변수): LPC점수를 사용함(LPC점수: 리더가 가장 싫어하는 동료를 8점 척도로 평가한 점수)
LPC점수가 높을수록 관계지향적, 낮을수록 과업지향적 확률이 높음

2) 3가지 상황변수(상황적 호의성=상황적 매개변수): 그 상황이 리더로 하여금 집단에 대하여 자신의 영향력을 행사할 수 있게 하는 정도(8가지 상황)
① 리더-구성원 관계: 리더와 부하간 **신뢰감과 친밀감, 존경관계**가 존재할수록 상황의 호의성이 높음
② 과업의 구조화: 과업의 일상성 또는 복잡성을 뜻하며, 과업 목표의 명백성, 목표달성의 복잡성, 목표-경로의 다양성, 의사결정의 변동성 및 의사결정의 구체성 등을 나타냄. **과업이 구조화될수록** 상황의 호의성이 높음
③ 리더의 직위권한: 리더의 합법적·강압적 권력을 뜻하며 리더의 **직위권한이 강할수록** 상황의 호의성이 높음

3) 상황과 리더의 관계

- LPC 점수가 높은 리더(관계지향적 리더)
  - 상황의 호의성이 중간 정도인 상황에서 과업을 가장 잘 수행하는 경향을 보임
  - 리더와 구성원간 관계가 좋고 비구조화된 과업구조, 약한 리더의 직위권한
- LPC 점수가 낮은 리더(과업지향적 리더)
  ㉠ 상황의 호의성이 아주 높은 경우: 리더와 구성원 간 관계가 좋고, 구조화된 과업구조, 리더의 직위권한이 강함
  ㉡ 상황의 호의성이 아주 낮은 경우: 리더와 구성원 간 관계가 나쁘고, 비구조화된 과업구조, 리더의 직위권한이 약함
  → 상황의 호의성이 아주 높거나 아주 낮은 상황에서 과업을 가장 잘 수행하는 경향 보임

4) 리더의 효과성(결과변수): 리더의 유형(원인변수)와 상황의 호의성(상황적 매개변수)에 따라 결정됨

장점	단점
• 상황적 요소를 정립하여 리더십 연구에 포함시킴으로써, 리더십에 대한 새로운 관점 제공과 총괄적인 이해 증진에 기여 • 상황을 고려한 최초의 리더십 이론	• LPC 측정문항에 대한 신뢰성과 타당성이 낮음 • 리더십 유형의 분류를 하나의 연속선상에 있는 양극단으로 봄 • 상황요소의 의미가 불분명함

상황호의성
높음 ◀────────────────▶ 낮음

리더-구성원관계	좋음	좋음	좋음	좋음	나쁨	나쁨	나쁨	나쁨
과업구조	고	고	저	저	고	고	저	저
리더의 직위권력	강	약	강	약	강	약	강	약

상황대응 리더십이론 (허시& 블랜차드)

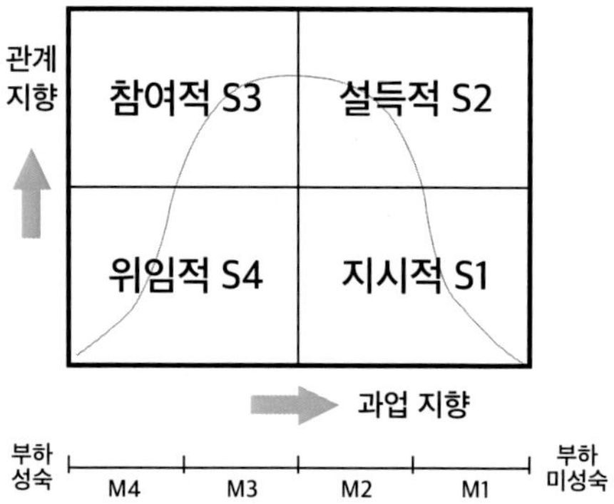

- 오하이오 대학의 리더십 연구(배려 - 구조주도이론)을 바탕으로 리더의 행위를 **과업지향행위**와 **관계지향행위**의 2차원을 축으로 하여 4분면으로 분류한 후 상황적 요인으로 **구성원의 성숙도**를 추가하여 리더십에 대한 **3차원 모형**을 제시함
- 리더십의 효과가 **부하의 성숙도 수준**에 달려 있으며 하급자의 성숙도를 높이는 것이 리더의 임무임
- **가장 이상적이고 최선의 리더십은 없고** 상황에 따라 달라져야 함
- **하급자들의 성숙도가 높아져감에 따라** 직무상의 지시나 명령 같은 과업지향적 행동을 줄이고 **관계 지향적 행동을 늘려야** 함

[리더십 유형]

지시적 리더십	• 낮은 관계지향적 행동, 높은 과업지향적 행동 • 구체적인 업무를 지시하고 과업수행을 **엄밀히 감독**하는 유형 • 부하직원의 성숙도가 낮을 경우(능력, 의지 모두 낮은) 효과적(M1)
설득적 리더십	• 높은 관계지향적 행동, 높은 과업지향적 행동 • 의사소통 초점을 **목표달성**과 **정서적** 지원 양측에 맞추지만 **최종결정은 지도자**가 함 • 쌍방향 의사소통과 집단적 의사결정을 지향함 • 부하직원의 능력정도는 낮으나 의지가 있는 경우에 효과적(M2)
참여적 리더십	• 높은 관계지향적 행동, 낮은 과업지향적 행동 • 의사결정과정에서 부하와 의견을 교환하면서 조정하는 리더십 유형으로 부하들과의 **인간관계를 중시**하며 **민주형**의 행위를 보임 • 부하직원의 능력정도는 높으나 의지가 낮은 경우에 효과적(M3)
위임적 리더십	• 낮은 관계지향적 행동, 낮은 과업지향적 행동 • 의사결정과 업무수행의 책임을 부하에게 **위임**하는 **적극적인 민주형** 리더 • 성숙도가 높은(능력과 의지가 모두 높은) 부하직원에게 효과적(M4)

경로-목표 이론 (하우스&미첼)

- 동기부여의 **기대이론에 바탕**을 두고 리더의 행동에 영향을 미치는 **상황적 변수**에 대한 실제적인 연구를 토대로 경로-목표 이론을 개발함
- 상황적 변수: **부하의 특성**과 **환경적 요인**
- 리더의 행동이 **조직구성원들의 동기부여, 만족 및 직무수행능력 등에 어떤 영향을 끼치는가**를 밝히고자 함
- **구성원들의 기대(목표경로)와 유의성(목표에 대한 매력)**에 영향을 미치는 정도에 따라 리더의 유형과 행위에 대한 동기가 나타남
- **리더가** 구성원들의 동기를 유발하여 **목표에 대해 스스로 인지하고 개발**하게 하여 **목표 달성을 위한 경로를 제시**하거나, **그 경로를 한층 수월하게** 해주어 **구성원들이** 자기가 얻고자 하는 **목표를 달성하는 것이 가능하다는 기대를 높이는 데** 중점을 둠

[상황별 리더십 유형과 특징]

	리더의 특성	**구성원**의 특성 (능력, 통제위, 욕구와 동기 등)	**환경적** 요인(효과적인 상황) (과업특성, 작업진단, 조직특성 등)
지시적 (도구적) 리더십	• 리더가 구성원들에게 구체적 지침과 표준을 제공하여 규정을 준수하도록 일일이 지시하고 안내함	• 과업경험(업무수행능력) 부족 • 자신감 결여 • **외적통제위** • 안전욕구가 강한 구성원	• **비구조적 과업**(모호한 과업), **반복적** 과업 • 비상 상황, 시간이 촉박한 경우 • **리더가 강력한 직위권한**을 가진 경우
지원적 (후원적) 리더십	• 리더가 **구성원의 복지와 욕구**에 관심을 보이며 우호적이고 **인간적인 관심**을 가짐 • 오하이오 주립대학연구의 **배려주도형**과 유사함	• 과업경험(수행능력) 있음 • **자신감 결여** • 실패에 대한 두려움 • 소속욕구와 존경욕구가 강함 • **높은 사회적 욕구**	• **과업이 구조화된 경우** • 공식적 권한체계가 명확하고 관료적인 경우 • 직무상 협조적 분위기가 필요한 경우 • 과업이 어렵거나 스트레스, 좌절감을 유발할 경우
참여적 리더십	• 리더가 의사결정과 업무수행에 구성원들을 **참여**시켜 부하의 제안과 의견을 고려하지만, **의사결정만은 리더 자신이 함**	• 내적통제위 • 과업수행에 충분한 지식을 가짐 • **높은 독립심, 성취욕구, 자존감** • **부적절한 보상에 불만을 지님**	• 조직의 상황이 불확실한 경우 • 비구조적 과업(모호한 과업), 반복적이지 않은 과업 • **구성원 개인목표와 조직목표가 양립된 경우** • **독자적 과업**으로 **내재적 동기**를 유발할 수 있는 경우
성취 지향적 리더십	• 리더가 구성원들에게 도전적인 목표를 설정해주고 구성원들에게 최대의 능력을 발휘하도록 자극함 • **목표달성 책임은 부하에게** 있음	• 구성원이 **성취지향적**인 성향을 지님(자존감, 성취감, 부적절한 보상 불만족) • **참여적 리더십**과 유사한 상황 • 구성원이 **일상적** 업무만 반복하고 **도전 없는 조직생활**을 하는 경우	

장점	단점
• 리더십 과정의 중요한 **상황요소**를 정립(피들러 이론보다 진일보) • 다양한 상황에 따른 효과적인 리더십 유형을 제시하여 복잡한 조직 내에서 리더십을 이해하는 데 도움을 줌	• 이론의 복잡성으로 검증이 어렵고 실제 조직상황에서 적용이 어려움 • 기대이론에 입각하여 그 한계를 벗어날 수 없음 • 동기부여의 관점에서만 리더십을 이해함 • 리더 행동유형의 측정에 대한 신뢰성 문제 • 상황변수의 정의와 변수간의 인과관계가 명확하지 않음

현대적 이론: 거래적 리더십과 변혁적 리더십

거래적 리더십	• **안정**을 지향하는 **교환적** 리더십으로 리더는 실용주의적 가치관을 바탕으로 거래적인 교환역할을 함(사회교환이론에 기초함) • 리더의 역할: 부하들이 작업의 결과로 얻으려는 것이 무엇인지를 인식하고 부하들이 과업을 완수했을 때 부하들이 원하는 바를 제공함 • 부하들의 노력에 대한 대가로 **성과에 대한 보상약속**이 있어야 함(**조건적 보상**) • 부하들이 원하는 **보상을 얻기 위해 무엇을 해야 하는지** 인식하고 부하들의 **역할을 명확히** 함 • 리더는 업무가 조직의 목표와 다른 방향으로 잘못되어 갈 때 **수정을 위한 개입**을 함(**예외적 관리**) • 업무가 반복적이고 기대된 성과 수준이 측정될 수 있는 상황에서 효과적
변혁적 리더십	• 공유된 비전 → 동기유발 → **자아실현(조직비전 달성)** = **내적보상** • **구성원의 가치, 신념, 욕구체계를 변화**시켜 조직의 성과 제고 • **가치, 비전, 권한의 부여** 등을 통해 구성원을 지도하고 **동기를 부여**하여 **기대 이상의 성과**를 도출하게 하는 과정 • 조직의 미래에 대한 **비전**을 심어주고 **변화**를 지향하는 리더십(비전제시형 리더십) • 자아실현과 같은 개인적 목표를 동경하도록 동기부여함(∵ 자아실현이 곧 조직비전의 달성) • 부하들에게 장래의 비전 공유를 통해 몰입도를 높여 부하가 원래 **목표한 성과 이상을 달성**하도록 동기부여함 • 리더의 핵심기능: 가치판단, 비전 제시, 코칭, 권한의 부여, 팀 결정, 질 향상 등 • 변혁적 리더십의 4가지 특성: **리더의 카리스마, 고무적(영감적) 동기부여, 지적 자극(문제해결 장려), 개별적 배려(개별적 관심)**

	거래적 리더십	변혁적 리더십
목표	안정 지향	변화 지향
현상	현상 **유지**를 위해 노력함	현상을 **변화**시키고자 노력함
목표지향성	현상과 괴리되지 않은 목표 지향(**현실적** 목표)	현상보다 매우 **이상적**인 목표 지향
전망	**단기적** 전망	**장기적** 전망
동기부여	**즉각적, 가시적**인 보상으로 동기부여	자아실현(내적보상)과 높은 수준의 개인적 목표의 동경으로 동기부여
행위표준	부하들은 규칙과 관례를 따름	변화적이고 새로운 시도에 도전하도록 부하를 격려함
문제해결	문제를 해결하거나 해답을 찾을 수 있도록 알려줌	부하들이 **스스로 해결책**을 찾도록 격려하거나 함께 일함 (구성원에게 **자율과 책임** 부여)

새로운 패러다임의 리더십

슈퍼 리더십

- 구성원들을 **스스로 리더가 되도록** 이끄는 과정으로 **구성원을 셀프 리더**로 키움
- 슈퍼리더 자신이 스스로 훌륭한 셀프리더의 모델이 되어야 함
- 슈퍼리더는 구성원들이 자기목표 설정, 자기관찰, 자기보상 등 셀프리더십 과정을 실천함에 따라 보상과 질책을 균형있게 사용해야 함
- 셀프리더십 발휘가 촉진될 수 있는 시스템 조성: 조직문화, 기술시스템, 권한관계, 자원공급 등
- 구성원들이 셀프리더가 되게 하는데 초점을 두고 있으므로 **팔로워 중심의 이론**으로 **구성원의 자기관리역량에 초점**

셀프 리더십

- 스스로를 리드하는데 필요한 행동이나 사고와 관련된 일련의 전략으로, 구성원 스스로 셀프리더가 되어야 함
- 구성원 각자가 변화와 성장을 위해 자신에게 스스로 동기부여하면서 영향력을 행사하는 리더십(자기통제이론에 기초함)

[셀프리더의 3가지 전략]

㉠ 행동지향적 전략: 자아인식을 높이고자 노력하는 전략으로 자기관찰, 자기목표설정, 자기보상, 자기교정피드백, 자기비평, 자기역할 등을 포함

㉡ 자연적 보상: 과업의 즐거움에 의해 동기유발이나 보상을 갖게 되는 것을 의미함. 직무에서의 즐거움과 몰입(내적보상)

㉢ 건설적 사고: 자신과의 긍정적인 대화를 통하여 건설적인 사고패턴과 행동방식을 바꾸어 성과에 긍정적인 영향을 줌

섬김 리더십

- 구성원을 무조건 섬기기만 하는 것이 아닌, 섬김과 지도가 부단히 이어지는 리더십으로 부하의 능력을 신뢰하고 수용하며 방향을 제시함
- 구성원의 자발적 헌신은 리더의 희생이나 헌신, 즉 누군가를 시중드는 과정에서 생긴다고 전제함
- 상호작용을 통한 이해증진, 사람을 목적으로 인식, 수직계층의 붕괴, 추종자의 자기성장 등을 통해 이루어짐
- 5-poiont Star 모형: 영감(Inspire), 지원(Support), 훈련(Train), 인정(Acknowledge), 보상(Reward)

팔로워십

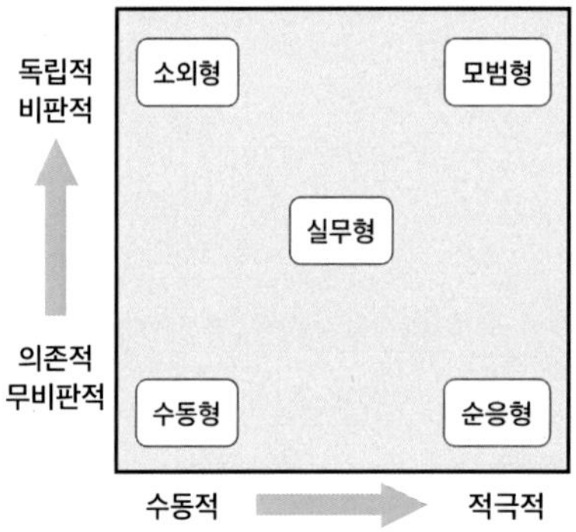

- 리더보다 팔로워를 함양하는데 관심을 가져야 함
- 팔로워가 조직의 목표달성을 위해 역량을 키워나가고 적극적인 참여를 통해 주어진 역할에 최선을 다하는 과정
- 팔로워를 **수동적·적극적 행동**과 **의존적(무비판적)·독립적(비판적) 사고방식**으로 구분하여 5가지 유형으로 분류함

팔로워 유형	설명
모범형	• 스스로 생각하고 알아서 행동하는 유형(솔선수범형) • 리더에게 건설적 비판 수행
소외형	• 독립적이고 비판적인 사고를 하지만 적극적인 역할수행 하지않음 • 스스로 노력하지 않거나 불만스러운 침묵으로 일관함
수동형	• 깊이 생각하지 않고 역할수행에도 열심히 참여하지 않음 • 책임감 결여, 지시받지 않으면 행동하지 않음 → 팔로워십의 진정한 의미를 새로 배워야 함
순응형	• 독립적이고 비판적 사고가 미흡하여 리더의 판단에 지나치게 의존하려는 성향을 띠지만 적극적으로 역할수행에 참여함(예스맨st) • 권위적 리더는 권력욕을 충족시키기 위해 순응형 팔로워를 선호함
실무형	• 비판적이지 않으면서 리더가 시키는 일은 잘 수행하지만 그 이상의 모험은 하지 않는 유형 • 팔로워 중 가장 많은 유형

양자 리더십	• 지도자는 통제보다는 조력자의 역할로서, 직원들이 낡은 기술을 버리고 새로운 기술에 대한 도전과 기회를 받아들이도록 격려해야 함 • 무질서(카오스) 개념에 근거하며, 과정보다 결과중심적
관계적 리더십	• 오늘날 우리 모두가 서로 연결되어 관계됨을 전제로 함 • 현대의 간호 리더십 기술에는 의료 현장과 대중들을 서로 연결시킬 수 있는 능력이 있어야 함을 강조(클라코비치)
공유적 리더십	• 변혁적 리더십의 권한부여 원칙에 근거를 두고 관계, 대화, 파트너십, 주변의 이해를 필수 요소로 함 • 공유적 리더십을 가진 여러 수준의 개인들이 상호 영향을 주고 받으며 업무에 참여하여 조직목표를 달성함

03 동기부여

<table>
<tr><td rowspan="3">동기부여</td><td colspan="3">• 동기부여: 인간으로 하여금 어떤 목표를 달성하도록 행동을 유발하고 행동의 방향을 설정하여 그 행동을 유지하도록 하는 심리적인 힘으로, 내적 심리상태로서의 동기를 실제 목표지향적 행동으로 실천하도록 하는 과정

[동기부여의 중요성]
• 조직 변화의 추진력이 되며, 조직 경쟁력을 향상시킴
• 업무수행에 대한 자신감과 자긍심을 갖게 하여 개인이 직무만족과 생산성을 향상시킴
• 일을 통해 자아실현을 할 수 있는 기회를 제공함
• 의료조직에서 동기부여의 중요성: 목표달성을 위한 시간과 비용의 절감 및 급여, 승진 등과 같은 외적 보상들에 따라 환자간호의 질이 향상되어 병원 생산성에 기여함</td></tr>
<tr><td rowspan="2">동기부여</td><td>내적 동기부여</td><td>• 일 자체의 직접적 관계에서 발생하는 성취감, 도전감, 확신감 등 내재적 보상들이 촉진요소가 되는 동기부여</td></tr>
<tr><td>외적 동기부여</td><td>• 일 자체가 아닌 직무환경과 같은 일의 외부요인에서 발생하는 동기부여(급여, 승진 등)</td></tr>
<tr><td rowspan="2">동기부여 이론</td><td>내용이론</td><td colspan="2">• ‘무엇이 사람들을 동기부여 하는가’을 다루는 이론으로 인간의 행동을 유발하게 하는 인간의 욕구나 만족에 초점을 둔 이론
• 동기부여 과정의 첫 단계를 다룸
예 매슬로우의 욕구단계이론, 앨더퍼의 ERG이론, 허츠버그의 2요인(동기-위생)이론, 맥클리랜드의 성취동기이론, 맥그리거의 XY이론</td></tr>
<tr><td>과정이론</td><td colspan="2">• ‘인간의 행동이 어떤 과정을 통하여 유발되는가’ 즉, ‘사람들은 어떻게 동기부여되는가’를 밝히는데 중점을 둔 이론
• 동기부여가 일어나는 과정(욕구가 행동으로 변환되는 과정)을 다룸
• 동기부여 과정에서 발생하는 제 변수와 변수 간 상관관계를 검토하는 데 초점을 둠
예 브룸의 기대이론, 아담스의 공정성 이론, 로크의 목표설정이론, 스키너의 강화이론, 아지리스의 성숙·미성숙 이론 등</td></tr>
</table>

동기부여-내용이론

욕구단계 이론 (매슬로우)

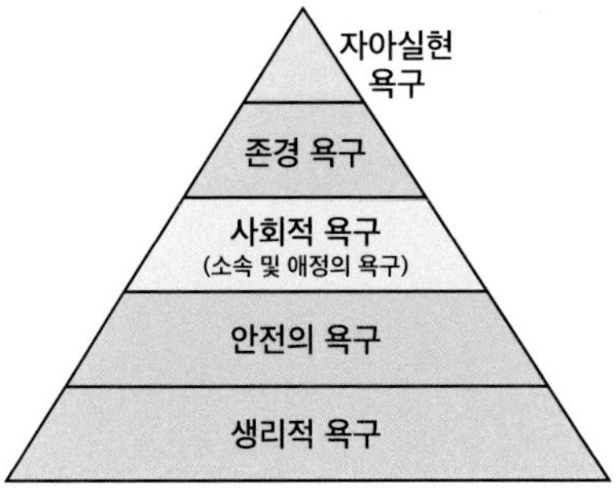

- 매슬로우는 인간의 욕구는 **타고난 것**으로 보았으며, 욕구의 강도와 중요성에 따라 다섯 단계로 분류함
- 인간에게 동기부여할 수 있는 욕구는 **단계적으로** 나타남
- 인간의 욕구체계는 매우 복잡하며 일단 만족된 욕구는 더 이상 동기부여 요인이 안 됨
- 두 가지 욕구가 **동시에 작용할 수 없음**을 가정함
- 욕구단계이론의 한계: 결핍의 원리는 저차원 욕구에서만 나타남, 실증적 검증이 어려움, 자아실현욕구의 개념이 모호하며, 욕구 간 경계가 불분명함, 5단계욕구 외에 다른 욕구 존재가능

[욕구단계 이론의 4가지 가정]

㉠ 인간의 욕구체계는 매우 복잡하다.
㉡ 일단 만족된 욕구는 더 이상 동기부여 요인이 아니다.
㉢ 상위수준의 욕구가 한 개인의 행동에 영향을 미치기 위해서는 일단 **하위수준의 욕구가 우선으로** 충족되어야 한다.
㉣ 하위수준보다는 상위수준의 욕구에 더 많은 충족방법이 있다.

단계별 욕구		내용	예시
1단계	생리적 욕구	• 삶을 유지하기 위한 가장 기초적 욕구	의식주에 대한 욕구, 휴식, 통풍, 난방장치, 최저임금 등
2단계	안전 욕구	• 신체적 및 감정적 위협으로부터 보호되고 안전해지기를 바라는 욕구, 물질적 안정	고용보장, 안전한 작업조건, 직무안정, 임금인상, 인플레이션에 따른 임금 인상 등
3단계	사회적 욕구 (소속 및 애정 욕구)	• 어디에 소속되거나 친교를 나누고 싶은 욕구	타인과 상호관계에 관한 욕구, 친교 분위기, 우호적 업무관계 등
4단계	존경 욕구	• 내적으로 자존·자율을 성취하는 욕구, 외적으로 타인으로부터 인정받고 집단에서 어떠한 지위를 확보하려는 욕구	직위, 성취의욕, 성과급 증가, 의사결정에의 참여, 승진의 기회, 책임감 부여, 중요업무 부여 등
5단계	자아실현 욕구	• 지속적 자기발전을 통해 성장하고 잠재력을 극대화하여 자아를 완성(성취)하려는 욕구	성공과 승진, 기술향상, 개인에 대한 통제능력, 자기발전, 도전적 과업, 창의성 개발, 잠재능력 발휘 등

ERG이론 (앨더퍼)

- 매슬로우의 욕구단계설을 3단계로 줄여서 개인의 욕구를 **존재**(Existence), **관계**(Relatedness), **성장**(Growth) 3가지로 제시함
- 매슬로우의 이론보다 **덜 경직**되어 있고 욕구는 **조정**될 수 있음을 제시함
- 하위욕구가 충족될수록 상위욕구에 대한 바람이 커지나, 반드시 하위욕구를 충족해야 상위욕구를 충족할 수 있는 것은 아님
- 하나 이상의 욕구가 **동시에** 작용가능하다고 보았으며 **충족이 좌절되었을 때 그보다 하위욕구에 대한 바람이 증대된다**는 **좌절-퇴행요소**가 추가됨
- 욕구구조에 있어서 **개인적인 차이**를 인정하고 존재, 관계, 성장의 개별적 충족보다 **통합적인 욕구의 자극**을 강조함

욕구	내용
존재욕구	• 의식주와 같은 **생리적, 물질적 욕구**를 의미하며 조직에서는 **임금**이나 **쾌적한 물리적 작업환경과 조건 등**이 포함됨
관계욕구	• 욕구단계이론의 안정욕구, 소속 및 애정, 일부 자존 욕구와 유사한 것으로 조직에서 **대인관계**와 관련된 것들이 포함됨
성장욕구	• **개인의 성장**을 위한 노력과 관련된 욕구로, 욕구단계이론의 **자아실현 욕구**와 유사하며 새로운 능력을 개발하는 일을 통해 충족 가능

<table>
<tr>
<td>동기-위생 이론 (허츠버그)</td>
<td>
• 매슬로우의 욕구단계이론을 확대하여 2요인론을 제안했으며, 인간에게는 이질적인 2가지 욕구가 동시에 존재한다고 주장함
• 동기부여 수단으로서 중요한 것은 위생요인이 아니라 동기요인이므로 동기요인 충족에 힘써야 함
• 위생요인은 불만요인으로서 충족되어도 만족하지는 않음
• 동기요인은 만족요인으로서 충족되지 못해도 불만족하지 않음
• 만족과 불만족은 반대관계가 아닌 별개의 개념으로 쓰임
• 동기-위생 이론의 한계: 만족과 동기부여를 같은 것으로 다루고 있다는 논리적 오류를 범하고 있음
<table>
<tr><th>위생요인(불만요인, 아담적 욕구)</th><th>동기요인(만족요인, 아브라함적 욕구)</th></tr>
<tr>
<td>• 직무 환경(작업조건)과 관련된 불만요인으로 환경 개선을 통해 불만을 감소시키거나 방지할 수 있음
• 불만요인 제거는 장기적 태도의 변화보다 단기적 변화만을 초래
• 근무만족을 위한 필요조건이지 충분조건은 아님
• 정책과 관리, 임금, 지위, 안전, 기술, 감독, 근무조건, 대인관계 등
• 매슬로우의 생리적, 안정, 소속 및 애정 욕구와 유사</td>
<td>• 직무 내용과 관련된 만족요인으로 충족되면 근무의욕이 향상되어 자아실현이 달성되어 장기적으로 업무효과가 높아짐
• 충족되지 못하면 만족을 느끼지 못하나 불만이 발생하지 않음
• 성취감(자아계발), 도전감, 책임감, 인정감(승진), 업무 그 자체에 대한 보람(내적보상), 직무충실, 성장과 발전 등 심리적요인
• 매슬로우의 존경의 욕구와 자아실현 욕구와 유사</td>
</tr>
</table>
</td>
</tr>
<tr>
<td rowspan="1">X-Y 이론 (맥그리거)</td>
<td>
<table>
<tr>
<td>X이론적 인간관</td>
<td>• 인간은 안정을 추구하고 변화를 싫어하며 수동적 행동을 함
• 인간은 선천적으로 일하기 싫어하며 책임을 회피하며 지휘나 통제받기를 좋아함
• 조직의 목적에는 무관심하며 안정과 경제적 만족을 추구함
• 생리적 욕구나 안전욕구 단계에서만 동기유발이 가능함
• 전통적 관리이론의 인간관
• 관리 전략: 강압적이고 권위적 관리전략</td>
</tr>
<tr>
<td>Y이론적 인간관</td>
<td>• 인간은 일을 좋아하고 자율적이고, 능동적이며 책임질 줄 아는 존재임
• 인간은 창의력을 지녔고 자기 규제 능력이 있어 조직목적 달성에 자기통제의 필요성을 인지함(자발적 자기 규제)
• 조직목적에 적극 참여하여 자아실현을 추구함(조직의 목표달성은 자아실현의 목적이 아닌 수단)
• 동기유발은 모든 욕구계층에서 가능함
• 현대적 관리이론의 인간관
• 관리 전략: 분권화, 참여적 관리와 같은 민주적 관리전략으로 구성원의 잠재능력을 개발하여 능력을 최대로 발휘하도록 동기부여</td>
</tr>
</table>
</td>
</tr>
<tr>
<td>성취동기 이론 (맥클리랜드)</td>
<td>
• 매슬로우의 상위욕구만을 다시 3개의 범주인 성취욕구, 권력욕구, 친교욕구로 구분함
• 개인적 욕구에 적합한 업무를 할당하고, 구성원을 선발하고 직무를 배치할 때 신중하게 구성원의 욕구를 고려해야 함
• 발전적인 직무수행을 하도록 동기를 유발하는 요인을 성취욕구로 보고 성취욕구가 높을수록 조직과 개인이 성장할 수 있음
• 조직 성공의 중요한 요소는 성취욕구가 높은 사람들로 조직을 구성하고 그들에게 성취동기를 높게 유지하는 것
• 성취동기가 높은 사람의 특성: 적절한 위험을 즐기며 도전적인 목표를 추구하며, 보상보다는 일 자체에 관심을 가지고 즉각적인 피드백을 원함
• 성취욕구가 최고로 발현되도록 직무를 도전적으로 설계하고 평가·보상체계를 성취결과 중심으로 바꿔야 함
<table>
<tr><th>욕구 유형</th><th>알맞은 업무</th></tr>
<tr><td>성취지향성</td><td>많은 책임과 권한이 주어지는 도전적 업무, 명확한 목적과 특정한 과업을 포함한 프로젝트, 어려운 목표</td></tr>
<tr><td>권력지향성</td><td>절약과 같은 유쾌하지 않은 업무, 타인을 통제하고 가르치는 업무, 대규모 프로젝트의 리더역할</td></tr>
<tr><td>친교지향성</td><td>독립적 직무보다 타인과 관계를 맺는 업무, 조화를 추구하고 도덕성(윤리성)을 촉진, 비공식조직 활동에의 참여</td></tr>
</table>
</td>
</tr>
</table>

동기부여 - 과정이론

기대이론 (브룸&레빈)

- 목표-경로이론(하우스&미첼)에 영향을 줌
- 자신에게 가장 중요하고 가치 있는 결과를 가져올 것이라는 믿음이 행동을 결정짓게 함
  → 직원들이 열심히 하면 결과를 얻을 수 있다고 생각할 때 더욱 열심히 일한다는 사실을 시사함: 능력에 적합한 업무를 맡겨 기대치 충족
- **동기부여**는 **사람들이 어떤 일을 원하는 정도(유인가)**와 **그 일을 성취할 수 있는 가능성의 정도(기대치)**에 달려있음
  → 보상에 대한 매력은 개인이 욕구 수준에 따라 다르므로, **욕구 수준에 따라 개인에게 알맞은 보상 제공**
- **동기부여**는 여러 행동전략을 평가하여 가장 중요한 결과를 가져오리라고 믿는 **행동전략을 선택하는 과정**

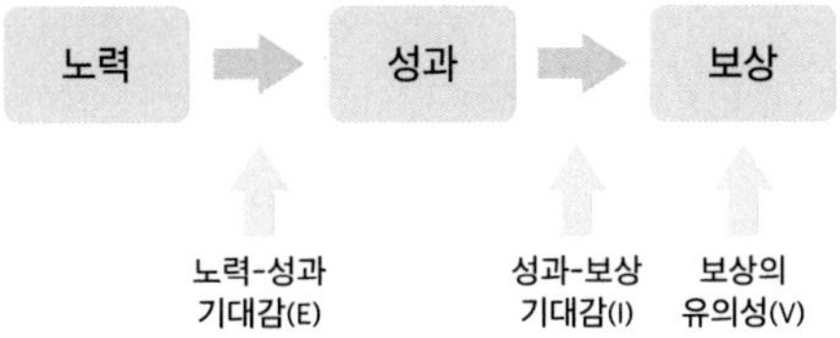

M(동기부여) = E(기대감) × I(수단성) × V(유인가)

- 기대감, 수단성, 유인가 중 어느 하나라도 0이면 동기부여는 일어나지 않음
- **기대감, 유인가, 수단성 모두** 개인의 **주관적** 믿음 또는 **주관적 확률**임
- 전체 동기부여 수준(M)은 음의 값을 가질 수 있음 (하기 싫어질 수 있음)

[동기요인이 되는 5가지 변수]

기대감(E) [0~1]	• **노력하면 성과를 달성할 수 있을 것이라는 주관적 기대**로 특정 활동을 통해 어떤 것을 얻을 수 있는 확률(Expectancy) • 행동이 실제로 결과(1차 산출)를 가져올 것이라고 믿는 정도로 노력과 성과의 연결
수단성(I) [-1~+1]	• 성과(1차 산출)의 결과(2차 산출)에 대한 기대감으로 **성과(1차 산출)**와 **보상(2차 산출)**과의 연관관계(Instrumentality) • 성과가 수단이 되어 **보상으로 연결되리라**는 주관적 기대감(보상에 대한 기대치)
유인가(V) [-n~+n]	• 개인의 욕구를 반영하여 어떤 특정 행동대안의 결과인 **보상에 대해 갖는 매력**의 강도로, 선호도라 할 수 있음(Valence) • **보상에 대해 만족하는 정도**이며, **개인의 선호도**라 할 수 있음
결과(보상)	• 행동의 결과나 보상으로, 개인행동의 성과인 1차적 결과와 그 결과에 따른 2차적 결과인 보상과 승진 등으로 구분(Outcome)
행동선택	• 마지막 단계인 행동 패턴의 선택으로, 행동대안과 기대되는 결과 및 그 중요성을 모두 비교·평가 후 자신의 행동을 선택함

공정성이론 (아담스)	• 페스팅거의 인지부조화이론과 호만스의 분배정의 이론에 기초를 둠 • 직무에 대한 만족은 **지각된 보상의 공정성(주관적)**에 따라 결정됨(노력과 보상의 합치) • **노력**의 결과로 얻어지는 **보상**과의 관계를 **동일조건에 있는 다른 사람과의 비교**를 통해 자신이 느끼는 공정성에 따라 행동의 동기가 영향을 받음 • 불공정성을 느끼는 경우: 자신이 다른 사람보다 보상이 더 크다고 느낄 경우 **죄의식**을 느끼며 더 적다고 느낄 경우 **불만**을 느낌 • 공정성을 느끼면 동기부여가 되어 생산성이 향상되고 **불공정성을 느끼면 조직이탈, 동기감소, 생산성감소의 결과를 가져옴** • 동기부여 있어서 직원들의 지각의 중요성을 인식해야하며 **직원들과 자신의 지각세계는 다를 수 있음**을 간과해서는 안 됨 • 공정성 또는 불공정성에 대한 결정은 **개인적 차원**뿐만 아닌 **조직 내외의 다른 직원과의 비교**를 통해서도 이루어 질 수 있음 • 공정성과 불공정성은 **개인의 주관적 판단**에 의해 결정됨 • 과학적 관리론의 생산성 향상을 위한 '성과에 의한 보상'이 제대로 효과를 거두기 위해서는 공정성이 바탕이 되어야 함 [불공정성 감소방안] ㉠ **투입**의 변경: 구성원이 업무과다와 급여부족을 느낀다면 투입을 줄여 생산성을 낮출 것(보상이 과하다 느끼면 투입을 늘릴 것) ㉡ **결과**의 변경: 노조의 압력 등으로 임금인상이나 작업조건을 개선하는 경우 ㉢ 자기 **자신**의 **투입**이나 **결과**의 **왜곡**: 자신의 일이 더 중요하므로 다른 사람들보다 보상을 더 많이 받아도 된다고 생각함 ㉣ **타인**의 **투입**이나 **결과**를 **왜곡**: 비교 대상인 타인이 실제보다 열심히 일하거나 많은 일을 해서 보상을 더 많이 받는다 생각함 ㉤ **준거 인물의 변경(비교 대상의 변경)** ㉥ **직장이동**: **극한 불공정성**을 느낄 경우 직장을 떠나 다른 곳을 찾게 됨
성숙미성숙 이론 (아지리스)	• 개인과 조직 욕구 사이의 불일치가 클수록 긴장, 갈등, 불만족이 커져 미성숙상태에 머물러 동기부여가 되지 않음 → 조직과 개인의 통합을 모색하기 위해 개인의 인격을 성숙하도록 도와주는 **Y이론에 입각한 관리를 강조**함 • 개인의 인격 성숙 상태의 정도를 성숙-미성숙의 연속모형으로 설명함(성숙할 때 동기부여가 크며 개인과 조직의 욕구가 일치함) • 조직과 개인의 목표달성이 조화와 통합을 이루기 위해서 **개인의 인격을 성숙시킬 수 있는 방향**에서 조직구조와 관리방법이 확립되어야 함 • 개인의 성숙을 위한 사항: **능동적** 활동, **독립적** 활동, 다양한 활동, 깊고 강한 관심, 장기적 전망, 자기의식 또는 자기규제의 가능성 등
목표설정 이론 (로크)	• **목표**가 **어떻게 설정**되고 목표달성이 **어떻게 추구되느냐**에 따라 구성원의 동기와 행동이 달라지며, 과업의 성과가 달라짐 • 목표가 달성된 경우 높은 만족과 동기를 가져오지만, 목표가 달성되지 않을 경우 좌절과 낮은 동기를 가져옴 • 업무 목표를 세움으로써 구성원에게 역할 지각을 분명히 하고 동기부여하는 과정으로, 목표에 따라 동기부여 정도가 달라질 수 있으므로, **효과적 목표설정이 중요함**을 강조함 [효과적인 목표의 특성] Steers • 목표의 **구체성** • 목표의 **곤란성**: 쉬운 목표보다 다소 어려운 목표가 높은 성과를 가져옴 • **목표 설정에의 참여**는 목표의 수용도를 높여 목표달성의 동기부여 높임 • 목표달성에 대한 **피드백과 보상** • 목표달성에 대한 **동료 간의 경쟁** • 목표의 **수용성**: 구성원들이 수락한 목표가 높은 성과를 가져옴

강화이론 (스키너)	• 스키너(Skinner)의 **조작적 학습이론**을 구성하는 주요 기본이론 중 하나 • 조작적 학습이론: 인간의 행동이 **강화를 통해 보상**을 받으면 이 행동의 결과는 다음 행동에서 자발적으로 반복되는 경향을 보임 • 강화: 행위자의 일정한 행위반응을 얻기 위해 **보상을 제공하여 동기를 부여하는 것**이며 **긍정적** 강화와 **부정적** 강화가 있음 • 강화요인은 개인차가 있고 욕구 만족도에 따라 수시로 변함을 인식해야 함 • 긍정적 강화와 부정적 강화는 바람직한 행동을 반복 또는 증가시키고, **처벌과 소거**는 직접적으로 바람직하지 않은 행동을 감소시킴으로써 바람직한 행동을 **간접적**으로 유도함

바람직한 행동 증가	바람직하지 않은 행동 감소
긍정적 강화: 바람직한 행동에 긍정적 결과를 제공(+제공) 예 칭찬 보상 등	처벌: 바람직하지 않은 행동에 대해 불쾌한 결과를 줌(-제공) 예 지각 시 야단, 질책
부정적 강화: 해가 되거나 불쾌한 것을 제거(-제거) 예 밤근무 수 감소, 징계일수 단축 등	소거: 긍정적 강화요인을 억제하여 행동 개선을 유도(+제거) 예 지각 시 특근수당 주지 않음, 휴가 안 줌

동기부여 증진방안

• 개인차 인식
• 개인적인 보상: 개인의 욕구 차를 활용하여 보상 분배
• 공정성의 확보
• 금전적인 부문(보상) 무시 금지
• 직무와 인간의 일치
• 목표달성에 대한 확신을 심어줌
• 성과와 보상의 연결: 보상의 가시성을 증가하여 보상과 성과에 대한 보너스를 모든 구성원에게 알려야 함(공개적 보상)
• 목표의 이용: 명확한 목표제시, 구성원의 수용, 적절한 정도의 어려움(risk)

개인차원 동기부여 증진 방안	조직차원 동기부여 증진 방안
• 자신의 역할 모델 선정 • 적극적 업무 자세의 함양 • 긍정적 사고와 목표성취 방법 적극 탐색 • 업무성과에 대한 정기적인 피드백 요구 • 경력개발계획 수립과 프로그램에 적극 참여 • 실현 가능한 도전적 목표 설정 • 두려움, 불안감 극복을 위해 동료나 상사의 조언과 지지를 구함	• 직무 재설계: 내적 동기부여 증진으로 직무충실화, 탄력적 근무시간제 운영 • 임파워먼트 증진 • 다양한 내외적 보상 시스템 개발 • 성과-보상 합치 프로그램 마련 • 인사관리제도(인사평가제도) 개선 • 능력개발 중시의 인사관리를 통한 동기부여 • 공정성을 제고할 수 있는 임금체계 개발

동기부여 분위기 조성을 위한 관리자의 역할(Marquis & Huston)	
• 모든 구성원을 공평하고 일관성 있게 대함 • 구성원들에 대한 기대를 분명히 하고 기대를 효과적으로 알려야 함 • 적절한 의사결정 방법을 사용하는 확고한 의사결정자가 되어야 함 • 팀워크의 개념을 개발해야 함(개인보다 집단전체를 우선시) • 구성원에게 욕구와 조직의 목적을 통합시켜야 함 • 각 구성원의 개별성을 인정하고 그들의 고유성을 이해함을 알려야 함 • 전통적인 걸림돌을 제거해야 함	• 구성원에게 도전하는 경험과 성장의 기회를 제공해야 함 • 모든 의사결정에 구성원의 참여를 독려해야 함 • 구성원에게 어떤 결정이나 행동의 이유를 이해시켜야 함 • 구성원에게 자주 개인적 판단을 하는 연습을 하도록 해야 함 • 구성원과의 관계에서 신뢰적이고 협조적인 분위기를 만들어야 함 • 구성원에게 자신들의 작업환경에 대해 가능한 많은 통제를 하는 연습을 하게 해야 함 • 구성원들의 역할모델이 되어야 함

04 권력과 임파워먼트

권력

- 권력: 상호작용하는 사회적 관계 속에서 행위자가 저항을 물리치고 **자신의 의사를 관철할 수 있는 가능성**을 가진 힘
- 권력은 타인에 대한 영향력의 원천으로, 권력이 없으면 리더십을 발휘하기 어려우며 리더가 구성원 행동에 영향을 미치는 하나의 수단임

[권력과 리더십 비교]

	권력	리더십
정 의	자신의 의사를 관철할 수 있는 힘	목표달성을 위해 집단행위에 영향력을 행사하는 과정
조직목표와의 관계	조직목표와 일치 또는 일치하지 않음	조직목표와 일치해야 함(목표지향적)
방 향	상하구별 없이 모든 방향으로 미침	리더에서 구성원으로 한 방향으로 영향력 행사
초 점	보다 넓은 차원에 초점	상사, 부하, 조직관계에 초점

임파워먼트

- 실무자들의 업무능력을 향상시키고 **리더가 지닌 권한을 실무자에게 이양**하여 그들의 책임 범위를 확대함으로써 구성원들이 보유한 잠재능력 및 창의력을 최대한 발휘하도록 동기부여하는 방법으로 **권한과 능력**이라는 2가지 의미를 부여하는 것
- **임파워먼트 리더십: 조직 구성원에게** 업무와 관련된 **자율권을 보장**하여 구성원의 잠재력을 극대화하는 리더십으로, **권한의 공유와 혁신**이 핵심
- 권력의 배분보다 **양쪽 모두의 권력을 증대시킬 수 있다**는 전제하에 구성원들에게 조직을 위해 중요한 일을 할 수 있는 힘이나 능력이 있다는 확신을 심어주는 과정
- **권력의 증대나 창조**에 초점을 둠으로써 **권력의 분산화**를 꾀함(권한의 공유O, **공식적인 권력의 이양 X**)
- 거래적 리더십보다 **변혁적 리더십**이 임파워링에 효과적임(개인, 집단, 조직의 세 수준이 상호작용하는 변혁과정)
- **Y론적 인간관**에 초점을 둠
- 과정: 권한의 공유 → 개인의 역량·자율성 증대 → 조직성과 향상(혁신) → 개인의 능력개발, 조직의 목표달성의 동시 충족
- 임파워먼트의 저항 요인: 관료적 문화, 상하 간 갈등, 구성원들의 스킬 부족, 불공정한 보상, 불명확한 비전, 실패에 대한 위험부담

임파워먼트 4가지 구성요소 (백기복)	의미성	일에 대해 느끼는 가치로서 일 자체가 주는 내적 동기(임파워먼트의 핵심)
	역량감	자신의 일을 효과적으로 수행하는데 필요한 능력에 대한 개인적 믿음
	자기결정력	개인이 자신의 판단과 결정에 따라 행동할 수 있는 정도
	영향력	개인이 조직의 목표달성에 기여할 수 있다고 느끼는 정도

[임파워먼트 효과]

- **구성원의 보유 능력을 최대한 발휘**하게 하고 그들의 직무 몰입을 극대화할 수 있음
- 품질과 서비스의 수준의 향상
- **고객 접점에서의 시장 대응이 더욱 신속하고 탄력적으로 이루어짐: 고객서비스 향상과 환경변화에 신속한 대응**
- 상부의 지시, 감독 점검, 연락, 조정 등에 필요한 노력과 비용이 감소하여 감독과 통제의 비용이 절감됨

성공적 임파워먼트 전략	• 명확한 비전과 원칙의 제시 • 책임 부여 • 혁신활동 지원 • 정보공개 • 내적 보상 및 공정한 보상 제공 • 인적자산을 중시하는 조직문화 구축 • 참여유도와 실패에 대한 격려 • 개인적 관심 증대(개별적 배려) • 역할 재정립의 마인드 개발 • 능력과 리더십의 조화: 구성원의 능력 정도에 따른 적절한 리더십 개발

관리자의 역할 변화 과정

통제형 리더	후원·육성형 리더	임파워링 리더
• 적합한 제품 선택 • 적합한 구성원 선택 • 과정, 절차, 표준과 기준 설정 및 변경 • 목표와 가이드라인 설정 • 지시나 조정을 통한 성과달성 추구	• 다양한 훈련 강조 및 지원 • 지속적인 성과평가 • 구성원의 교육훈련 증대 • 팀 형성과 팀워크 증진 • 대내외 관련 조직과 의사소통 증진 • 구성원 스스로 의사결정할 수 있도록 자신감 부여	• 방향성 조정 • 지원 여건의 확보 • 요청 시 도와줌(리더는 도움이 될 자원으로 인식) • 필요시 팀을 대표함 • **후원·육성형 리더의 과정을 거쳐야 임파워링 리더 가능**

05 의사소통과 주장행동

의사소통

<table>
<tr><td>의사소통</td><td colspan="2">• 의사소통
- 두 사람 이상 사이에 사실·생각·의견·감정 등의 교환을 통하여 공통적인 이해를 형성하고 수용자의 의식·태도·행동 등에 변화를 일으키는 일련의 행동
- 송신자가 메세지를 전달하고 전달한 정보가 바르게 이해되었는지 알기 위해 다시 회환하는 순환적 과정
• 상호교류과정으로 일방적인 의사전달만으로는 이루어질 수 없음
• 의사소통의 기본요소: 전달자, 전달내용, 전달매체, 수신자, 피드백, 잡음(방해요소)
• 의시소통의 기능: 효율적 조정의 수단, 합리적 의사결정의 수단, 사기 진작 및 의사결정의 참여 촉진, 조직 구성원에 대한 효율적 통솔 가능케 함
• 의사소통 유형
㉠ 의사소통 경로에 의한 분류: 공식적 의사소통, 비공식적 의사소통
㉡ 의사소통 방향성에 의한 분류: 상의하달식(하향적) 의사소통, 하의상달식(상향적) 의사소통, 수평적(횡적) 의사소통, 대각적(다각적) 의사소통
㉢ 기호에 따른 분류: 언어적 의사소통, 비언어적 의사소통</td></tr>
<tr><td rowspan="2">개인적 의사소통</td><td>언어적</td><td>• 구두 의사소통: 전달속도 빠르고 즉각적 피드백을 받을 수 있으나, 전달 내용이 부정확할 수 있고, 전달 내용에 대한 자료가 없음
• 문서 의사소통: 표현의 정확성 필요시, 기록으로 보관 필요시, 수신자가 가까이 없을 경우 효과적
• 피드백 여부에 따라 일방적 의사소통과 쌍방적 의사소통으로 나뉨</td></tr>
<tr><td>비언어적</td><td>• 비언어적 의사소통은 제스처, 표정, 목소리, 억양, 자세 등의 비언어적 수단을 사용한 의사소통으로 의사소통에서 70% 정도를 차지함</td></tr>
</table>

<table>
<tr><td rowspan="5">조직 내 의사소통</td><td rowspan="4">공식적 의사소통</td><td>하향적 의사소통</td><td>• 상의하달식 의사소통으로 상관이 하급자에게 의사를 전달하는 하향식 의사소통으로 명령이나 지시를 포함
• 지시, 편람, 직무기술서, 게시판, 기관소식지, 구내방송, 일반적 정보 등
• 기능: 명령의 일원화와 명확한 책임소재 확보

[하향적 의사소통 개선방안]
• 하급자가 담당할 직무를 충분히 알림으로써 직무에 대한 기대를 명확히 제시해 줌
• 직무의 배경을 설명함으로써 업무의 이유를 이해시킴(∵ 하향적 의사소통은 배후사정을 전달하기 어려움)
• 업적과 관련된 피드백을 계속 제공함으로써 목표달성의 효과를 높임
• 다양한 의사소통 경로를 이용하여 전달하고 중요한 내용은 반복 전달</td></tr>
<tr><td>상향적 의사소통</td><td>• 하급자가 상관에게 행하는 상향적 의사소통
• 면접, 직장여론조사, 직장회의, 제안제도, 인사상담, 보고, 고충처리제도 등
• 기능: 하급자의 실무경험을 통한 아이디어 제시, 하향적 의사소통의 오류 시정, 하급자 자신의 적절한 직무수행의 확인

[상향적 의사소통 개선방안]
• 일상적인 의사결정이나 행동은 규범에 따르도록 하고, 예외적이거나 특별히 중요한 사항을 간추려 핵심만 전달함
• 정보의 양이 많을 경우 정보의 중요도에 따라 순서대로 보고하며, 내용을 간추려 핵심만을 전달함
• 권위주의적 분위기를 쇄신하고 개방적이고 자연스러운 조직 분위기로 유도함</td></tr>
<tr><td>수평적 의사소통</td><td>• 계층제에서 동일한 수준의 있는 개인 또는 집단 간 행해지는 횡적 의사소통
• 사전심사제도, 회람, 회의, 위원회제도, 간호사의 인수인계 등</td></tr>
<tr><td>대각적 의사소통</td><td>• 계층이 서로 다른 개인 또는 부서간 이루어지는 다각적 의사소통(라인-스탭 간 의사소통)
• 기능: 열린 의사소통, 협동심 존중, 참여적 관리 강화, 각 부서 간의 상호작용 촉진 등</td></tr>
<tr><td>비공식적 의사소통</td><td colspan="2">• 자발적으로 이루어지는 자생적 의사소통으로 선택적, 임의적인 정보 전달이 이루어짐
• 조직 제도상의 관계와 상관없이 구성원들의 유동적, 현상적 인간관계를 기반으로 이루어지므로 그 소통현상 파악이 쉽지 않음
<table>
<tr><td rowspan="3">그레이프바인</td><td colspan="3">• 우연히 임시적으로 모여 이루어지는 잘못된 정보나 근거 없는 소문
• 포도송이처럼 복잡하게 얽혀 왜곡된 의사소통 발생
• 구성원의 약 50%는 그레이프바인을 통해 직무에 관한 정보를 얻으며 약 75%의 정확성을 보임
• 공식적 커뮤니케이션과 그레이프바인은 상호보완적이며, 구성원들이 불안이나 변화에 직면했을 때 사용</td></tr>
<tr><td>장점</td><td>• 빠른 전달속도
• 조직변화의 필요성 경고</td><td>• 조직문화의 창조 촉진 및 집단응집력 높임
• 구성원 사이의 아이디어 전달 통로</td></tr>
<tr><td>단점</td><td>• 정확성이 떨어짐</td><td>• 관리자에 의하여 통제되지 않음</td></tr>
</table></td></tr>
</table>

의사소통 네트워크 (의사소통망)

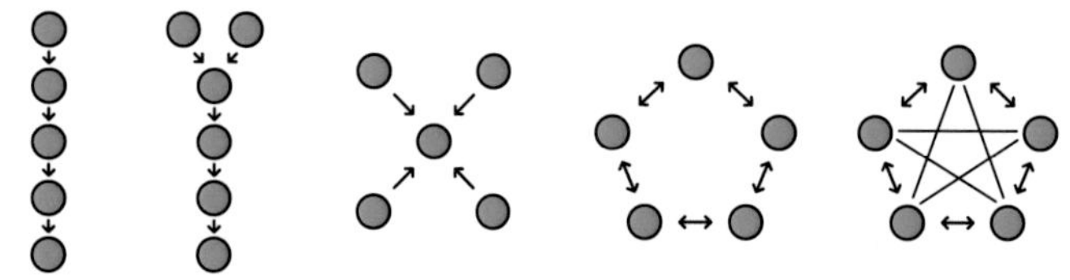

사슬형 Y형 수레바퀴형 원형 완전연결형

	사슬형	Y형	수레바퀴형	원형	완전연결형
권한 집중도	높음	높음	중간	낮음	매우 낮음
의사소통 속도	중간	중간	**단순: 빠름** 복잡: 낮음	**집합: 빠름** 분산: 느림	빠름
집단 만족도	낮음	중간	낮음	높음	높음
전달 정확성	문서: 높음 구두: 낮음	**단순: 높음** 복잡: 낮음	**단순: 높음** 복잡: 낮음	**집합: 높음** 분산: 낮음	중간

연쇄형 (사슬형)	• 조직에 공식적인 권한체계가 명확히 정해져 있어 **상사와 부하 간에만** 의사전달이 이루어지는 **수직적** 전달형태로 비능률적인 모형임 • **관료적 조직**이나 **공식화**가 진행된 조직에서 쉽게 발견되는 형태로, 사슬이 길수록(계층수가 많을수록) **정보 왜곡 가능성**이 높음 • **단순업무**에 사용하면 의사소통의 **신속성과 효율성**이 비교적 높으나 **구성원의 만족도는 낮음**
Y자형	• 집단에서 리더가 존재하지는 않지만 비교적 다수의 구성원을 **대표할 인물**이 있는 경우에 나타나는 형태 • **서로 다른 집단**에 속한 사람들이 의사소통을 위한 **조정자**가 필요한 경우 유용함 • **연쇄형과 수레바퀴형이 혼합된 형태**로 라인과 스텝의 혼합집단에서 흔히 볼 수 있음 • 비교적 집중성이 강해 신속하고 정확한 문제해결 가능
수레 바퀴형 (윤형,X형)	• 집단에 **강력한 중심적 인물 또는 리더**가 존재하여 구성원 간 의사소통이 중심적 인물 또는 리더에게 **집중**되는 형태 • **구성원들 간 의사소통 없이** 정보 전달이 리더에 의해 이루어지는 유형으로 **단순한 문제해결에 효과적** • 단순한 과업은 의사소통의 정확성이 높지만, 복잡한 과업은 리더가 처리해야 하는 정보나 피드백의 양이 많아서 정확성이 떨어짐 • 구성원 간 정보 공유가 되지 않아, **구성원의 만족도는 낮음**
원형	• 집단구성원 간 서열이나 지위가 확실히 드러나지 않고 **거의 동등한 입장**에서 수평적 의사소통을 하는 경우 • **위원회나 태스크 포스(TFT)** 같이 공식적 리더는 있지만 **권력의 집중이나 지위의 상하 없이** 특정 문제해결을 위해 구성된 조직에서 사용 • 구성원의 사기가 높고 문제해결의 신축성을 가져, **구성원의 만족도가 높음**
완전 연결형 (개방형)	• 팀에 **리더가 없거나 공식적인 구조가 없어** 구성원 **누구라도** 의사소통을 주도할 수 있고 집단의 모든 구성원과 **자유롭게 정보 교환**이 가능 • 새로운 대안을 찾아내기 위한 **브레인스토밍**에 흔히 사용되며 **집단의 만족도가 높고** 의사소통의 속도가 빠름

의사소통 개선방안

- 송신자는 의사소통의 목적을 명백히 함
- 가급적 단순하고 분명한 의미의 언어를 사용하고 문장을 짧게 함
- 적절한 의사소통 매체를 선택함
- 내용이 길고 복잡한 의사소통은 반복 전달함
- 신뢰도를 높이고 불안을 없애도록 노력함
- 수신자는 적극적으로 청취하고 적절한 태도와 행동을 취함
- 충분한 시간적 여유를 갖고 의사소통이 가능한 조용한 분위기를 조성함
- 조직 의사소통, 특히 상향적 의사소통의 활성화를 위한 제도적 장치 마련

자기주장행동(자기표현)

<table>
<tr><td rowspan="2">주장행동</td><td colspan="2">• 상대방의 권리를 침해하거나 상대방을 불쾌하게 하지 않는 범위에서 자신의 태도, 의견 등 나타내려는 바를 솔직하고 직접적으로 표현하는 것
• 자기주장 행동의 필요성: 문제의 규명, 의사소통 및 의사결정 증진, 인간관계의 개선, 간호업무의 향상, 자기능력의 신장, 정신건강의 증진</td></tr>
<tr></tr>
<tr><td rowspan="2">주장훈련</td><td>타인으로부터 공격을 받았을 때 자기주장적 전략</td><td>합리적 사고로의 변환과정</td></tr>
<tr><td>• 반영: 상대방이 말한 것을 그대로 다시 반복해서 말함
• 반복적 자기주장: 원래 주장하는 메시지를 계속해서 주장함
• 요점 지적하기: 핵심을 정확히 파악하여 귀담아 들었음을 상대가 알게 함
• 재진술: 상대방의 말투를 다시 구사하여 상대의 공격을 진정
• 질문: 질문의 행태로 공격행동에 직면함</td><td>사건 → 신념체계 → 결과 → 논박 → 효과
㉠ 사건: 일상생활에서 경험하는 어떤 사실
㉡ 신념체계: 사건에 대한 자신의 생각이나 신념
㉢ 결과: 사건으로 생긴 정서적, 행동적 결과
㉣ 논박: 비합리적 생각이 타당하지 못함을 밝힘
㉤ 효과: 논박의 효과</td></tr>
</table>

06 갈등 관리와 스트레스 관리

갈등 관리

갈등

- 갈등: 상반되는 2개 이상의 욕구 또는 동기가 동시에 존재하여 한쪽을 만족하려 하면 다른 한쪽이 만족하지 않는 상태
  → 갈등은 둘 이상의 서로 다른 행동 주체가 **양립될 수 없는 목표**를 **동시에 추구**할 때 발생할 수 있음
- 갈등은 조직 또는 전문직에서 사람들이 합리적인 차이점을 깨닫게 돕고 만족뿐만 아니라 성과와 효과를 향상시키는 강력한 동기부여를 제공하므로 **적정 수준의 갈등은 조직에 도움이 됨**

갈등의 순기능(건설적 기능)	갈등의 역기능(파괴적 갈등)
• 조직의 발전과 쇄신을 가져옴 • 생동감 있는 조직이 되게 함 • 조직의 안정성을 공고히 함 • 조직의 생산성을 향상시킴 • 조직의 내적 응집성과 구성원의 충성심을 향상시킴	• 조직의 변화와 쇄신에 저항함 • 조직 구성원의 편협성을 조장함 • 직원의 사기를 저하시킴 • 조직의 위계질서 문란과 안정 파괴 및 관리통제를 어렵게 함 • 조직 구성원 간 협동과 조정을 파괴함

[갈등에 대한 관점]

전통적 관점	• 갈등은 조직에 파괴와 비능률을 가져오기 때문에 가능하면 피해야 하며 갈등상황이 생기면 곧 해결해야 함 • 갈등은 집단 내 의사소통문제, 상호신뢰성 결여, 상호 불만 등에서 비롯된다고 간주함
행동과학적 관점	• 갈등을 부정적으로 보는 것은 전통적 관점과 비슷하나, 갈등은 둘 이상 모여 사는 집단에서 **필연적**으로 발생하는 것으로 봄 • 갈등을 조직에서 완전히 제거할 수 없으므로 **갈등의 존재를 인정**하고 **갈등과의 상호공존**을 위해서 서로 양보해야 함
현대적 관점	• 갈등은 오히려 새로운 아이디어를 촉진하는 다양한 관점을 통해 더 나은 의사결정을 하게 하며 집단 내 응집력을 증진하고, 욕구불만의 탈출구를 제공하며, 업무를 효과적으로 수행하는 등의 기능을 하는 조직 내 활력소로 간주함 • **최적의 갈등수준의 유지**가 중요함 • **갈등의 절대적 필요성**을 인정하고 건설적인 갈등을 조장하면서 효과적 관리를 주장함

갈등 유형

구분 기준	갈등 및 설명
갈등 수준	• 개인 내 갈등: 역할 불만족 등 개인이 서로 양립할 수 없거나 욕구를 동시에 가질 때 발생함 • 개인 간 갈등: 조직 내 개인과 개인의 인간관계에서 발생 • 집단 간 갈등: 조직 내 집단 간의 갈등 예 부서 간, 업무단위 간 갈등 • 조직 간 갈등: 조직과 조직 간의 갈등 예 경쟁병원 또는 노조와의 갈등
집단 간 갈등	• 계층적 갈등: 조직 내 수직적 계층 간 발생하는 갈등 • 기능적 갈등: 다른 기능을 하는 부서나 집단 간의 갈등 • 라인-스탭 갈등: 라인부서와 전문스탭 부서 간의 갈등 • 공식-비공식 집단 간 갈등 :공식집단과 비공식 집단 간 갈등
갈등 방향	• 수직적 갈등: 조직 내 수직적 계층 간 발생하는 갈등 예 수간호사와 일반간호사 • 수평적 갈등: 조직 내 동일 수준의 부문 간 발생하는 갈등 예 부서 간 갈등

갈등 유형	결과 목적	• 경쟁적 갈등: 한 조직에서 여러 집단 간 기능이 비슷할 때 발생하며, 승리에 목적을 두고 상대의 패배에는 관심이 없음 • 분열적 갈등: 상호규칙을 따르지 않고 이익과 승리보다는 상대를 제거하거나 정복하여 피해를 주는 것이 목적인 갈등
	역할 갈등	• 역할 갈등: 한 직위에 양립 불가한 역할(기대)이 동시에 주어질 때 발생하는 갈등 • 역할 모호: 업무 수행자가 자신에 대한 역할(기대)이 무엇인지 모르거나, 역할에 대한 충분한 자료가 없는 경우 • 역할 간 갈등: 같은 조직 내 다수의 역할을 동시에 수행해야 하는 경우 발생 • 역할기대자 내 갈등: 역할기대자가 상반되는 메시지를 주거나 서로 배타적인 역할 행동 기대 시 • 역할기대자 간 갈등: 두 명 이상의 역할기대자로부터 서로 상반되거나 배타적인 메시지를 받은 경우
개인 간 갈등 관리 유형	협력형	• 자신과 상대방의 관심사를 **모두 만족**시키는 **win-win전략** • 문제의 본질을 정확히 파악하여 문제해결을 위한 통합적 대안을 도출함 • **시간이 오래** 걸리나, 문제를 총체적으로 다루므로 **장기적인 안목**에서 효력 발생 • 문제가 불명확하거나 복잡할 경우 적절하지만 서로 상반된 가치관 때문에 갈등이 발생하는 경우 부적합 • **양측의 관심사가 모두 중요**하며 **통합적 해결방안**이 필요할 경우 적합 • 양측의 참여나 합의가 절대적으로 필요할 경우 적합
	수용형	• 상대방의 관심사를 충족시키기 위해 자신의 관심사를 **포기하거나 양보**하는 win-lose전략 • 갈등을 신속하게 해결하여 협동을 가능하게 하지만, 중요한 문제를 소홀히 다룰 수 있는 **일시적 대안**임 • 논제가 자신에게 사소하고 상대방에게 더 중요한 경우 • 향후 발생한 문제를 위해 상대방과의 신뢰를 쌓는 것이 더 중요한 경우 • 사회적으로 신용을 얻을 필요가 있을 때
	강압형	• 상대방을 압도함으로써 자신의 관심사를 충족시키는 win-lose전략 • 공식적 권력을 이용하여 **상대방이 받아들이기 싫은 해결책을 받아들이게 할 때** 주로 사용됨 • 자신의 주장에 대해 상대방의 동의와 무관하게 **신속하고 결단력있는 행동이 요구되는 상황**일 경우 • 비용 절감이나 규칙 강요 같은 인기 없는 업무 수행이 요구되는 경우 • 조직 전체에 영향을 주는 **긴급**한 사안일 경우 • 상대방의 분노와 원한을 초래할 수 있으므로 공개적이고 참여적인 분위기에서는 부적합함
	회피형	• 직면한 문제를 피하여 갈등현장을 떠남으로써 **자신과 상대방의 관심사를 모두 무시**하는 lose-lose전략 • 논제가 사소하고 다른 논제의 해결이 더 급한 경우 • **사람들의 생각을 진정시키고 생각을 가다듬게 할 필요가 있을 때** • 원하는 바를 이룰 수 있는 기회가 전혀 없을 때 • 대결로 인한 손실이 해결을 통한 이익보다 더 클 경우(피하는 것이 오히려 이익이 되는 경우) • 다른 사람이 그 갈등을 보다 효과적으로 해결할 수 있는 경우 • 중요한 문제조차 피해버릴 가능성도 있으므로 **갈등이 근본적으로 해결되지 않음**
	타협형(협상형)	• 상호 교환과 양보를 통해 자신과 상대의 관심사를 **부분적으로 만족**시키는 형으로, **민주적**인 갈등해결 방법 • 타협을 위해 서로 입장을 양보하고 제3자의 개입, 협상 또는 표결 등의 방법을 동원함 • 쌍방의 목표가 다르거나 힘(협상력)이 비슷할 때(상호배타적인 목표를 가지며 자신의 입장을 강력히 주장하는 상황) • **권력이 비슷한 개인 간 복잡한 문제에 대해 임기응변적 해결이 요구되는 상황인 경우** • 시간이 촉박하여 임시해결책이 필요한 경우 • 복잡한 문제에 대해 잠정적 해결이 필요한 경우

<table>
<tr><td>집단 간 갈등 관리</td><td>

• 집단 간 갈등의 원인: 업무 흐름의 상호의존성, 영역 모호성, 권력과 지위의 불균형, 자원의 부족과 분배의 불일치, 지나친 부문화와 집단이기주의

• 긍정적 조직 갈등의 조장 방법: 외부인력 영입, 조직구조의 변화, 경쟁심리의 자극, 집단 내 커뮤니케이션의 변화

[집단 갈등 시 고려 원칙]

• 각 집단 간 자존심을 지키며, 인격을 다루지 않음
• 중요 주제를 인식하고 반복 설명함
• 구성원의 문제를 비난하거나 책임을 탓하지 않음
• 다른 사람의 말에 대한 의견을 제시하도록 격려함
• 문제에 대한 구성권 간 자유롭고 완전한 토론을 가짐
• 참가자가 대안적인 해결책을 찾도록 도움
• 분위기 수용에 있어 긍정적, 부정적 감정을 전부 표현하도록 장려함
• 계획의 진행을 철저히 하도록 함
• 두 집단 모두 서로의 의견을 경청함
• 갈등해결에 협력이 필요하다는 긍정적인 생각을 양방이 모두 갖게 함

집단 간 갈등 해결방법	대면을 통한 문제해결, 상위목표(공동목표) 설정, 자원 확충, 제도화(공식적인 규율·절차 수립), 집단 간 의사소통의 활성화, 상급관리자의 권한 사용(재발가능성 높음), 조직구조의 혁신(상급조정자나 조정기구 설치 등)

</td></tr>
</table>

스트레스 관리

<table>
<tr><td>직무 스트레스</td><td>

• 직무 스트레스 요인
㉠ 개인 차원: 역할 과중, 역할 갈등, 역할 모호성, 책임감
㉡ 집단 차원: 집단응집력 결여, 집단 내·집단 간 갈등, 지휘·신분상의 문제
㉢ 조직 차원: 조직 분위기, 조직구조 및 설계, 경영관리 스타일, 인사정책 및 보상제도, 설비 및 기술 수준, 물리적 환경

• 직무 스트레스 영향
㉠ 긍정적 효과: 발전의 원동력, 성숙과 발전의 수단
㉡ 부정적 효과: 업무수행 저하, 책임감 감소, 일탈행위 증가, 근무태만, 대인관계 악화 및 의사소통 단절, 직무만족 저하, 생산성 저하

개인 차원의 직무스트레스 관리방안	조직 차원의 직무 스트레스 관리 방안
스트레스를 인생의 일부로 인정하기, 문제해결적 접근 선택, 성장을 위해 스트레스를 이용하기, 자신을 돌보기, 완전히 벗어나기, 불확실성 견디기, 변화를 예상하기, 유능성 개발하기, 소망 충족, 갈등 해소, 자신의 가치를 분명히 하기, 자신의 요구를 감소시키기	간호사 개인의 스트레스 적정 수준 제고, 직무분석과 직무설계, 적정 수준 간호인력 확보와 업무량 감소, 보상체계 개선을 통한 공정한 보상, 체계적인 훈련과 경력개발, 분권화와 참여적 관리, 간호관리자의 리더십과 관리능력 개발, 간호사를 위한 지지집단의 활용, 스트레스 수용능력 개발, 개방적인 의사소통 실시, 공정한 인사관리와 적재적소의 배치 실현, 간호단위의 응집력 증진, 물리적인 업무환경 개선

</td></tr>
</table>

07 협력과 조정

협력

팀워크와 협력

- 팀: 상호보완적 기능을 가진 소수의 전문가가 공동의 목표달성을 위해 함께 일하기 위하여 구성된 조직
- 팀워크: 팀 구성원이 공동목표 달성을 위해 각자의 역할에 따라 책임을 다해 협력적으로 행동하는 것
  - 팀워크 구성요소: 목표공유, 결과지향, 상호협력
- 의료기관의 효과적인 의사소통과 팀워크를 통한 협력은 환자에 대한 안전하고 양질의 서비스 제공을 위해 가장 중요한 요소

	집단	팀
성과	각 개인이 기여한 결과로 얻어짐	개인의 기여와 공동의 노력으로 얻어짐
결과의 책임	개인 책임	팀 구성원 공동의 책임
목표	구성원 공동 목표가 존재	팀의 공동 목표에 몰입
과업수행	관리적 요구에 부응하는 과업 수행	팀 스스로 설정하여 과업 수행
직무범위	잡다한 여러 업무 수행	주가 되는 몇 가지의 업무 수행
통제	감독자가 통제권 행사	팀 구성원이 상호 통제
리더	감독자의 역할	지원자, 촉진자의 역할

▶ 일정 성과를 창출하는 집단이 공동의 목표를 향해 에너지를 집중하여 전체가 부분의 합보다 큰 시너지 효과를 내는 팀으로 발전 가능

팀 빌딩

- 팀 빌딩: 조직 구성원이 개별적인 업무 수행 대신, 상호의존적인 팀을 조직하여 협력하여 업무를 설계하고 수행하는 것
- 팀 빌딩 시, 팀 구성원은 **상호의존성**이 높고, **권한과 책임을 공유**하고, **공동의 목표**를 향해 일하며, 보상도 나눔
- 팀 빌딩 효과
  - 상호 결속력을 높여 시너지효과를 내어, 개인적 성과를 합한 것보다 더 큰 성과를 냄
  - 문제를 해결하는 업무과정에서 능력, 리더십, 자기계발, 긍정적 의사소통 능력을 향상시킴
- 팀 구축 단계

  ① 팀 사명(목표)설정 ② 팀의 활동 규칙의 설정 ③ 팀원의 역할과 책임 규정

  ④ 팀워크 촉진: 피드백 장려, 참여적인 의사결정, 갈등 해결 등 ⑤ 팀 성과 확인 및 동기 유지

팀 발전 단계 (터크만 모델)

형성기	• 팀의 미션과 목표에 대한 명확한 공감대가 형성되지 못하고, 개개인의 역할도 불분명한 시기(탐색기)
갈등기	• 팀 구성원 간 상호작용이 본격화되면서 서로의 생각과 생활방식 차이로 갈등과 혼란이 빈번히 발생하는 시기(혼돈기)
규범기	• 팀 구성원 간 신뢰 관계가 형성되기 시작하고 결속력이 강화되며 공동목표에 대한 공감대가 형성되어 목표달성의 의지가 높아짐 • 팀 시너지를 창출하기 위해 새로운 업무 방식, 절차 등의 규범이 확립됨
성취기	• 팀의 비전을 이루기 위해 기존 성과에 만족하지 않고 더 높은 성과의 창출을 목표로 함
해체기	• 팀의 목표가 달성되거나 프로젝트가 완료되어 팀이 해체되는 시기

조정

조정	• 정의: 조직의 공동목표 달성을 위해 조직구성원들이 행동을 통일하고 관련 된 노력을 통합하여 질서있게 배열하는 것
조직 내 조정기전 (민츠버그)	• 상호조정: 위계적 질서에 있지 않은 개인들 사이의 비공식적 의사소통을 통한 조정 • 직접 감독: 상급자가 하급자의 업무에 대한 책임을 지고, 행동을 지도·감독함으로써 일어나는 조정 방식 • 업무과정 표준화: 업무의 내용을 프로그램화하거나 절차를 정하여 하나의 기전으로 표준화함 • 업무결과 표준화: 구성원의 업무 수행방법과 수행으로 인한 기대성과를 구체화하여 조정 • 업무자 기술 표준화: 업무과정이나 업무결과의 표준화가 불가능 시, 수행자의 **표준화된 훈련**을 통해 조정

필수 학습 주제 셀프 점검표

주제를 읽고 학습한 내용이 머릿속에 정확히 떠오르는지 셀프 점검해봅시다.

<table>
<tr><th colspan="2">점검 주제</th><th>학습 완료</th><th>학습 미흡</th></tr>
<tr><td colspan="2">지휘의 개념 및 기능</td><td></td><td></td></tr>
<tr><td colspan="2">리더십 기능 및 관리자와의 비교</td><td></td><td></td></tr>
<tr><td rowspan="5">리더십 이론</td><td>특성이론</td><td></td><td></td></tr>
<tr><td>행동이론(배려-구조주도 리더십, 직무-구성원중심적 리더십, 3원론적 관점, 관리격자이론)</td><td></td><td></td></tr>
<tr><td>상황이론(상황적합성 이론, 상황대응 리더십, 경로-목표이론)</td><td></td><td></td></tr>
<tr><td>현대적 리더십(거래적 리더십과 변혁적 리더십 비교)</td><td></td><td></td></tr>
<tr><td>새로운 패러다임의 리더십이론
(슈퍼리더십, 셀프리더십, 섬김리더십, 팔로워십 등)</td><td></td><td></td></tr>
<tr><td colspan="2">동기부여 특성 및 종류 (내적 동기부여와 외적 동기부여 비교)</td><td></td><td></td></tr>
<tr><td rowspan="2">동기부여 이론</td><td>내용이론
(욕구단계이론, ERG이론, 동기-위생이론, X-Y이론, 성취동기이론)</td><td></td><td></td></tr>
<tr><td>과정이론
(기대이론, 공정성이론, 성숙미성숙이론, 목표설정이론, 강화이론)</td><td></td><td></td></tr>
<tr><td colspan="2">동기부여 증진방안</td><td></td><td></td></tr>
<tr><td colspan="2">권력과 리더십 비교</td><td></td><td></td></tr>
<tr><td colspan="2">임파워먼트 특성 및 구성요소</td><td></td><td></td></tr>
<tr><td colspan="2">조직 내 의사소통 종류(공식적 의사소통과 비공식적 의사소통)</td><td></td><td></td></tr>
<tr><td colspan="2">그레이프바인</td><td></td><td></td></tr>
<tr><td colspan="2">의사소통 네트워크 종류(연쇄형, Y자형, 수레바퀴형, 원형, 완전연결형)</td><td></td><td></td></tr>
<tr><td colspan="2">자기주장훈련 전략</td><td></td><td></td></tr>
<tr><td colspan="2">갈등의 기능 및 관점</td><td></td><td></td></tr>
<tr><td colspan="2">갈등의 유형</td><td></td><td></td></tr>
<tr><td colspan="2">개인 간 갈등 관리 유형(협력형, 수용형, 강압형, 회피형, 타협형)</td><td></td><td></td></tr>
<tr><td colspan="2">집단 간 갈등 시 고려 원칙 및 해결방법</td><td></td><td></td></tr>
<tr><td colspan="2">팀 빌딩 특성 및 팀 발전 단계</td><td></td><td></td></tr>
<tr><td colspan="2">조정의 개념</td><td></td><td></td></tr>
<tr><td colspan="2">민츠버그의 조직 내 조정 기전</td><td></td><td></td></tr>
</table>

VI.

통제

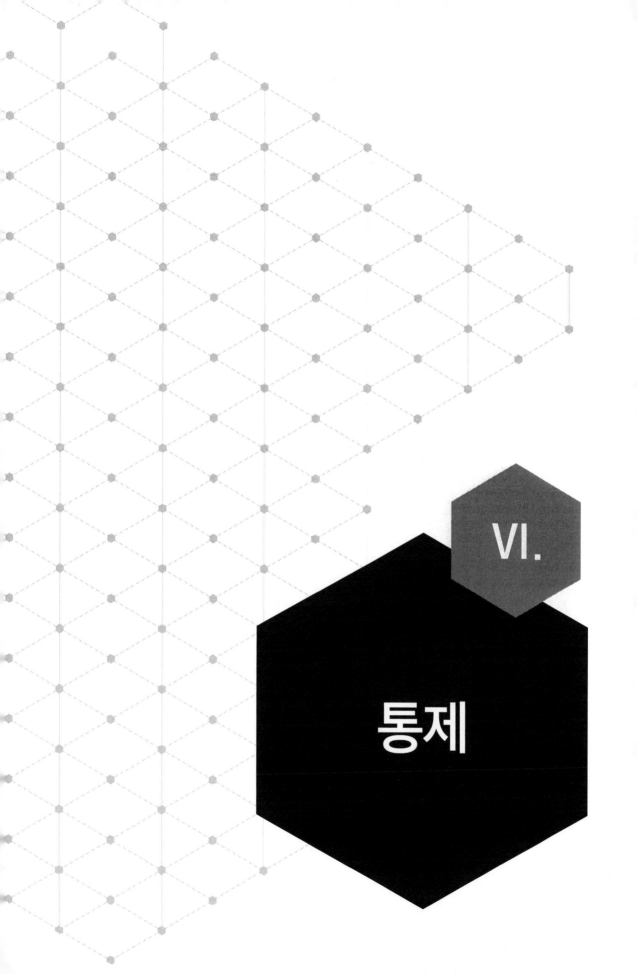

01 통제의 이해

<table>
<tr><td rowspan="3">통제</td><td colspan="2">• 조직구성원들이 궁극적으로 조직목표를 달성하기 위해 계획한 대로 행동하고 있는지를 확인하고 감독하는 것으로 계획과 통제는 상호분리될 수 있음
• 조직목표 달성을 위해 미리 정한 표준과 실제 조직 구성원들이 행한 업무 수행 간의 차이를 교정하는 것으로 지휘기능의 연속임
• 통제활동: 표준 설정, 업무수행 측정, 결과 보고 및 교정활동(Marriner-Tomey)
• 통제기능은 관리의 모든 과정에서 이루어지며, 최고관리자는 물론 모든 관리자가 참여하여 목표대로 달성되었는지 확인하고 평가하는 기능
• 통제의 기준: 간호실무표준, 편성된 부서예산, 목표관리(MBO)에 따라 설정된 목표</td></tr>
<tr><td>통제의 필요성(목적)</td><td>통제의 실효성을 높이기 위한 고려사항</td></tr>
<tr><td>• 의료 환경 변화에 따른 불확실성
• 조직 규모의 증대
• 인간 능력의 한계
• 권한위임과 분권화의 증대
• 비용효과적인 관리의 필요성 증대
• 외부평가의 강화
• 조직의 목표 달성(통제의 궁극적 목적)</td><td>• 즉시성: 기획과 실행 간 차이에 대해 즉각적인 통제를 해야 함
• 적량성: 과도한 통제는 구성원의 사기를 떨어뜨리고 저항심을 일으킴
• 인간적 접근
• 비교성: 통제 상의 수치는 기대되는 수행기준과 비교될 수 있어야 함
• 적응성: 통제 대상에 알맞은 통제 방법 선택
• 융통성: 변화하는 환경에 적용되어야 함
• 예외적 관리: 관리자는 일상적 업무를 위임하고 중요한 문제나 새로운 행동이 필요한 영역에 관심을 가져야함</td></tr>
<tr><td>통제의 원칙</td><td colspan="2">• 통제는 미래지향적이어야 함
• 통제는 경제적 적절성을 갖추어야 함(비용효과적 관리)
• 통제는 목적적·객관적이어야 함
• 효과적인 교정활동을 위해 잠재적·실제적 차이를 신속하게 보고해야 함
• 융통성있는 대안의 선택으로 상황에 맞는 유연한 통제가 되어야 함
• 통제체계는 조직문화에 알맞게 조직의 패턴을 반영해야 함
• 활동의 특성을 반영할 수 있도록 특수한 상황에 맞게 설계되어야 함
• 조직구성원이 이해할 수 있어야 함
• 모니터링이 초기와 중요한 시점에서 확인되어야 함
• 업무의 책임소재를 확인하여 교정행동이 가능해야 함</td></tr>
</table>

<table>
<tr><td rowspan="4">통제유형</td><td colspan="2">적용 시기별 분류</td><td colspan="2">목적별 분류</td></tr>
<tr><td>사전통제</td><td>• 투입되는 자원에 초점을 두며, 투입요소와 산출결과를 사전에 검토하여 예상되는 문제를 미리 예방하고자 함</td><td>예방적 통제</td><td>• 문제 발생 전, 실수를 줄여 문제 발생 여지를 최소화 하는 것</td></tr>
<tr><td>동시통제</td><td>• 행동이 일어나는 시점에서 업무수행이 설정된 표준과 일치하는지 확인하여 발생한 문제를 즉시 수정함</td><td rowspan="2">수정적 통제</td><td rowspan="2">• 조직의 성과가 목표한 바와 괴리 발생 시 잘못된 행동을 변화 및 수정시켜 수행결과가 처음의 기준이나 규칙에 적합하도록 바로잡음</td></tr>
<tr><td>사후통제</td><td>• 행동 완료 후 최종 산출물에 초점을 두며, 구성원의 개별적 성과를 측정하여 보상기준 설정 가능</td></tr>
<tr><td rowspan="4">통제의 과정</td><td>표준설정</td><td colspan="3">• 통제 대상 설정 및 통제 기준(질 측정 준거) 설정
• 성취해야 할 실무내용과 성취 가능한 목표를 확인하여 조직원의 행위와 방향을 제시함(구체적, 계량적으로 표현해야)
• 진행과정의 수단, 완료시기, 책임소재, 업무의 한계점 등을 포함해야 하며 조직의 목표와 정책 등에 따라 타당성 있게 설정함</td></tr>
<tr><td>업무성과 측정</td><td colspan="3">• 구성원들의 결근율, 이직률, 만족도 등의 목적이 달성되는 정도를 측정함(자료 수집 및 결과 분석)
• 직접 관찰, 통계보고, 구두보고 및 서면보고 등 여러 가지 방법을 함께 사용</td></tr>
<tr><td>표준과 성과 비교</td><td colspan="3">• 측정된 성과와 설정된 표준을 비교하여 그 차이를 발견하는 과정(원인 파악 및 개선방안 모색)
• 수용 가능한 편차의 범위를 결정해야 함</td></tr>
<tr><td>개선활동
(수정활동)</td><td colspan="3">• 표준이 성취되었을 때는 보상 등의 동기부여를 하고, 표준이 성취되지 못했을 경우 표준을 교정하거나 계획을 수정함
• 예외경영의 원칙: 표준에서 크게 벗어난 상황에 대하여 특별히 관심과 노력을 집중하여 문제를 처리해야 함</td></tr>
<tr><td rowspan="5">통제기법</td><td rowspan="3">재무적 통제</td><td>비용효과분석(CEA)</td><td colspan="2">• 투입은 화폐단위, 산출은 비화폐단위로 금액으로 효과를 측정하기 어려운 외부효과 및 무형편익 측정 가능</td></tr>
<tr><td>비용편익분석(CBA)</td><td colspan="2">• 투입과 산출이 모두 화폐단위로, 금액으로 표현되거나 환산될 수 있는 편익을 측정함</td></tr>
<tr><td>예산평가</td><td colspan="2">• 조직의 목표를 달성하기 위해 계획을 수행할 제반 활동에 대하여 숫자로 나타낸 예산을 평가하여 통제함</td></tr>
<tr><td>인적자원회계</td><td colspan="3">• 조직원을 인적자원으로 보는 관점에서 직원들의 기술, 능력, 사기 등을 재산으로 고려하는 것
• 조직에서 인력을 확보, 개발, 유지하는데 중점을 두는 접근법
예 인력정책, 성과평가, 교육훈련, 직원훈육 등</td></tr>
<tr><td>관리감사제도</td><td colspan="3">• 전체시스템과 하위시스템을 검토하여 조직의 목적성취도, 능률성, 공익성을 평가함
예 효율적 관리체계, 질 관리</td></tr>
</table>

02 질 관리

질 관리

질 (Quality)

- 질 관리: 환자에게 전달되는 서비스를 조절, 감시, 평가하는데 이용되는 행위로 설정된 표준이나 기준 또는 규격에 잘 맞도록 관리하는 것
- 간호의 질: 특정 서비스나 절차, 진단 혹은 임상적 문제에서 일반적으로 인정된 좋은 실무에 대한 현행 표준과 예상되는 결과의 달성에 부합되는 정도
- 의료의 질: 각 환자에 대해 의료행위로 인한 합병증 없이 비용 효과적이고 증명된 방법으로 적정수준의 성취 가능한 결과를 확보하는 것

[질 관리의 일반적 원칙]

㉠ 고객에 초점: 외부고객과 내부고객 모두에게 초점
㉡ 질 개선활동의 객관적 검증과정을 가짐: 관련 자료의 수집 분석, 문제의 원인 검증 등 객관적·분석적 검증이 필요
㉢ 개인의 문제보다는 프로세스와 시스템을 관리
㉣ 팀워크 활용: 프로세스에 대한 이해, 문제점 파악, 개선 아이디어 도출, 변화에 저항 감소 등 팀을 적절히 활용

[의료의 질 구성요소]

효과성	• 건강수준의 향상에 기여한다고 인정된 의료서비스의 수행 정도 • 기대되는 의료서비스 결과의 산출 정도로, **건강수준의 향상**을 뜻함
효율성	• 최소 자원의 **투입**으로 최대의 건강수준(**결과**)을 얻을 수 있는 정도로, 자원이 불필요하게 소모되지 않고 효율적으로 활용된 정도
기술수준	• 의료서비스의 기술적인 수준으로 과거 의료서비스의 질에서 주된 요소
접근성	• 시간, 거리, 비용 등의 요인으로 **서비스 이용에 제한을 받는 정도**와 지리·경제 등의 측면에서 쉽게 의료서비스를 이용할 수 있는 정도
가용성	• 필요한 서비스를 제공할 수 있는 **여건의 구비 정도**
적정성(적절성)	• **건강개선과** 그 건강개선을 얻는 **비용 간의 균형 정도**를 말하며, **비용에 대한** 상대적인 **의료의 효과** 또는 편익 정도
합법성	• 의료서비스가 윤리적 원칙, 가치, 규범, 법과 규제 등 사회의 기대에 부합하는 정도(사회의 선호도에 순응하는 정도)
지속성(연속성)	• 의료서비스 간 **시간적, 지리적**으로 상관성을 갖고 **연결**되는 정도
적합성	• 대상 인구집단의 **건강 요구에 부합하는 정도**로 인구집단의 요구와 이용 가능한 서비스와의 관계
형평성	• 보건의료의 분배와 주민 혜택에서 공정성
이용자만족도	• 의료서비스에 대한 이용자의 만족도

질 관리 관련 개념

질 보장 (QA)

- 질 보장(QA; Quality Assurance): 질 평가를 강조한 개념으로 표준에 따라 서비스를 제공하는 기관의 노력이나 능력을 의미함
- **반응적(사후적), 전통적, 소수개인의 업무개선, 결과 중심**
- 예방과 계획보다 **감시**를 더 중요시, 문제의 발견과 해결(예방X)에 더욱 초점
- 우수한 간호표준을 설정하여 시행된 간호의 질을 평가함으로써 간호서비스의 질적 향상을 추구하여 **기존에 설정된 기준에 부응하는 것**을 목표로 함

질 향상 (QI)

- 질 향상(QI; Quality Improvement): 질 향상을 강조한 개념으로 표준을 초월하여 좀 더 질적 수준을 높이는 것을 의미함
- **예방적, 사전적, 프로세스·시스템 개선, 패러다임 전환, 과정 중심**
- 문제가 없더라도 질 평가의 결과를 이용하여 환자 진료의 질을 지속적으로 개선하기 위해 노력하는 것
- QA보다 다양하고 광범위한 방법으로 의료사업과 고객서비스를 개선하고, **표준을 초월**하여 좀 더 질적 수준을 높이는 것으로 **지속적인 질 향상**을 추구함

[질 보장(QA)과 질 향상(QI) 비교]

	질 보장(QA)	질 향상(QI)
초점	확인 중심	예방 중심
적용시기	반응적(사후적)	예방적(사전적)
리더십	리더십 부여 X	리더십 부여됨
문제해결	권한에 의한 문제해결	모든 사람에 의한 문제해결
개념	전통적 질 관리의 개념	총체적 질 관리(TQM) 개념과 비슷

총체적 질관리 (TQM)

- 총체적 질 관리(TQM; Total Quality Management): 지속적 질 향상(CQI; Continuous Quality Improvement)와 같은 개념으로 사용되며 **기존에 설정된 기준 이상으로 계속적인 질 향상**을 추구하는 체계적 과정
- **TQM의 목표: 지속적인 질 향상**
- 환자와 고객을 위한 **모든 서비스와 진료**에 대한 **지속적인 질 향상** 관리과정으로, 고정된 기준은 없으며 특별한 원인보다 **일상적 원인**에 더욱 집중함
- **문제가 확인되지 않더라도 과정, 결과, 서비스 전반에 걸쳐** 지속적인 질 향상을 추구
- 병원의 **모든 구성원**들이 참여하여 임상·비임상을 포함한 **조직 전반**을 대상으로 함(**조직 전체 차원**)
- 특정 질이 낮은 서비스를 지목하여 향상시키기 보다는 **병원 전체의 시스템과 업무 흐름을 개혁**하는 데 중점을 둔 관리기법 (**패러다임의 전환**)
- 결과 측면의 질이 과정 측면의 질에 의하여 결정되므로 **과정을 개선해야 결과가 개선된다**고 생각하는 **과정중심**의 관리기법
- 분석적 지식과 기법, 인간관계 기법, 조직문화, 리더십에 대한 측면을 효과적으로 활용함
- 조직의 장기적인 성공을 목표로 설정하고 TQM은 이 목표를 이루어 내는 수단으로서의 역할을 함(**목적이 아닌 수단**)
- **조직혁신 기법**으로서의 TQM 3가지 원칙: **고객중심, 지속적 개선, 전원 참여**

총체적 질관리 (TQM)

[질 보장(QA)과 총체적 질 관리(TQM) 비교]

	질 보장(QA)	총체적 질 관리(TQM)
목표	• 환자 진료의 질 향상	• 환자와 고객을 위한 모든 서비스와 진료에 대한 질 향상
범위(영역)	• 임상적 의료의 과정 및 결과 • 환자에게 취해진 활동	• 모든 체계와 과정: 임상, 비임상을 포함한 조직 전반
리더십	• 의사 및 임상 측면에서의 리더(임상의사, QA위원회)	• 모든 임상과 비임상 부서의 리더
목적	• 문제해결 • 특정범위를 벗어난 결과를 초래한 개인과 특별한 원인의 규명	• 지속적인 질 향상 • 특별한 것보다 일상적 원인에 더 주의를 가짐
중점	• 임상 진료과별 수직적인 검토 • 표준에 미달하는 사람들을 교육 및 감사 • 결과 중심적	• 결과에 영향을 주는 모든 진행 과정과 사람의 질적 향상을 위한 수평적인 검토 • 소수 미달이 아닌, 모든 사람의 업무수행을 개선 • 과정을 향상시키기 위한 예방과 계획 • 과정과 결과 모두 중시
기준	• 전문의료인에 의해 설정된 기준과 표준	• 고정된 표준이 없으며 지속적으로 향상되는 기준 설정
방법	• 의무기록 감사 • 명목집단기법 • 지표 모니터링	• 지표의 모니터링과 자료이용 • 명목집단기법, 브레인스토밍, 흐름도, 체크리스트, 히스토그램, 파레토차트, 런차트, 관리도 등 다양한 방법 이용
참여자	• QA프로그램, 임명된 위원회 멤버 및 담당자(제한된 참여)	• 과정에 관여하는 모든 사람(전체 직원의 참여)
결과	• 측정과 모니터링(감시, 추적) 포함 • 지적된 소수 개인의 업무수행 개선 • 방어적 자세	• 측정과 모니터링(감시, 추적) 포함 • 과정에 참여한 모든 개인의 성장과 향상 • 과정 개선에 초점, 팀 정신 강조
지속적 활동	• 역치/표준에서 이탈한 것 감시, 개선	• 지속적인 표준 개선

사례관리

- **다학제 건강관리팀**이 환자의 **입원부터 퇴원까지** 수행해야 할 업무와 이를 통해 기대되는 환자의 결과를 담은 **표준진료지침**(CP; Critical Pathway)에 의거하여 건강서비스를 제공하는 방법
- 목적: ㉠ 비용효과를 도모하는 효율성(재원일수 및 비용 감소) 제고 ㉡ 의료진 간 협동과 직무만족도 향상, 환자만족도 향상 ㉢ 의료의 질 향상

질 관리 분석도구	흐름도(순서도)	• 특정 업무과정에 필요한 모든 단계를 도표로 표시하거나 미리 정의된 기호와 그것들을 연결하는 선을 사용하여 그린 것 • 업무과정을 분석하고 개선하려 할 때 유용함
	런차트	• 일정 기간 동안 **시간의 경과에** 따른 **프로세스 변화의 추이**를 보기 위한 도표(업무의 흐름, 경향, 기간, 업무추이) • 질적 요인이나 과정변수를 세로축에 놓고 시간을 가로축에 놓으며 평균값이나 중앙값을 나타내는 선을 포함함 • 기대하는 결과와 업무 경향의 차이 정도를 보여줌으로써 문제를 발견하고 해결방안이 수행된 후 개선정도의 모니터링에 이용함
	관리도	• 통계적인 방법으로 도출된 **평균, 관리상한선과 관리하한선**을 표시하여 측정치가 상·하한선을 넘을 경우 원인 조사 및 파악 시행 • 변이와 원인을 조사함으로써 업무수행 과정에서 발생되는 문제를 지속적으로 관찰하고 조절하여 이를 향상시킬 목적으로 사용함
	원인결과도	• 일의 결과(특성-머리뼈)와 그것에 영향을 미치는 원인(요인-갈비뼈)을 계통적으로 정리한 것(=인과관계도, 물고기뼈그림)
	히스토그램	• 측정의 빈도와 비율을 막대그래프로 나타내어 관측한 데이터의 분포적 특징이 한눈에 보이도록 하여 기초 분포를 빠르게 설명함
	파레토차트	• 측정결과를 높은 순에서 낮은 순(**내림차순**)으로 나열하여 가급적 효과가 높은 부분에 **중점적인 자원 투입**을 위한 분석방법 • 누적빈도를 표시하는 점들이 있고 점들은 선으로 연결됨
	레이더차트	• 여러 측정치에 대한 실제적인 수행 정도(실선)와 기대되는 수행 정도(점선) 간 차이를 보여줌(= 거미줄차트)
	우선순위 매트릭스	• 여러 대안과 방법 중 우선순위 부여를 위한 **구조화된 접근법**을 사용하며 어떤 제안이 가장 큰 주의를 요하는지 평가함
	유사성 다이아그램	• 작은 **범주별로** 아이디어를 논리적으로 **그룹화**하는 집중적 사고의 형태로 아이디어를 유사그룹으로 묶기 위한 접근법
	산점도	• **변수 간의 상관관계를 확인**하는 데 사용하고 X축에 독립변수를, Y축에 종속변수를 두어 각 변수값에 흩어진 양상으로 관계를 파악함

질 향상

<table>
<tr><td>질 향상 활동과정 (평가+개선)</td><td colspan="2">
평가활동
문제의 발견 → 개선 주제의 우선순위 설정 → 문제 분석 → 자료수집 → 결과 분석 및 비교 ↓
↑ 모니터링 및 결과 평가 ← 개선과제 수행 ← 개선 계획 수립 ← 개선활동의 표준설정 ← 개선과제 규명
개선활동
</td></tr>
<tr><td rowspan="2">질 향상 활동방법</td><td>PDCA cycle</td><td>
• 지속적인 개선을 시도하고자 할 때, 반복적인 업무 프로세스를 분명히 하고자 할 때, 문제의 우선순위나 근본 원인을 확인하기 위한 자료수집 및 분석을 계획할 때 활용됨

[PDCA 단계]
<table>
<tr><td>계획(Plan)</td><td>• 문제를 발견하고 이를 해결하고 개선하기 위한 변화계획을 세우는 단계
• 팀을 조직하고 어떤 자료가 필요한지, 어떠한 변화가 필요한지 계획함</td></tr>
<tr><td>실행(Do)</td><td>• 변화를 검증하는 단계로 소규모 시범적용 단계
• 진행과정의 지속적 모니터링 필수</td></tr>
<tr><td>점검(Check)</td><td>• 선별된 변화업무 프로세스를 검토하고, 변화수행을 관찰하는 단계(확인, 검증, 고찰 및 평가)</td></tr>
<tr><td>개선·실행 (Act)</td><td>• 변화로부터 최대의 이익을 얻고자 수행하는 단계로, 실행단계(Do)에서 획득한 결과를 기초로 일상업무 활동이 되도록 적용함(소규모 시범적용단계에서 입증된 변화를 공식화)</td></tr>
</table>
※ FOCUS-PDCA: PDCA를 보완하여 CQI 활동에 실제적으로 적용하도록 미국 병원법인이 개발함

[FOCUS PDCA 단계]
F(Find): 개선이 필요한 점 발견
O(Organize): 과정을 파악하고 팀 조직 시행
C(Clarify): 과정에 대한 현재의 지식을 명확히 함
U(Understand): 과정에 변화가 필요한 이유를 이해함
S(Select): 과정을 개선사항을 선택함
P(Plan): 질 개선 활동과 자료수집을 계획함
D(Do): 개선, 자료수집, 자료분석 실행
C(Check): 분석결과를 해석하고 평가하며 변화수행 관찰
A(Act): 개선활동을 표준화하고 일상업무 활동으로 적용
</td></tr>
<tr><td>6-시그마</td><td>
• 통계적 척도를 사용하여 고객만족과 품질혁신을 달성하기 위해 실행하는 21세기형 기업의 품질경영 전략으로 모든 프로세스 품질 수준이 6-시그마를 달성하도록 함: 불량률을 3.4PPM(제품 백만 개당 불량품 3.4개) 이하로 최소화함
• 조직 내 다양한 문제를 구체적으로 정의하고 현재 수준을 계량화하여 정량적으로 평가하여 개선 및 유지하는 관리기법

[6-시그마 수행절차: DMAIC 단계]
<table>
<tr><td>정의(Define)</td><td>• 문제를 정의하고, 제기된 문제에 대한 품질향상을 위한 기초 설계 단계</td></tr>
<tr><td>측정(Measure)</td><td>• 자료 수집 및 현재 수준 측정(실제 문제 추출, 결함 빈도 파악)</td></tr>
<tr><td>분석(Analyze)</td><td>• 데이터 분석을 통해 원인 규명과 요인분석, 잠재적 원인 파악, 개선의 기본방향 설정</td></tr>
<tr><td>개선(Improvement)</td><td>• 문제를 실제적으로 개선하는 단계로 개선결과를 확인하기 위해 시그마점수를 산출함</td></tr>
<tr><td>관리(Control)</td><td>• 의료의 질 향상 활동을 평가하고, 지속적인 질 향상이 이루어지도록 관리함</td></tr>
</table>
</td></tr>
</table>

<table>
<tr><td rowspan="2">질 향상
활동방법</td><td>린(Lean)</td><td>• 프로세스에 낭비를 유발하는 요소를 철저히 제거하여 최소한의 자원만으로 간결하고 가치있는 프로세스를 개발하기 위해 고안됨
• 상품 또는 서비스 개발의 모든 단계를 최적의 가치를 창출하는 방식으로 수행하여 가치 사슬 전체를 최적화함
• 생산의 효율성을 위해 낭비 제거(비용 감소)와 속도 향상(효율성)에 초점을 둠
• 린 6시그마: 고객만족, 비용, 품질, 프로세스 속도, 투자 자본을 가장 신속하게 개선시킴으로써 기업 가치를 높이는 방법론으로 6시그마의 품질과 린의 속도와 비용(효율성)에 초점을 두는 경영혁신 방법</td></tr>
<tr><td>균형
성과표
(BSC)</td><td>• 균형성과표(BSC; Balanced Score Card): 재무적, 고객, 내부 비즈니스 프로세스, 학습과 성장의 4가지 관점으로 재무적 지표와 비재무적 지표를 함께 반영하여 조직의 과거성과를 측정하고 현재와 미래의 조직이 갖는 가치를 평가하는 시스템

[BSC의 4가지 관점]
<table>
<tr><td>재무적 관점</td><td>• 매출이나 수익성 측면에서 조직 성과달성을 측정함
• 투자수익률, 경제적 부가가치, 수익성 등을 측정지표로 사용</td></tr>
<tr><td>고객 관점</td><td>• 고객을 기업가치 창출의 원천으로 여겨 고객 지향적 프로세스를 개발함
• 시장점유율, 고객만족도 등이 측정지표</td></tr>
<tr><td>내부 비즈니스
관점</td><td>• 조직 내 투입요소를 제품과 서비스 등의 산출요소로 변환시키는 활동
• 프로세스품질, 프로세스원가 등이 측정지표(과정에 초점)</td></tr>
<tr><td>학습과 성장
관점</td><td>• 미래의 장기적인 성장과 가치 창조를 위한 능력 개발을 위하여 필요한 목표와 측정 지표를 개발함
• 직원·정보시스템·조직 역량으로 나누어 각 영역별로 측정지표 개발</td></tr>
</table></td></tr>
</table>

간호의 질 관리

<table>
<tr><td>간호표준</td><td>

- 표준: 업무수행 모델을 포함하는 우수한 수준이나 기본조건으로, 표준자체가 평가도구는 아니며 질을 측정하기 위한 표준 척도를 제공함
- 목표로 이용 시 **기획의 도구**가 되며, 성과평가수단으로 이용 시 **통제의 근거**가 됨
- 간호표준 목적: 간호의 질 향상, 비용 절감, 간호태만의 확인

[간호평가 표준 설정 시 유의사항]

- 기대하는 행위를 **측정 가능**한 용어로 표현함
- 현실적이고 **성취 가능한 기준**을 설정함
- 기대하는 내용을 **구체적**으로 열거함
- 기준설정은 **관련된 내용만 간략하게** 서술함
- **한 가지 기준**에는 **한 가지 행위**만을 기술함
- 기준 설정 시 **통용되는 약어**만 사용함
- 행위에 대한 **주어를 기술**하여 **책임소재**를 분명히 함
- 기준은 **긍정적인 형태**로 기술함
- 독특한 경우보다 **비슷한 문제를 가진 많은 대상자에게** 적용 가능해야 함(적용범위가 넓은 기준이 유용함)

</td></tr>
<tr><td>간호의 질</td><td>

- 현행 전문지식의 범위 안에서 성취 가능한 수준에서 기대되는 건강결과를 성취한 정도
- 일반적으로 인정된 양질의 간호실무에 대한 표준과 기대되는 결과의 일치 정도

[간호의 질 평가 관련 용어]

간호의 질	• 간호사에 의해 개별 환자에게 제공된 환자간호의 수월성 정도 • 주로 표준, 기준 및 지표의 일치 정도를 말함
간호 표준	• 간호의 구조, 과정, 결과적 측면의 질을 평가할 수 있는 바람직한 수준에 대한 요약적 진술(달성 가능한 바람직한 기대 수준) • 표준의 달성은 기준의 달성 정도로 평가됨
기준	• **표준의 달성 정도를 측정·관찰**하여 **지표를 평가**할 수 있도록 서비스의 수준을 세분하여 명확하게 기술한 것 • 간호 중재나 환자 행동 및 환자에게 나타난 임상현상에 대한 객관적 진술로, 하나 이상의 지표에 의해 평가됨
지표	• 특정 기준의 달성 정도를 객관적으로 측정할 수 있게 하는 관찰 및 측정가능 요소
임상 지표	• 조직의 달성 목표에 비추어 수행된 기능 및 과정의 수준을 정확성과 **신뢰성 있는 계량적 방법으로 측정**하는 **객관적** 도구 • 서비스의 표준 부응 여부를 평가하고 관찰 및 **측정 가능한 가장 객관적인 자료**로, 과정이나 결과 어느 측면에서도 적용 가능

[간호의 질 평가를 위하 표준, 기준, 지표의 예]

	표준	기준	지표
결과 평가	신체기능이 회복 및 유지된다.	배뇨기능이 회복된다.	배뇨관 제거 후 스스로 소변을 잘 본다.
	수술의 합병증이 예방된다.	상처감염이 예방된다.	상처에 분비물이 없고 깨끗하다.

</td></tr>
</table>

간호의 질 향상을 위한 접근방법 (도나 베디안)	구조적 접근법	• 의료를 제공하는데 필요한 인적·물적·재정적 **자원의 측면**에서 각각의 항목이 표준에 부합하는지 평가함 • 간호가 수행되는 환경, 구조나 수단(간호전달체계 등)을 평가하는 것 • 조직의 철학, 목표, 기관의 면허, 재정적 지원, 물리적 설비, 직원배치 유형, 직원의 자질, 감독방법, 간호지침, 간호사 확보정도 등 • 실제 질을 평가하는데 한계가 있으므로 과정적, 결과적 접근법과 함께 사용되며 비교적 안정적이라 자주 측정할 필요 없음
	과정적 접근법	• 간호의 실제 수행, 즉 **간호사가 환자와 상호작용하는 간호활동**을 평가함(사정, 계획, 수행, 평가의 **간호과정 수행**이 측정됨) • 수행표준의 완성 여부에 초점을 두는 것으로 **직무중심적** 경향이 큼 • 과정표준들은 간호계획과 활동지침서 내에 문서화될 수 있음 • 관리자의 관리와 리더십, 타부서와의 상호작용, 의사소통, 검사, 투약, 수술, 의뢰과정, 환자간호 수행 및 태도, 간호기록, 환자교육 실시 등 업무수행에 대한 모든 요소 포함
	결과적 접근법	• **간호 수행 후** 나타나는 건강상태의 변화 등 간호의 결과를 측정하는 것 • 의료의 질에 대한 가장 타당한 지표이나, 측정에 시간이 많이 걸리고 적정 측정 시기를 정하기 어려움 • 환자 만족도, 사망률, 유병률, 자가간호수준, 치료계획 순응 여부, 퇴원 후 약물 복용 순응도, 건강유지능력, 욕창 발생률, 감염률 등
간호의 질 평가 시기	동시평가	• 환자의 만족도와 간호의 질을 높일 수 있는 방법 • **현재 입원**하고 있는 환자의 간호의 질을 평가하여 **해당 환자에게 그 결과를 반영함**으로써 간호의 질을 높이려는 방법 • 평가를 위한 인력이 요구됨 • 입원환자 의무기록 검사, 환자 면담과 관찰, 직원면담과 관찰, 간호내용을 검토하는 집담회 등으로 수행됨
	소급평가	• 수행된 간호에서 문제점을 발견하여 다음 간호계획이나 교육행정의 변화를 통해 시정하게 함으로써 간호의 질을 높이려는 평가방법 • 환자가 **간호를 모두 받은 후** 평가하므로 **해당 환자에게는 수정의 여지가 없으나** 시간적·경제적으로 용이하여 보편적으로 이용됨 • 퇴원환자 기록검사, 환자면담, 집담회, 퇴원환자를 대상으로 한 설문지조사법 등으로 수행됨

의료의 질 관리-의료기관인증제도

<table>
<tr><td>의료기관 인증제도</td><td>

- 의료기관으로 하여금 환자안전과 의료의 질 향상을 위한 자발적이고 지속적인 노력을 유도하여 의료소비자에게 양질의 의료서비스를 제공하기 위한 제도
- 양질의 높은 의료서비스와 안전한 의료서비스 전달을 보장하는 공식적 과정으로, 기관의 인증기준 충족 여부를 조사하는 **절대적 평가**
- 도입 목적: **2010년 의료서비스 질 향상 및 환자 안전 수준 제고**를 위해 도입
(1994 의료기관서비스**평가**제도 → 2003 의료기관**평가** → 2010 의료기관**인증**제도)

[의료기관 인증제도 목적]

- 정부는 의료기관의 질적 관리 기전을 마련함으로써 양질의 의료서비스를 제공할 수 있는 체계를 확립하고, 의료기관의 선택기준을 제시할 수 있음
- 의료기관은 환자 만족도 제고 및 경쟁력 확보 가능
- 의료서비스 및 의료기관에 대한 국민의 신뢰도 향상
- 보건의료정책이 실제 의료기관에서 제대로 수행되는지 여부와 정책집행의 실효성을 평가하는 도구로 활용 가능
- 의료서비스 수준의 평가를 통하여 의료서비스 질 향상을 도모하고, 의료기관을 이용하는 환자의 불편을 최소화하여 양질의 의료서비스를 국민들이 제공받을 수 있도록 함

</td></tr>
<tr><td>「의료법」 관련 내용</td><td>

- 인증을 받으려는 의료기관의 장은 인증신청서와 의료기관 운영현황을 인증원의 장에게 제출해야 함
- 인증대상: **상급종합병원, 전문병원, 수련병원, 연구중심병원으로 지정받고자 하는 병원급 의료기관, 해외진출 및** 외국인환자유치 의료기관, 호스피스전문기관
- 의료기관인증위원회: 의료기관인증에 관한 주요 정책 심의하기 위해 보건복지부**장관 소속**으로 두며, 위원장 1명을 포함하여 **15인 이내**로 구성되며 보건복지부**차관을** 위원장으로 함
- **요양병원**과 **정신병원**은 의료 서비스의 특성 및 환자의 권익 보호 등을 고려하여 **2013년부터 의무적**으로 인증신청을 하도록 함
- 보건복지부장관은 인증 평가 결과와 인증등급을 **지체 없이** 해당 의료기관의 장에게 통보하여야 함
- 보건복지부장관은 인증을 신청한 의료기관에 대하여 인증등급을 결정하기 전에 현지조사를 실시할 수 있음
- 인증의 유효기간은 **4년**으로 하며 조건부인증의 경우 유효기간을 **1년**으로 함(인증, 조건부인증, 불인증)
- **조건부인증**을 받은 의료기관의 장은 유효기간 내에 보건복지부령으로 정하는 바에 따라 **재인증**을 받아야 함
- 다시 인증을 신청하려는 요양병원의 장은 조건부인증,불인증을 받은 날 또는 인증,조건부인증이 취소된 날부터 90일 이내에 인증신청서와 의료기관 운영현황을 인증원의 장에게 제출해야 함
- 의료기관의 장은 평가결과 또는 인증등급에 관하여 이를 통보받은 날부터 **30일** 이내에 보건복지부장관에게 **이의신청**을 할 수 있음

[인증기준 필수 포함사항]

㉠ 환자의 권리와 안전 **㉡ 의료기관의 의료서비스 질 향상 활동** **㉢ 의료서비스의 제공과정 및 성과**
㉣ 의료기관의 조직·인력관리 및 운영 **㉤ 환자 만족도**

- 인증기준의 세부 내용은 보건복지부장관이 정함
- 보건복지부장관은 인증을 받은 의료기관에 관하여 평가결과 등 보건복지부령으로 정하는 사항을 인터넷 홈페이지 등에 공표해야 함
  - 공표 사항: 해당 의료기관의 명칭, 종별, 진료과목 등 일반현황, 인증등급 및 인증의 유효기간, 인증기준에 따른 평가결과, 그 밖에 의료의 질과 환자 안전의 수준을 높이기 위해 보건복지부장관이 정하는 사항
- 보건복지부장관은 인증을 받은 의료기관에 인증서를 교부하고 인증을 나타내는 표시(인증마크)를 제작하여 인증을 받은 의료기관이 사용하도록 함

</td></tr>
</table>

<table>
<tr><td>「의료법」
관련 내용</td><td colspan="3">• 보건복지부장관은 평가 결과와 인증등급을 활용하여 의료기관에 대하여 다음 각 호에 해당하는 행정적·재정적 지원 등 필요한 조치를 할 수 있음
㉠ 상급종합병원 지정 ㉡ 전문병원 지정 ㉢ 의료의 질 및 환자 안전 수준 향상을 위한 교육, 컨설팅 지원
㉣ 그 밖에 다른 법률에서 정하거나 보건복지부장관이 필요하다고 인정한 사항
• 보건복지부장관은 대통령령으로 정하는 바에 따라 의료기관 인증에 관한 업무를 의료기관평가인증원에 위탁할 수 있음</td></tr>
<tr><td rowspan="4">3주기
인증기준틀
(4영역)</td><td>기본가치체계</td><td colspan="2">환자안전보장활동(정확한 환자확인, 의료진 간 정확한 의사소통, 수술·시술의 정확한 수행, 낙상 예방 활동, 손 위생 수행)</td></tr>
<tr><td>성과관리체계</td><td colspan="2">성과관리</td></tr>
<tr><td>환자진료체계</td><td colspan="2">진료전달체계와 평가, 환자진료, 의약품관리, 수술 및 마취진정관리, 환자권리존중 및 보호</td></tr>
<tr><td>조직관리체계</td><td colspan="2">질 향상 및 환자안전 활동, 감염관리, 경영 및 조직운영, 인적자원 관리, 시설 및 환경관리, 의료정보/의무기록 관리</td></tr>
<tr><td>조사항목
구분</td><td>• S(Structure, 구조): 규정, 절차, 체계, 계획의 수립 여부
• P(Process, 과정): 개별 교육 숙지, 인지, 수행정도 확인
• O(Outcome, 결과): 성과지표 선정 및 결과에 따른 관리</td><td>필수
조사항목</td><td>환자안전보장활동, 질 향상 및 환자안전 운영체계, 환자안전사건 관리, 감염예방관리체계 구축 및 운영, 감염예방·관리 교육, 직원안전 관리활동, 보안관리 (상급종합병원만 해당), 화재안전 관리활동</td></tr>
<tr><td>조사방법</td><td colspan="3">• 역동적 추적조사: 조사위원이 조사대상으로 환자를 선택하고 의무기록을 확인하면서, 환자의 입장에서 진료경로를 따라 환자의 안전과 의료의 질 및 서비스를 평가하는 조사방법
㉠ 추적조사 방법: 개별환자 추적조사+시스템 추적조사→환자에게 제공되는 의료서비스의 흐름을 따라 의료기관의 주요한 기능(의료절차, 전달체계, 안전구조 등)을 환자가 어떻게 경험하는지 평가하는 조사방법
㉡ 시스템 추적조사: 의료기관 전체 시스템을 조사하는 방법으로 지속적 질향상, 의약품관리, 인적자원관리, 감염관리, 안전한 시설 및 환경관리, 의료정보/의무기록관리의 6개 부분에 대해 조사가 이루어짐</td></tr>
</table>

의료기관인증 항목 중 기본가치체계의 환자안전보장활동 인증 기준

	환자확인방법	환자확인이 필요한 시점
1. 정확한 환자확인	• 확인과정 환자 참여: 개방형 질문 • 최소한 **두 가지 이상**의 지표 사용: 환자이름, 생년월일, 등록번호 등 • 환자의 **병실호수**나 **위치를 알리는 지표**는 환자확인 방법으로 사용 **불가** • 모든 상황과 장소에서 일관된 환자 확인 방법 적용 • 환자가 의식이 없거나 의사표현이 어려운 경우 별도의 환자확인방법 적용	• 의약품 투여 전 • 혈액제제 투여 전 • 검사시행 전 • 진료, 처치 및 시술 전
2. 의료진 간 정확한 의사소통	• 환자확인방법, 구두 또는 전화처방 절차, 필요시처방(prn) 관련 절차, 혼동하기 쉬운 부정확한 처방 유형 및 대처방안 포함 • 구두 또는 전화처방은 시술·수술 및 응급상황 등과 같이 처방이 불가능한 제한된 상황에서만 수행할 것을 권고함 • 구두 또는 전화처방 절차: 정확한 환자확인 → 받아 적기 → 되읽어 확인하기→처방한 지시자가 정보의 정확성 확인하기→의사 구두처방에 대한 24시내 이내 처방 • 필요시처방(prn) 관련 절차: 필요시처방이 가능한 처방의 종류 선정 및 관리, 필요시 처방의 원칙 명시 - 필요시처방(prn)의 원칙: 필요시처방의 기준(사유)의 명시, 필요시처방이 제한되는 약품 명시	
3. 수술·시술의 정확한 시행	• 정확한 환자확인, 정확한 수술/시술명, 정확한 수술/시술 부위 확인 규정의 존재	[규정 포함 내용] 수술/시술 표시대상, 표시제외 대상, 환자참여(의사소통 불가능한 경우 제외), 표시방법, 표시 시행자, 수술/시술 전 확인 절차, 수술/시술 시작 직전 확인 절차
	• 수술/시술부위 표시에 환자가 참여함	[환자 참여하에 시술/수술부위를 표시함] 좌우 구분이 된 부위, 다중구조(손가락, 발가락), 다중수준(척추)에 대한 모든 수술/시술에 표시 수술부위 절개 직전 수술부위 표시가 보여야 함
	• 수술·시술 표시함	
	• 수술·시술 표시 전 확인을 수행함	[수술/시술 전 확인 절차] 환자 이동 단계별로 확인 절차를 마련하고, 체크리스트 활용 가능
	• 수술/시술 시작 직전, 수술/시술 팀원 간에 정확한 환자, 부위, 수술/시술 확인 절차 수행	[수술/시술 시작 직전 확인 과정] 수술팀원들과 함께 환자, 수술부위, 수술명 등에 대해 구두로 확인하는 과정을 시행함 가능하면 마취유도 전에 수행하며, 환자를 참여시킴
4. 낙상예방 활동	• 낙상 예방을 위한 규정의 존재	[규정 포함 내용] 낙상 위험 평가도구, 평가시기, 낙상 위험 분류 기준, 평가결과에 따른 고위험환자의 낙상 예방활동, 낙상 발생 가능 장소 및 부서의 낙상 예방활동
	• 낙상위험 평가도구를 이용한 초기 환자평가 수행	신뢰도와 타당도가 입증된 낙상 위험 평가도구를 사용하여 낙상 초기평가를 수행함
	• 낙상 위험 평가결과에 따라 고위험환자에 대한 낙상 예방활동을 수행함	[낙상 예방 활동 내용] 수면 전 화장실 다녀오도록 하기, 낙상 위험환자에 대한 직원 간 정보 공유, 낙상 예방법에 대한 교육(환자 및 보호자, 직원), 환경(바닥 미끄럼, 조명 등) 및 시설(침대, 안전바, 보행기구, 휠체어 등) 관리
	• 낙상 위험 평가도구를 이용하여 환자 상태 변화 시 재평가를 수행함	[환자 상태 변화 예시] 수술 후, 진정 후, 낙상과 관련된 의약품 투여 후
	• 낙상 발생 가능한 장소 또는 부서에서 낙상 예방활동을 수행함	[낙상 발생 가능 장소 또는 부서] 환자의 이송을 포함한 이동 경로 및 응급실, 외래, 검사실, 재활치료실
5. 손 위생 수행	• 손 위생 수행을 위한 규정의 존재	[규정 포함 내용] 손 위생 수행 시점, 올바른 손 위생 수행 방법(소독비누 및 손소독제 종류), 손 위생 수행을 돕기 위한 자원(손소독제 구비, 접근 용이한 세면대 설치 등) ※ 손 위생 수행 시점: 환자 접촉 전, 환자 접촉 후, 청결/무균술 전, 체액노출 위험 후, 환자 주변 물품 접촉 후
	• 올바른 손 위생을 수행	
	• 손 위생 수행을 돕기 위한 자원의 존재	

03 환자안전

환자안전 개념

<table>
<tr><td rowspan="2">환자안전</td><td colspan="2">

- 사고로 인한 손상이 없도록 오류의 가능성을 최소화하고 오류 발생 시 이를 차단할 가능성을 최대화할 수 있도록 **운영시스템과 프로세스**를 설정하여 환자안전을 보장하는 것
- 의료와 관련된 불필요한 위해의 위험을 최소한으로 낮추는 것(WHO)
- 의료제공 과정에서 오류의 예방과 오류로 인하여 환자에게 발생하는 **손상의 제거 또는 완화**
- 환자안전사건: 환자에게 불필요한 위해를 주었거나 줄 수 있었던 사건이나 상황

[환자안전 관련 용어]

환자 안전사고	• 보건의료인이 환자에게 보건의료서비스를 제공하는 과정에서 환자안전에 위해가 발생하였거나 발생할 우려가 있는 사고
의료오류	• 의료과정에서 계획된 활동을 의도대로 성취하지 못했거나 목표달성을 위한 계획이 잘못 수립된 경우로 환자에게 **위해**를 **입혔거나(위해사건) 입히지 않은(근접오류) 모든 사건**(의료과정에서 예상하지 못한 결과)
위해사건	• 환자가 가진 질병이나 기저질환 때문이 아니라 **의학적인 처치에 의하여** 발생한 모든 형태의 상해나 손상을 가져오는 사건
근접오류	• 오류가 있었음에도 의료사고로 이어지지 않은 사건(=위기일발)
적신호사건	• **사망**이나 **심각한 신체적·심리적 손상**과 관련된 예측되지 않은 사건의 발생과 이를 초래할 위험이 있는 기대하지 않은 사건
의료과오	• **표준진료를 수행하지 못함**으로 인해 환자에게 손상을 유발하여 **과실로 인정**된 것
이상반응	• 올바른 과정으로 진행된 **정당한 처치**로부터 발생한 **예상하지 못한** 위해
부작용	• 약물의 약리학적 특성으로 주된 효과 이외에 부수적으로 발생하는 **알려진 효과**

</td></tr>
</table>

<table>
<tr><td>환자안전 원칙</td><td>일반적 환자안전 원칙</td><td>

- 개별 제공자에게 초점을 두기보다 오류를 예방 및 발견할 수 있는 시스템을 생성함
  ㉠ 체크리스트 사용, 다시 읽기 등을 통한 교차확인 등
  ㉡ 프로세스를 단순화 및 표준화
  ㉢ 기능강제: 기능적·물리적인 제약으로 오류 발생을 불가능하게 만듦
- 의사소통과 팀워크를 향상: 개방적 의사소통, 표준화된 공통 언어 사용, 체크리스트 활용
- 과거의 실수로부터 학습: 사망사례 집담회, 적신호사건의 근본원인분석 등
- 안전한 의료의 제공의 위해 잘 훈련된 적절한 인력 확보 및 스케쥴링

[환자안전 국제목표(JCI권고)]

• 정확한 환자 확인	• 정확한 위치, 정확한 시술, 정확한 수술의 제공
• 고주의 약물의 안전 향상	• 효과적인 의사소통
• 병원감염 위험의 감소	• 낙상위험의 감소

</td></tr>
</table>

환자안전 원칙	스위스 치즈모형	• 하나의 사건이나 사고, 재난은 한두가지의 위험요소로 발생하는 것이 아니라 **여러 위험요소가 동시에 존재해야 함** • 사고나 재난 여러 위험요소(치즈 구멍)가 중첩될 때 발생하게 되므로, **여러 방어벽을 겹쳐 놓으면** 오류가 발생하거나 대형화되는 것을 예방할 수 있음(잠재적 오류의 최소화 강조) • 환자의 위해를 의료진 개인의 책임으로 돌리는 것(개인적 접근)보다, 일하는 조건을 바꾸고 관련 여러 요인들의 상관관계를 함께 고려·분석하는 **시스템적 접근**을 강조 • 사건발생 지점의 가시적 오류보다, 사고의 근본적 원인의 깊이 있는 분석이 필요함
	하인리히 법칙	• 대형의료사고나 산업재해와 같은 심각한 사고는 우연히 또는 어느 순간 갑자기 발생하는 것이 아니라 그전에 그와 관련된 **수많은 경미한 사고와 징후들이 반드시 존재함**을 실증적·통계적으로 밝힘 • 대형사고는 사소한 문제를 방치할 때 발생하므로, 사소한 문제 발생 시 이를 면밀히 살펴 그 원인을 파악하고 이를 시정하여 대형사고를 미연에 방지하도록 함 • 사고예방의 중심목표로 **불안전 행동과 불안전 상태를 제거**하는 데 안전관리의 중점을 두어야 함을 강조함 • No-Injury Accident: Minor Injury: Major Injury=**300:29:1**(산업재해 사례분석)
환자안전 접근방법	근본원인 분석 (RCA)	• 근본원인분석(RCA; Root Cause Analysis): 사건의 원인을 밝혀내고자 사건의 발생과 전개를 **사건 발생 후 후향적(사후적)**으로 조사하는 **구조화**된 방법 • 목적: 위해사건에 빈번하게 기여하는 잠재적 오류를 제거하여 미래의 위해를 예방함 • 적신호사건을 경험한 의료기관이 그 사건의 숨어있는 근본 원인을 이해하고 앞으로 이러한 사건의 발생 가능성을 감소시키기 위해 **시스템**과 **프로세스** 변화에 초점을 둠 • 과정: 팀 구성 및 문제 정의 → 문제 정의(규명) 및 연구 → 근접원인 규명 → 근본원인 규명 → 개선활동 설계 및 수행
	오류유형과 영향분석 (FMEA)	• 오류유형과 영향분석(FMEA; Failure Mode and Effect Analysis): **전체적인 시스템을 단계적으로 분석**하여 각 단계별로 자주 발생하거나 빈번하게 발생하지 않은 위험요인을 제거하여 환자안전과 의료의 질을 향상시키는 것으로 **사전적 방법** • 국내에서는 2017년 **2주기 의료기관 인증평가**를 의료기관에서 적용함 • 의료분야에서 보건의료기관 **전반의 시스템과 프로세스**를 **사전에** 분석하여 오류를 수정하는 도구로 사용함 • 목적: 시스템과 프로세스 내 발생할 수 있는 **모든 사건 유형**을 찾아서 그 원인과 영향을 분석하고 **위험의 우선순위를 선정**하여 개선계획 실행을 통해 발생가능한 위험을 **사전에 예방**하기 위함 • 단계 ① 고위험 프로세스 선정 및 팀 구성 ② 프로세스 검토 및 도식화 ③ 가능한 모든 오류유형과 영향 확인 ④ 오류유형의 우선순위 선정(위험도 우선순위&치명도 지표 활용) ⑤ 오류유형의 근본원인 확인 ⑥ 프로세스 재설계 ⑦ 새로운 프로세스의 분석 및 검토 ⑧ 적용 및 모니터링 • 오류유형 우선순위 선정 척도: 문제의 심각성, 발생가능성(점수↑ → 발생가능성↑), 발견가능성(점수↑ → 발생가능성↓)

의료기관의 환자안전 활동

<table>
<tr><td rowspan="5">환자안전문화 구축</td><td colspan="3">• 환자안전문화: 환자안전에 가치를 두는 문화로 팀워크, 명확한 커뮤니케이션, 오류에 개방적 태도 등이 작동하는 환경을 의미함

[안전문화를 위한 주요 요소]</td></tr>
<tr><td colspan="2">보고문화</td><td>• 일선 직원들이 처벌에 대한 두려움 없이 의료오류와 위해사건을 기꺼이 보고할 수 있는 문화</td></tr>
<tr><td colspan="2">공정(정의)문화</td><td>• 인간 취약성에 대해 시스템적 접근에 초점을 두고, 비처벌적인 환경을 유지함으로써 오류보고를 격려하고 보상하는 문화</td></tr>
<tr><td colspan="2">유연성(융통성) 문화</td><td>• 변화하는 요구에 효과적으로 유연하게 적응할 수 있는 문화로, 직위보다 기술적 전문성을 따를 수 있는 문화
• 팀워크, 공유된 가치, 검증된 표준운영지침, 전향적 위험사정, 환자안전교육에 대한 투자를 장려함</td></tr>
<tr><td colspan="2">학습문화</td><td>• 안전정보에 기초하여 올바른 결론을 내리고 필요한 변화를 수행하기 위한 역량과 의지를 갖는 것</td></tr>
<tr><td>표준 매뉴얼 개발 및 보급</td><td colspan="3">• 환자 안전관리 프로토콜, 표준 임상지침서나 임상경로를 개발, 활용하여 의료서비스가 제공되는 과정을 검토하여 오류나 실수를 줄이고 의료서비스 질의 차이를 줄임</td></tr>
<tr><td>환자안전관리 시스템 보급</td><td colspan="3">• 의료기관 대형화와 의료서비스 제공과정의 복잡성으로 환자안전관리시스템을 이용한 관리가 필요함</td></tr>
<tr><td rowspan="3">환자안전사건 보고체계 구축</td><td rowspan="2">보고 유형</td><td>자발적 보고</td><td>• 환자 안전사고 보고는 의료인들의 자발적인 보고에 대다수 의존함
• 환자안전사고를 발생시킨 사람이 자발적(자율적) 보고를 한 경우 관계 법령에 따른 행정처분을 감경하거나 면제할 수 있음
• 자율보고 대상자: 보건의료인, 보건의료기관의 장, 전담인력, 환자, 환자보호자</td></tr>
<tr><td>의무적 보고 (강제적 보고)</td><td>• 적신호 사건과 같이 환자에게 사망이나 심각한 위해를 가져온 경우에 대해서는 의무적(강제적)으로 보고하도록 함(48시간 이내)
• 국제의료기관평가위원회(JCI)는 적신호사건은 5일 이내에 보고하고, 사건보고 후 30일 이내에 근본원인분석(RCA) 결과보고서를 작성하고 개선계획을 마련하여 보고하도록 권고함</td></tr>
<tr><td colspan="3">[환자안전 보고시스템의 요건]
• 비처벌성: 보고자의 비밀보장(환자, 보고자, 기관을 식별할 수 없어야 함), 보고 결과로 자신이나 타인이 처벌받을 것이라는 두려움 없어야 함
• 독립성: 보고자와 처벌 권한을 가진 당국은 독립적이어야 함
• 전문가 분석: 임상적 상황을 이해하고 시스템에 내재된 원인을 인식하는 훈련을 받은 전문가가 보고서를 분석해야 함
• 적시성: 신속한 보고와 보고서 분석을 통하여 심각한 위해 시 권고안을 알아야 하는 이들에게 빨리 전파해야 함
• 시스템 지향성: 권고안은 개인의 성과보다 시스템, 프로세스, 제품의 변화에 초점을 맞춰야 함
• 반응성: 보고서를 받은 기관은 권고안을 전파할 능력을 갖춰야 하며, 보고에 참여하는 기관은 권고안을 실행할 의지가 있어야 함</td></tr>
</table>

환자안전법

2015년 공포, 2016년 7월 시행

□ 제1조(목적) 이 법은 환자안전을 위하여 필요한 사항을 규정함으로써 환자의 보호 및 의료 질 향상에 이바지함을 목적으로 한다.

□ 제2조(정의) 이 법에서 사용하는 용어의 뜻은 다음과 같다.

1. "**환자안전사고**"란 「보건의료기본법」 제3조제3호의 **보건의료인이 환자에게 보건의료서비스를 제공하는 과정에서 환자안전에 보건복지부령으로 정하는 위해가 발생하였거나 발생할 우려가 있는 사고**를 말한다.
2. "**환자안전활동**"이란 **국가, 지방자치단체, 보건의료기관, 보건의료인, 환자, 환자의 보호자 및 관련 기관·법인·단체가 환자안전사고의 예방 및 재발 방지를 위하여 행하는 모든 활동**을 말한다.

책무	• 국가와 지방자치단체의 책무 - 환자안전 및 의료의 질 향상을 위한 시책을 마련하여 추진해야 함 - 환자안전활동에 필요한 제도적 기반을 마련해야 함 - 보건의료기관, 보건의료인, 환자 및 환자의 보호자가 행하는 환자안전활동에 필요한 행정적·재정적 지원을 할 수 있음 - 환자안전활동에 환자의 참여를 촉진하기 위해 노력해야 함
	• 보건의료기관의 장과 보건의료인의 책무 - 환자안전 및 의료 질 향상을 위해 국가와 지방자치단체의 시책을 따라야 함 - 환자안전사고가 발생하지 아니하도록 시설·장비 및 인력을 갖추고, 필요한 의무를 다하여야 함 - 환자안전활동에 환자와 환자의 보호자가 참여할 수 있도록 노력하여야 함
	• 환자의 권리와 책무 - 모든 환자는 안전한 보건의료를 제공받을 권리를 가짐 - 환자와 환자의 보호자는 환자안전활동에 참여하여야 함
환자안전 종합계획	• 보건복지부장관은 환자안전 및 의료 질 향상을 위하여 관계 중앙행정기관의 장과 협의하여 환자안전종합계획을 5년마다 수립하고 이를 시행함 • 보건복지부장관은 종합계획을 확정한 후 지체 없이 국회에 보고해야 함 • 보건의료발전계획과 연계하여야 함 • 보건복지부장관은 5년마다 환자안전에 관한 백서를 발간하여 공표하여야 함 [환자안전종합계획 포함 사항] • 환자안전활동의 기본 목표 및 추진방향 • 환자안전활동을 위한 기술의 연구·개발, 전문인력의 양성 및 지원 • 환자안전활동의 추진계획 및 추진방법 • 환자와 환자 보호자의 환자안전활동 참여 방안 • 환자안전활동의 실태 파악, 보고·학습시스템의 운영 및 관리 • 환자안전에 관한 기준 • 그 밖에 보건복지부령으로 정하는 환자안전활동에 필요한 사항
환자 안전사고 실태조사	• 보건복지부장관은 환자안전 및 질 향상에 관한 정책의 수립·시행을 위하여 5년마다 환자안전사고 실태조사를 실시하고 그 결과를 공표할 수 있음 • 보건복지부장관은 실태조사를 위하여 필요한 경우 관계 중앙행정기관의 장, 보건의료기관의 장, 그 밖에 관련 기관·법인·단체의 장에게 필요한 자료의 제출을 요청할 수 있음. 이 경우 관계 중앙행정기관의 장 등은 정당한 사유가 없으면 그 요청에 따라야 함 • 실태조사의 방법과 내용에 관하여 필요한 사항은 대통령령으로 정함 - 보건복지부장관은 실태조사를 전문 연구기관·단체 또는 관계 전문가에게 의뢰하여 실시할 수 있음 - 보건복지부장관은 환자안전과 관련된 사회환경의 변화 등으로 추가적인 조사가 필요한 경우에는 임시조사를 실시하여 실태조사를 보완할 수 있음 [환자안전사고 실태조사 포함 사항] • 환자안전사고의 발생 규모, 환자안전사고의 유형, 발생 장소, 위해 정도, 예방 가능성 등 사고의 특성에 관한 사항 • 그 밖에 보건복지부장관이 환자안전 및 의료 질 향상을 위하여 실태조사가 필요하다고 인정하는 사항

환자안전 위원회	• **대상기관: 200병상 이상인 병원급 의료기관 및 100병상 이상 종합병원** • 위원장 1명을 포함한 **5명 이상 30명 이하**의 위원으로 구성하되, **성별을 고려**해야 함 • 위원회의 위원장은 **보건의료기관의 장**으로 하고, 위원회의 위원은 해당 보건의료기관의 장이 위촉하며 임기는 3년임 • 위원회는 **연 2회 이상** 정기적으로 개최하여야 하며, 위원장이 필요하다고 인정하거나 위원의 과반수가 소집을 요구할 때 위원회를 개최해야 함 • 위원회를 설치한 의료기관의 장은 위원회의 설치 여부 및 구성·운영 **현황**을 **보건복지부장관에게 매년** 보고하여야 함 • 위원회의 구성·운영과 보고 방법·절차, 그 밖에 필요한 사항은 **보건복지부령**으로 정함 [환자안전위원회 심의 사항] • 환자안전사고의 예방 및 재발 방지를 위한 계획 수립 및 시행 • 환자안전사건 보고를 한 보고자 및 보고내용의 보호 • 환자안전 전담인력의 선임 및 배치 • 환자와 환자 보호자의 환자안전활동 참여를 위한 계획 수립 및 시행 • 보건의료기관의 의료 질 향상 활동 및 환자안전체계 구축·운영 • 그 밖에 보건복지부령으로 정하는 환자안전활동에 필요한 사항
국가 환자안전 위원회	• 환자안전에 관한 다음 각 호의 사항을 심의하기 위하여 보건복지부에 국가환자안전위원회를 둠 • 위원회는 위원장 1명을 포함한 **17명 이내**의 위원으로 구성하며 위원장은 **보건복지부차관**으로 하며 위원회는 **매년 1회 이상** 개최하여야 함 [국가 환자안전위원회 심의 사항] • 환자안전 및 의료 질 향상을 위한 주요 시책 • 환자안전사고 보고내용의 분석 결과 활용 및 공개 • 환자안전사고 예방 및 재발 방지에 관한 사업계획 및 추진방법 • 그 밖에 환자안전에 관한 중요사항으로 위원장이 심의가 필요하다고 판단한 사항
환자안전 전담인력	• 보건복지부령으로 정하는 일정 규모 이상의 병원급 의료기관은 환자안전 및 의료 질 향상에 관한 업무를 전담하여 수행하는 환자안전 전담인력을 두어야 함(**200병상 이상인 병원 및 100병상 이상 종합병원**) • 의료기관의 장은 환자안전 및 의료 질 향상을 위하여 특히 필요하다고 인정하는 경우에는 **전담부서**를 설치·운영할 수 있음 • 자격기준: **의사·치과의사·한의사·약사 또는 간호사** 면허를 취득한 후 **3년 이상** 보건의료기관에서 근무한 사람, **전문의** 자격이 있는 사람 • 배치기준 - 200병상 이상의 병원급 의료기관(종합병원 제외): 1명 이상 - 100병상 이상 500병상 미만의 종합병원: 1명 이상 - **500병상 이상**의 종합병원: 2명 이상 • 전담인력을 둔 의료기관의 장은 전담인력의 배치현황을 매년 보건복지부장관에게 보고하여야 함 [환자안전 전담인력의 업무 사항] • 환자안전사고 정보의 수집·분석 및 관리·공유 • 환자안전사고 예방 및 재발 방지를 위한 보건의료인 교육 • 환자와 환자 보호자의 환자안전활동을 위한 교육 • 그 밖에 보건복지부령으로 정하는 환자안전활동: 환자안전활동의 보고, 환자안전기준의 준수 점검, 환자안전지표의 측정·점검

환자안전 전담인력	• 환자안전 전담인력은 환자안전활동에 관한 교육을 정기적으로 받아야 함 • 교육 방법: 대면교육 또는 정보통신기기를 통한 온라인 교육. 다만, 전담인력으로 **새로 배치된 경우에는 6개월 이내에 대면교육**으로 실시함 • 교육 시간: **매년 12시간 이상**. 다만, 전담인력으로 **새로 배치된 경우에는 6개월 이내에 24시간 이상** 이수해야 함 • 보건복지부장관은 환자안전교육을 명하는 경우에는 교육 대상자, 교육내용, 방법 및 시기 등에 관한 사항을 적은 문서로 함 • 환자안전교육의 절차, 방법, 시기 및 비용 등에 필요한 세부사항은 보건복지부장관이 정하여 고시함 [환자안전활동에 관한 교육 사항] • 환자안전 관련 법령에 관한 사항 • 환자안전사고의 정보의 수집·분석에 관한 사항 • 환자안전기준 및 환자안전지표에 관한 사항 • 환자안전사고의 예방 및 재발 방지에 관한 사항 • 보건의료인 및 환자와의 소통·협조에 관한 사항 • 환자 및 환자보호자의 환자안전활동에 관한 사항 • 환자안전에 관한 외국의 제도 및 사례에 관한 사항 • 그 밖에 보건복지부장관이 환자안전 및 의료 질 향상을 위하여 필요하다고 인정하는 사항
환자 안전사고 보고 등	• 환자안전사고를 **발생시켰거나 발생한 사실을 알게 된** 또는 **발생할 것이 예상**된다고 판단한 보건의료인이나 환자 등 보건복지부령으로 정하는 사람은 보건복지부장관에게 그 사실을 보고할 수 있음 - 보건복지부령으로 정하는 사람: 보건의료인, 보건의료기관의 장, 전담인력, 환자, 환자보호자 • 보건복지부령으로 정하는 일정 규모 이상의 병원급 의료기관(200병상 이상, 종합병원은 100병상 이상)에서 다음 각 호의 어느 하나에 해당하는 환자안전사고가 발생한 경우 그 의료기관의 장은 보건복지부장관에게 그 사실을 **지체 없이** 보고하여야 함 - 설명하고 동의를 받은 내용과 다른 내용의 수술, 수혈, 전신마취로 환자가 사망하거나 심각한 신체적·정신적 손상을 입은 환자안전사고가 발생한 경우 - 진료기록과 다른 의약품이 투여되거나 용량 또는 경로가 진료기록과 다르게 투여되어 환자가 사망하거나 심각한 신체적·정신적 손상을 입은 환자안전사고가 발생한 경우 - 다른 환자나 부위의 수술로 환자안전사고가 발생한 경우 - 의료기관 내에서 신체적 폭력으로 인해 환자가 사망하거나 심각한 신체적·정신적 손상을 입은 경우 • 보고를 환자안전사고를 발생시킨 사람이 한 경우에는 「의료법」 등 보건의료 관계 법령에 따른 행정처분을 감경하거나 면제할 수 있음 • 자율보고에 포함되어야 할 사항과 보고의 방법 및 절차 등은 보건복지부령으로 정함 [환자안전사고 보고의 비밀 보장] • 보건복지부장관은 환자안전사고를 보고한 자의 의사에 반하여 그 보고자의 정보를 공개할 수 없으며, 보고된 환자안전사고가 발생한 보건의료기관의 경우에는 그 보건의료기관의 장의 의사에 반하여 해당 보건의료기관의 정보를 공개할 수 없음 • 자율보고가 된 환자안전사고에 관한 정보와 사고에 관해 수집한 자료는 보건복지부령으로 정하는 검증을 한 후에는 반드시 개인식별이 가능한 부분을 삭제하여야 함. 다만, 자율보고를 한 자(환자안전사고를 발생시킨 사람에 한정)가 동의한 경우 그 사람의 개인식별정보는 삭제하지 아니할 수 있음 • 환자안전사고의 정보 수집·분석 및 주의경보 발령 등의 업무에 종사하거나 종사하였던 사람은 직무상 알게 된 비밀을 다른 사람에게 누설하거나 직무 외의 목적으로 사용하여서는 아니 됨 • 보건의료기관의 장은 해당 보건의료기관에 속한 환자안전사고를 보고한 자에게 그 보고를 이유로 해고, 전보나 그 밖에 신분이나 처우와 관련하여 불리한 조치를 할 수 없음

<table>
<tr><td>환자안전
기준</td><td>
• 보건복지부장관은 대통령령으로 정하는 바에 따라 환자안전에 관한 기준을 정해야 함
• 보건복지부장관은 위원회의 심의를 거쳐 환자안전기준을 확정하고, 확정된 환자안전기준을 보건복지부의 인터넷 홈페이지에 게재하여야 함

[환자안전기준 필수 포함 사항]
• 보건의료기관의 시설 및 장비에 관한 사항
- 입원실, 중환자실, 수술실 및 응급실 등 환자안전과 밀접한 연관이 있는 시설의 운영 및 관리에 관한 사항
- 환자의 검사, 진단, 치료 및 처치 등에 자주 사용되는 의료기기 등의 관리 및 폐기에 관한 사항
• 보건의료기관의 관리체계에 관한 사항
- 환자안전활동을 담당하는 인력 및 기구에 관한 사항
- 환자안전활동의 체계적인 수행을 위한 매뉴얼의 작성 및 운영에 관한 사항
- 환자안전사고의 발생 시 대응 체계에 관한 사항
• 보건의료인의 보건의료활동에 관한 준수 사항: 진단 및 검사, 시술·수술 및 마취, 의약품의 처방·조제·투약 및 관리, 감염병의 예방 및 관리
• 그 밖에 보건복지부장관이 환자안전사고의 예방 및 관리를 위하여 특히 필요하다고 인정하는 사항
</td></tr>
<tr><td>환자안전
지표</td><td>
• 보건복지부장관은 환자안전 및 의료 질 향상과 관련한 수행 정도를 측정·점검할 수 있는 평가기준 등을 제시하는 지표를 개발하여 보급해야 함
• 환자안전지표의 개발 및 보급에 필요한 사항은 보건복지부령으로 정함
• 환자안전지표 개발 시 고려사항: 지표의 측정 가능성, 현실 적합성, 국가별·지역별 비교 가능성, 환자안전지표를 통한 환자안전 및 의료의 질 향상 가능성
• 보건복지부장관은 환자안전지표를 개발한 경우에는 보건복지부 인터넷 홈페이지에 그 내용을 게시하고, 보건복지부장관이 정하는 바에 따라 보건의료기관 또는 보건의료단체 등에 보급함
• 규정한 사항 외에 환자안전지표의 개발 및 보급에 필요한 세부사항은 보건복지부장관이 정함
</td></tr>
</table>

필수 학습 주제 셀프 점검표

주제를 읽고 학습한 내용이 머릿속에 정확히 떠오르는지 셀프 점검해봅시다.

점검 주제	학습 완료	학습 미흡
통제의 개념, 특성 및 목적		
통제의 원칙		
통제 유형(적용 시기별 분류 및 목적별 분류)		
통제의 과정		
질 관리의 일반원칙		
의료의 질 구성요소		
질 보장(QA)과 질 향상(QI) 비교		
총체적 질관리(TQM)		
질 관리 분석도구(흐름도, 런차트, 관리도, 파레토차트 등)		
질 향상 활동 과정		
질 향상 활동 방법(PDCA cycle, 6-시그마, 린, 균형성과표)		
간호 표준 설정 시 유의사항		
간호의 질 관련 용어와 예시		
도나베디안의 간호의 질 향상을 위한 법근방법(구조적, 과정적, 결과적 접근법)		
평가시기에 따른 간호의 질 평가 방법(동시평가와 소급평가 비교)		
의료기관인증제도		
환자안전 관련 용어		
환자안전 원칙(일반적 환자안전 원칙, 스위스 치즈모형, 하인리히 법칙)		
환자안전 접근방법(근본원인분석, 오류유형과 영향분석)		
환자안전사건 보고체계 구축(보고유형 및 보고시스템의 요건)		
환자안전법		

VII.

간호단위 관리

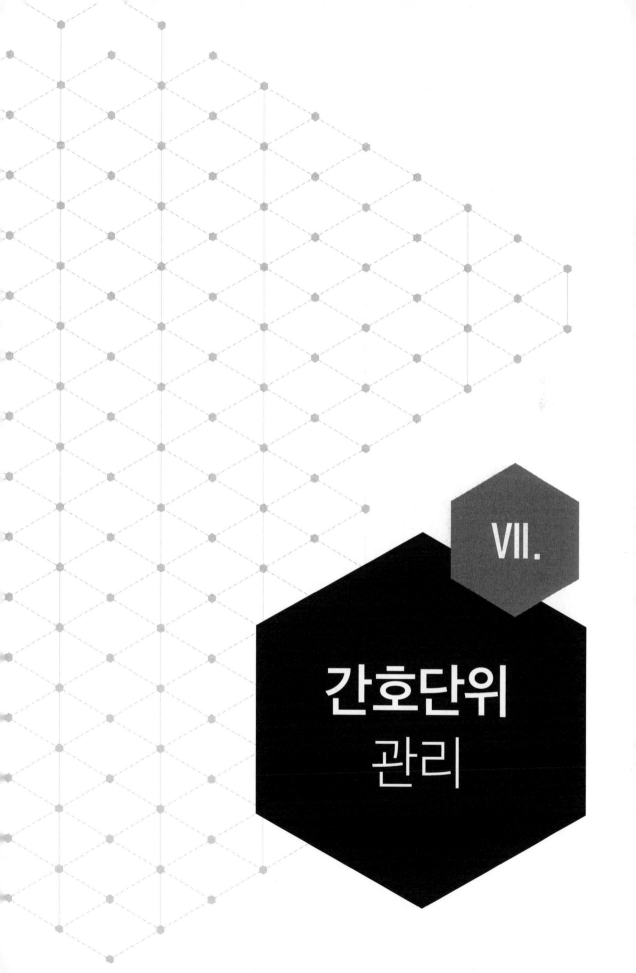

01 간호단위관리

간호단위	• 최적의 간호수행이라는 간호목표를 달성하기 위한 간호관리의 기본단위로서 간호관리자, 간호사, 기타 직원들이 함께 환자간호 활동에 참여할 수 있도록 구성된 **적절한 시설의 범위**로, 일선간호관리자(수간호사)의 책임에 따라 수직구조의 모습으로 관리체계를 가짐 • 간호단위는 환자의 치료에 필요한 모든 부서가 연결되어 유기적이고 긴밀하게 협조하여야 환자치료라는 목적을 달성할 수 있으므로 부서 간 협력은 매우 중요함 • 간호단위관리 기능: 환자 간호의 제공, 간호의 지원기능(환경관리, 안전관리, 물품관리), 인간관계와 의사소통기능 • 간호단위관리자의 역할: 직접환자간호, 환자간호관리, 병동유지 및 운영관리, 교육 및 연구, 물품관리 및 공급, 환자의 간호과정 지도 및 감독, 간호직원 인사관리 및 교육·연구·감독·평가 → 간호단위 관리자는 행정관리, 교육, 감독, 임상간호 전문가로서 책임을 짐 [간호단위의 목표] • 개별적 간호요구에 부합한 과학적인 간호계획을 수립함 • 환자와 가족에게 건강 관련 교육을 실시함 • 환자의 안위를 위해 물리적 환경조성과 안전관리를 수행함 • 타 부서 직원들과 협조적인 의사소통과 인간관계를 수립함 • 환자에게 쾌적하고 안전한 환경을 조성함 • 간호단위에서 근무하는 직원들의 건강, 복지, 만족을 도모함 • 의사의 진단과 치료를 위한 보조적 업무를 수행함 • 간호실무의 향상을 도모하기 위해 간호연구를 시행함 • 의사의 처방에 의한 투약과 처치를 정확하게 실시함 • 효율적인 물품관리를 통해 최소의 소비와 최대의 효과를 얻을 수 있도록 함 • 간호사와 학생의 교육적 욕구를 충족함

02 환자관리

입원 시 관리	㉠ 원무과로부터 환자 입원 전산 입력되면 입원환자 간호 준비 ㉡ 환자가 입원수속 완료 후 병동 도착 시 간호사의 자기소개 ㉢ 입원등록 확인 후 환자와 보호자 병실로 안내 ㉣ 환의 갈아입도록 하고 환자 상태 관찰 및 신장, 체중 측정 ㉤ 담당의에게 환자 입원 알림 ㉥ 환자의 활력상태 측정 및 간호정보 작성 ㉦ 통증여부 및 통증점수, 욕창위험도, 낙상위험도 사정 ㉧ 검사물 채취나 진단을 위한 절차 설명 ㉨ 병동 내 규칙과 입원 생활에 대한 설명 후 안내책자 전달 ㉩ 환자와 보호자에게 환자의 권리보장에 대한 설명과 안전교육 시행 ㉪ 귀중품은 집으로 가져가게 하거나 보관함에 넣어두도록 함 ㉫ 환자의 입원카드를 침대에 꽂고, 카덱스 작성 및 환자 차트 만들고 기록 ㉬ 간호단위 관리자는 입원간호가 시행되는 동안 환자를 방문하여 자기소개 후 병동을 관리하는 담당자임을 알리고 정서적 안정감을 주도록 함
입원 중 관리	• 간호과정을 적용하여 입원관리 시행 ㉠ 자료수집: 간호사의 전문 지식을 이용하여 환자의 요구나 간호문제 파악 ㉡ 사정: 사료를 수집하고, 검토 및 분석하는 과정 ㉢ 진단: 임상적 판단 후 간호진단 내림 ㉣ 계획: 간호목표 설정, 우선순위 목표 설정, 전략 수립 ㉤ 수행: 간호계획을 간호행동으로 실천 ㉥ 평가: 계획된 간호 및 정해진 기준과 비교
전과관리	• 담당의 업무: 전과의 필요성 설명, 전과의 협진 기록 작성, 전과 처방 입력, 전과 기록 작성 • 담당 간호사 업무: 입·퇴원계에 전과통보서 내리기 또는 전산으로 진료과 수정 → 전입병동 연락(전과사실 통보) → 환자에게 전과 정보 제공 → 전산으로 담당의사 변경 처리 → 의무기록과 침상카드에 주치의와 담당 의사 변경
퇴원관리	• 퇴원관리 내용: 지속적 치료나 간호가 필요한 부분의 환자 및 가족 교육, 퇴원 후 복용 약물 교육, 자가간호에 필요한 지식 및 기술 교육, 가정간호나 지역사회의 이용 가능한 기관 소개, 퇴원 후 응급상황 대처법, 퇴원 후 식이·운동 등 기타 추후 관리에 대한 교육, 퇴원 차트 정리 및 보관 • 정규퇴원 계획은 입원과 동시에 계획되어야 함 • 적절한 퇴원계획의 효과(결과): 입원기간 단축, 퇴원환자와 재입원율 감소, 제공되는 서비스의 중복 감소, 질병 재발률 감소, 지역사회 자원 활용을 도움

03 운영관리

환경관리

심미적 환경	• 안정감을 주는 **낮은 채도**와 **높은 명도** 사용 • 만성질환자 병실: 청색 또는 **자색**(차가운 색) • 분만실이나 입원기간이 짧은 급성기 환자: 크림색, 상아색, 연두색(따듯한 색) • 검사실: 불안감 감소를 위한 다양한 변화 시도
온도·습도	• 온도: 18~23℃ • 습도: 35~75%
소음	• 소음의 신체적 영향: 위액분비 증가, 혈압 및 호흡 상승, 근 긴장도 증가, 산화효소 증가, 피로도 증가 등 • **병실 30㏈ 이하, 중환자실 35㏈ 이하, 처치실·간호사실·준비실 40㏈ 이하** 유지
환기	• 병실의 온도와 습도를 유지하고 신선한 공기를 유지하기 위해서 지속적인 중앙조절 환기장치를 이용해야 함 • 선풍기는 먼지를 일으켜 감염의 요인이 되므로 이용하지 않는 것이 좋으며, 먼지 흡입 및 공기필터는 정기적으로 교환 필요 • **병실** 내 정화된 공기유입은 **시간당 4회 기준**이며 **중환자실은 헤파(HEPA)필터**를 통해 **시간당 12회 기준**으로 공기가 순환되도록 하며 출입문을 항상 **닫아둠** • 격리실은 환자 상태에 따라 양압과 음압으로 조절되는지 확인하며, 출입문은 항상 닫으며, 최소 시간당 6~12회 이상의 공기순환 필요 • 가스, 증기 등을 내보내는 특별 환기장치는 정기적 점검이 필요함 [병실 환기가 안 될 경우 부작용] • 실내 산소량 부족과 이산화탄소의 증가 • 환자들의 체온 발산으로 실내 온도 증가 • 환자들의 호흡이나 발한으로 실내 온도 상승 • 구취, 체취, 각종 분비물, 음식 냄새, 약물 냄새로 인한 불쾌감 유발
채광·조명	• 채광: 낮시간 동안 태양광선을 받을 수 있도록 하되, 강한 직사광선은 눈의 피로와 불안을 야기할 수 있으므로 커튼과 블라인드로 조절함 • 조명: 일반병실 100Lux, 처치등 켰을 시 200Lux, 일반병동의 처치실·중환자실 400Lux 유지 • 처치가 끝나면 안정을 위해 조명의 조도를 낮추도록 하며, 백열등보다 형광등 사용(∵ 적은 열, 적은 비용, 효율적 빛 발산)
청결	• 병원환경은 병원균 등 미생물에 오염가능성이 높으므로 청소지침에 따라 정기적인 청소가 필요함 • 환자와 직접 접하지 않는 부서, 일반병실, 감염에 취약한 장소 등으로 청소구역을 나누어 청소 기준을 정함 • 환자 체액 및 분비물 접촉 장소(병실, 검사실 등), 일반세균 오염 우려지역(화장실, 식당 등), 중환자실, 격리실, 수술실 등은 소독제 이용하여 청소
간호사실	• 환자와 방문객의 관찰이 용이하고 환자병실, 처치실, 린넨실 등을 고려하여 간호사들의 동선이 가장 짧은 곳이 있어야 함 • 차트 및 각종 기록, 보고서 배치선반과 장소, 약장과 기구장, 전화와 환자병실과의 연락장치 시설이 필요

중환자실 시설규격	• **병상이 300개 이상인 종합병원**은 입원실 병상 수의 **100분의 5 이상**을 중환자실 병상으로 만들어야 함 • **출입을 통제**할 수 있는 **별도의 단위로 독립**되어야 하며, **무정전 시스템**을 갖추어야 함 • 병상 **10개당 1개** 이상의 **격리병실 또는 음압 격리병실** 설치(최소1개는 음압격리병실) • 병상 **3개당 1개** 이상의 **손 씻기 시설** 설치 • 병상 1개당 **면적 15m² 이상**(신생아 중환자실 5m²이상) 이어야 함 ※ 병상 1개당 면적 : 중환자실 내 간호사실, 당직실, 청소실, 기기창고, 청결실, 오물실, 린넨보관실을 제외한 환자 점유 공간(중환자실 내 간호사 스테이션과 복도는 병상 면적에 포함)을 병상 수로 나눈 면적 • **벽으로부터 1.2m 이상** 떨어지게 침상을 배치하고 다른 환자와의 **침상 간격은 2m 이상**이어야 함 • 중환자실 전담 간호사를 두되, 간호사 1명당 연평균 1일 입원환자 수는 1.2명(신생아 중환자실의 경우 1.5명)을 초과하여서는 안 됨 • 병상마다 중앙공급식 의료가스시설, 심전도 모니터, 맥박산소계측기, 지속수액주입기를 갖춤 • 병상수의 10% 이상 개수의 침습적 동맥혈압 모니터, 병상수의 30% 이상 개수의 인공호흡기를 갖추어야 함 • 신생아 중환자실은 병상 수의 70% 이상 개수의 보육기를 갖추어야 함 • 중환자실 1개 단위(unit)당 후두경, 앰부백(마스크포함), 심전도기록기, 제세동기를 갖추어야 함. 다만, 신생아중환자실의 경우 제세동기 대신 광선기와 집중치료기를 갖추어야 함 • 중환자실에는 전담의사를 둘 수 있음. 다만, 신생아중환자실에는 전담 전문의를 두어야 함
일반병실 시설규격	• 간호사의 업무능률 향상을 위해 간호사실 주위에 병상을 배치하고 가능한 한 동선을 짧게 하여 위급한 상황에 바로 대처할 수 있게 함 • 입원실은 3층 이상 또는 지하층에는 설치할 수 없음. 다만, 내화구조인 경우에는 3층 이상에 설치할 수 있음 • 병실에는 호출시스템, 산소공급실, 흡입기 등 장치가 준비되어 있어야 함 • **1인실**의 경우 병상 1개당 면적을 **10m² 이상, 2인실 이상** 병실(다인실)은 **6.3m² 이상**으로 함 • 입원실에 설치하는 병상 수는 **최대 4병상**(요양병원의 경우 6병상)으로 함. 이 경우 병상 간 **간격은 1.5m 이상**으로 함 • 다인실의 경우 사생활이 침해받지 않도록 칸막이나 커튼을 설치해야 함 • 단위관리자를 중심으로 모든 간호사는 병실에 설치된 여러 시스템 관리와 청결관리, 안전관리 등을 수시로 점검하여 쾌적한 병실을 유지해야 함 • 입원실에는 **손 씻기 시설** 및 **환기시설**을 설치해야 함 • **병상이 300개 이상인 종합병원**에는 **전실 및 음압시설 등을 갖춘 1인 병실**(음압격리병실, 면적 15m²)을 1개 이상 설치하되, 300병상을 기준으로 100병상을 초과할 때마다 1개의 음압격리병실을 추가로 설치함(중환자실에 음압격리병실을 설치한 경우 입원실에 설치한 것으로 봄) • **병상이 300개 이상인 요양병원**에는 **화장실 및 세면시설을 갖춘 격리병실**을 1개 이상 설치함 • 산모가 있는 입원실에는 입원 중 산모가 모유 수유를 할 수 있도록 산모와 신생아가 함께 있을 수 있는 시설을 설치해야 함 • 감염병환자 등의 입원실은 다른 사람이나 외부에 대하여 감염 예방을 위한 차단 등 필요한 조치를 하여야 함

안전관리

<table>
<tr>
<td>안전관리</td>
<td>
<ul>
<li>안전관리: 사고발생 원인을 제거하여 사고로 인한 손실을 미연에 방지하기 위한 계획을 수립, 실시하는 것</li>
<li>안전관리과정: 사고발생 확인 → 사고 또는 위험요소 분석·평가 → 위험요소 제거 또는 경감 조치 → 문서화 및 보고 → 시정조치의 재확인</li>
</ul>
<table>
<tr><th>[안전관리 주요 대상자]</th><th>[안전관리를 위한 간호단위관리자 역할]</th></tr>
<tr>
<td>
<ul>
<li>연령, 질병, 약물복용으로 인한 무기력한 상태의 환자</li>
<li>부주의, 무관심, 건망증 증상이나 시력, 청력의 장애를 보이는 환자</li>
<li>정신적, 감정적 변화로 인한 판단력이 결핍되었거나 부족한 환자</li>
<li>졸도, 경련, 뇌출혈, 심장마비 등의 위급한 증상의 환자</li>
<li>의료인에게 협조를 거부하는 환자</li>
</ul>
</td>
<td>
<ul>
<li>병동 안전교육 프로그램 계획</li>
<li>간호요원의 규칙적 검점 확인 및 관리</li>
<li>간호요원들의 안전에 대한 의견과 방안 수렴</li>
<li>안전관리를 위한 간호단위관리자와 간호사 간 책임을 명확히 함</li>
<li>간호사고분석과 사고보고에 대한 대책 수립</li>
</ul>
</td>
</tr>
</table>
[안전사고 위험관리]
<table>
<tr>
<td>사건보고
유의사항</td>
<td>
<ul>
<li>모든 사건을 객관적으로 서술함</li>
<li>완성된 사건보고서에 덧붙여 기록하지 않도록 함</li>
<li>개인적인 보관을 위해 복사해서는 안 됨</li>
<li>비정상적, 비일상적 발생과 사건을 기록해야 함</li>
</ul>
</td>
</tr>
<tr>
<td>간호사고
예방방안</td>
<td>
<ul>
<li>규범력 있는 간호업무지침을 마련함</li>
<li>체계적인 보고와 의사소통을 위한 채널 확립</li>
<li>의료전문직 간 업무와 책임소재를 명확히 함으로써 의사와의 갈등 줄임</li>
<li>병원의 조직적인 위험관리와 체계적인 변화 필요</li>
<li>전문적 간호의 의무와 책임의식을 높임</li>
<li>간호사 개인의 법적 책임을 위한 준비 필요</li>
<li>간호과오를 방지하기 위해 정규적인 교육프로그램 마련</li>
<li>질 확보와 전문성 확보를 위한 자율적 노력 필요</li>
</ul>
</td>
</tr>
</table>
</td>
</tr>
<tr>
<td>일반적
환자안전
원칙</td>
<td>
<ul>
<li>개별제공자에게 초점을 두기보다 오류를 예방하고 발견할 수 있는 시스템을 생성함</li>
<li>프로세스를 단순화하고 표준화시키는 것은 오류 예방에 중요함</li>
<li>개방적인 의사소통과 표준화된 공통 언어를 사용하고, 팀워크를 향상시킴</li>
<li>과거의 실수로부터 학습함 예 사망사례 집담회, 적신호사건 근본원인분석(RCA) 등</li>
<li>필요에 따라서 물리적인 안전장치를 두어 오류를 줄임</li>
<li>안전한 의료를 제공하기 위해 잘 훈련된 적절한 전문인력을 확보함</li>
<li>피로와 스트레스가 오류와 연관될 수 있으므로 적절한 휴식을 취할 수 있는 스케쥴링과 스태핑(Staffing), 근무지 스트레스 관리가 중요함</li>
<li>환자안전을 도모하기 위해 자가보고시스템을 활성화하여 근접오류사건 등을 모니터링함</li>
</ul>
</td>
</tr>
</table>

낙상관리

[낙상 고위험환자]

- Morse낙상 위험군 사정도구 51점 이상 or RAFSII 14점 이상인 환자
- 7세 이하 소아, 65세 이상 노인
- 무의식 환자, 정신이 혼미한 환자, 정서불안 환자, 경련 우려 환자
- 시력 또는 청력장애 등 감각·지각 이상 환자
- 항우울제, 항불안제, 항정신치료제, 최면진정제, 이뇨제 등 복용 환자
- 당일 수술환자
- 낙상 기왕력이 있는 환자
- 현기증, 체위성 저혈압이 있는 환자

[낙상예방 간호중재]

- 침대와 욕실에 조명을 적당히 유지함
- 침상을 낮게 유지하고 침대바퀴는 잠금장치를 유지함
- 필요한 물건들은 환자나 보호자가 찾기 쉬운 장소에 둠
- 의식 없는 환자나 아동, 노인 등의 침대 사이드 레일(side rail)을 올림
- 노인 환자를 위해 변기나 욕조 주위에 손잡이 설치
- 병원 바닥에 미끄러운 용액이나 물이 떨어져 있는지 자주 살피기
- 병원 바닥 청소 시 통행이 적은 시간을 이용하며 미끄럼 주의 안내판을 설치하고 반씩 나누어 청소함
- **창문을 높게 함**

[낙상 사고 시 대처방법]

환자 의식·손상 상태 사정 후 응급조치 → 담당의에게 보고 → 간호관리자를 통해 간호부 보고 → 환자 가족에게 알림
※ 심한 통증 호소 시, 골절 의심 시, 입·코·귀에 분비물 있는 경우, 출혈 발생 시, 의식이 없는 경우 옮기지 않음

화재 안전관리

- 화재발생 시 행동순서: 상황 파악 → 화재발생경보 작동시키기 → 산소통 잠그기 → 환자 대피시키기 → 중요서류 운반 → 대피한 환자 수와 상태 확인
- 화재발생 시 연기와 불을 차단하기 위한 자동 방화문이 설치되어 있어야 하며 초동진화조가 도착하기 전까지 소화기로 우선적으로 진화를 시도함
- 화재발생 즉시 발신기(경보기)를 누르고 가까운 위치의 직원과 병원 방재센터로 신속하고 정확하게 화재를 알려야 함

[화재발생 시 대피 우선순위 및 대피요령]

병실 장소별	• 화재발생 병실 환자&화재발생 옆 병실 환자→화재발생 병실에서 가까운 병실 환자순
환자 유형별	• 경환자부터 중환자, 보호자, 방문객, 구성원 순으로 대피 • 걸을 수 있는 사람부터 걸을 수 없는 사람 순으로 대피 • 자력으로 대피 가능한 거동환자 및 보호자 순으로 대피(방문객은 스스로 대피) • 경환자는 대피요원과 보호자의 도움으로 대피하고, 중환자는 의료진이 동행하여 대피
대피 요령	• 비상계단 이용 • 닫혀 있는 출입문 함부로 열지 않기 • 유도등을 따라 가장 가까운 비상구로 나가기 • 대피 시 자세를 최대한 낮추고(1.2~1.5m) 젖은 물수건 등으로 입과 코를 막아 연기 흡입을 최소화함 • 승강기는 정전 등으로 정지위험이 있으므로 이용하지 않음(부동환자는 **화재 반대편 승강기** 이용)

[화재안전을 위한 소방훈련]

- 소화, 화재 통보, 피난 등의 요령에 관한 사항 훈련으로 최소 연 1회 실시
- 분말 소화기 사용 방법
  ㉠ 불이 나면 안전핀을 뽑고 노즐을 빼 불이 난 곳을 향한 다음 비로 쓸듯이 뿌려줌
  ㉡ **바람을 등지고** 방사함
  ㉢ 불이 난 지점에 골고루 넓게 방사함
  ㉣ 화점의 가장자리부터 중앙으로 서서히 방사함

수술환자 안전관리 - 수술부위 표시	• 수술 전 확인과정 체크리스트를 만들어 사용하고, 절개 및 삽입부위를 명확히 식별하기 위한 표시 시행 • 수술부위 표시에 환자도 포함하나, 환자가 직접 표시해서는 안 되며, 무의식 상태 등 환자가 참여 불가한 경우 수술동의서를 받는 방법과 동일하게 실시 • 수술부위 표시해야 하는 경우: 양측 장기(예 신장), 좌우 구분이 된 부위, 다중구조(손가락, 발가락), 다중수준(척추)에 대한 모든 수술/시술에 표시 • 수술부위 절개 직전 수술부위 표시가 보여야 하며 수술 종료 시 표시를 없앰 • 수술부위에 'X'나 'No' 사용 금지 • 수술 스케줄표나 모든 관련 기록에 수술부위를 기록해야 하며 Rt나 Lt로 표기하지 말고 Right나 Left와 같은 완전한 단어로 적음 • 명확한 상처 또는 병변이 있는 수술부위는 그 상처 또는 병변이 수술부위일 경우 표식을 하지 않음 • 복합적인 상처나 병변이 있고 그중에서 어느 한 부위만 수술을 할 계획이라면 수술 시작 전 수술 부위 표시를 함 • 침상 옆에서 표시 절차를 시행할 경우 시술자가 환자에게 시술에 대한 동의서를 받은 후 연속성 있게 처리를 하면 표시는 하지 않아도 됨 • 치아수술의 경우 수술한 치아명과 성명을 의무기록에 기재하고 방사선 필름에 표시함 • 응급수술인 경우 수술부위 표식은 생략 가능하나 위험성이 크다면 표시를 시행함 ※ 수술 표시 예외 사항: 미숙아(영구 상처로 남을 수 있음), 단일 장기 수술(자궁, 심장 등), 입(편도선)·항문(치질)·요도 등 mid-line orifice cardiac catheterization이나 instrument를 삽입할 부위가 사전에 결정되지 않는 경우, 개방상처
수혈	• 수혈 처방 확인 후 환자의 수혈동의서 확인 • **의료인 2인**이 직접 혈액백의 적십자 혈액원 스티커와 후면의 본원 혈액부착 스티커에 기재된 대상자 이름, 성별, 나이, 등록번호, 혈액제제, 혈액 고유번호, 혈액형, irradiation 유무, 교차검사 결과, 유효기한, 혈액 상태(공기상태, 혼탁도, 색깔 등)을 확인하고 차트와 대조하여 확인란에 서명함 • 대상자 이름을 **개방형으로 질문**하여 대상자를 확인하고 입원팔찌와 환자리스트(또는 처방지)를 대조하여 대상자(이름, 등록번호)를 확인 후 혈액형을 직접 말하도록 하여 준비한 혈액과 동일한지 확인함(무의식 환자인 경우 보호자에게 확인) • 수혈 직전에 활력징후를 측정하여 수혈 후의 변화를 알 수 있도록 하고, 수혈 시작 후 15분 내에 활력징후를 측정한 후 30분 간격으로 부작용을 관찰 • 사용되지 않았거나 중지되어 남은 혈액은 혈액은행으로 반납함
화상예방	• 더운 물주머니 보관 온장도 온도는 70℃이하로 유지함 • 감각과 순환이 완전한 성인의 경우 더운 물주머니 적용 시 온도를 46~51℃로 유지함 • 무의식 또는 순환기 장애가 있는 성인의 경우 더운 물주머니 적용 시 온도를 40~46℃로 유지함 • Heat lamp 적용 시 30cm이상의 간격을 두고 15~20분이 넘지 않게 함
격리·강박 (신체보호대) 적용	• 격리·강박 적용기준: 신체적 제한 외의 방법으로 자신이나 다른 사람을 위험에 이르게 할 가능성을 회피하는 것이 뚜렷하게 곤란하다고 판단되는 경우 • 요양병원 개설자는 신체보호대 사용을 줄이기 위하여 **연 1회 이상** 의료인을 포함한 요양병원 종사자에게 신체보호대 사용에 관한 교육을 실시 • 주된 증상, 과거력, 투약력, 신체 및 인지기능, 심리상태, 환경적 요인 등 환자의 상태를 충분히 파악한 후 **신체보호대를 대신할 다른 방법이 없는 경우에만** 신체보호대를 사용함 [격리·강박 적용 절차] ㉠ 의사 처방 ㉡ 환자 또는 보호자 설명 및 동의 ㉢ 적용 후 기록(사유·내용, 개시·종료시간, 병명·증상, 지시자·수행자 등) ㉣ 격리·강박 적용 환자의 주기적 관찰 및 평가내용 기록: 활력징후, 혈액순환, 심한 발한 등 ㉤ 부작용 발생 예방을 위한 활동: 규칙적으로 억제대 풀어놓기, 능동적·수동적 관절가동범위 운동, 자세 변경 등 ㉥ 부작용 발생 시 중재

<table>
<tr><td rowspan="2">의료폐기물</td><td>
[의료폐기물 분류]

일반의료 폐기물	혈액·체액·분비물·배설물이 함유되어 있는 탈지면, 붕대, 거즈, 일회용 기저귀, 생리대, 일회용 주사기, 수액세트
격리의료 폐기물	감염병으로부터 타인을 보호하기 위하여 격리된 사람에 대한 의료행위에서 발생한 일체의 폐기물
위해의료 폐기물	㉠ 조직물류폐기물: 인체 또는 동물의 조직·장기·기관·신체의 일부, 동물의 사체, 혈액·고름 및 혈액생성물(혈청, 혈장, 혈액제제) ㉡ 병리계폐기물: 시험·검사 등에 사용된 배양액, 배양용기, 보관균주, 폐시험관, 슬라이드, 커버글라스, 폐배지, 폐장갑 ㉢ 손상성폐기물: 주사바늘, 봉합바늘, 수술용 칼날, 한방침, 치과용침, 파손된 유리재질의 시험기구 ㉣ 생물·화학폐기물: 폐백신, 폐항암제, 폐화학치료제 ㉤ 혈액오염폐기물: 폐혈액백, 혈액투석시 사용된 폐기물, 그 밖에 혈액이 유출된 정도로 포함되어 특별한 관리가 필요한 폐기물
</td></tr>
<tr><td>
• 감염성 폐기물은 명확히 분류하여 배출 시 지정된 보관함에 버리고 일반폐기물과 혼합 배출되지 않도록 함
• 감염성 폐기물 분리수거, 운반 및 처리는 감염표식을 한 이중포장용기나 합성수지 전용 보관함 사용
• 구성원, 환자, 보호자에게 환경교육 및 의료폐기물 관리교육을 정기적으로 실시
</td></tr>
</table>

물품관리

<table>
<tr><td>물품</td><td colspan="3">
• 물품: 병원 내 소비되고 사용되는 모든 유형의 자산을 의미하며 병원 경영의 4대 요소인 인력, 물품, 자금, 정보 중 하나
- 물품은 재고자산(약품, 의료소모품, 진료재료 등), 고정자산(비품, 기계설비), 일반관리 소모성 자산(사무용품) 등으로 구분
- 간호단위에서는 비품과 소모품으로 구분함
• 물품관리: 조직의 목적 달성을 위해 사업수행에 소요되는 물품의 원활한 지원과 효율적인 활용을 위한 제반관리
• 물품관리 목적: ㉠ 환자 간호의 질적 향상 ㉡ 단위운영의 효율성 제고 ㉢ 병원경영의 극대화
<table>
<tr><td rowspan="2">물품</td><td>비품</td><td>• 반영구적으로 사용할 수 있는 고정품과 비소모품을 말함. 침상수 기준으로 청구함
예 병실의 벽이나 바닥에 부착되어 있거나 단위로 속한 물품(휠체어, 이동식 흡입기 등)</td></tr>
<tr><td>소모품</td><td>• 정기적으로 쓰여 충분한 양을 보유하기 위해 주기적으로 청구해야 하는 물품. 환자 수 기준으로 청구함
예 진료 및 간호 재료, 인쇄물, 사무용품, 환자기록지, 반창고, 체온기, 주사기 등</td></tr>
</table>
[간호사에게 물품관리의 중요성]
<table>
<tr><td>
• 물품관리는 병원 예산 중 40% 이상 차지하여 인건비 다음으로 많은 예산임
• 물품관리 소홀은 대상자에게 위험을 초래할 수 있음
• 병원의 공익성 추구에 낭비 없이 관리할 필요성이 있음
• 물품관리는 양적·질적 측면을 동시에 고려해야 함
• 효과적인 물품관리를 통해 시간과 비용, 에너지를 절약할 수 있음
• 간호사가 병원 물품을 많이 이용하고 관리함
• 질적인 간호제공에 도움이 됨
</td></tr>
</table>
</td></tr>
<tr><td>가치분석</td><td colspan="3">
• 물품 구매 시, 물품의 기능을 분석하여 불필요한 기능을 제거하고, 더 높은 성능을 발휘하면서 값싼 물품을 찾아보는 방법
• 물품의 용도와 기능을 파악하고, 구입 가격이나 원가를 조사·분석하는 것
• 비용절감을 위한 효과적인 방법으로 물품의 규격화·표준화 방법을 모색함
</td></tr>
<tr><td>물품청구 기준량</td><td colspan="3">
• 비품은 침상수를 기준으로, 소모품은 환자 수를 기준으로 함
• 소독소모품의 정수량: 평균 사용량의 1.5배
• 소독기구 정수량: 평균 사용량의 2.5배
• 린넨의 정수량: 평균 사용량의 1.5배
• 물품 청구시 고려사항: 가격, 수량, 물품청구 접수 처리와 운반비, 보관장소, 부패성, 청구양식 이용, 견고성, 교환방법, 간호단위 특성, 환자의 성별과 연령, 질병의 정도, 청구 기간의 간격 등
</td></tr>
<tr><td rowspan="4">물품공급 방법</td><td colspan="2">정수교환</td><td>• 소모량이 일정하고, 사용빈도가 높고 부피가 작은 물품(예 검체용기, 반창고류, 3way, 헤파린, 주사바늘, 일회용장갑 등)을 대상
• 공급부서에서 정기적으로 정해진 수량만큼 공급하는 방법</td></tr>
<tr><td colspan="2">정수보충</td><td>• 부피를 많이 차지하고, 사용빈도가 높은 품목(예 수액, 주사기 등)에 대하여 정기적으로 재고량을 파악한 후 사용한 양만큼 채우는 방법</td></tr>
<tr><td rowspan="2">물품청구</td><td>정규청구</td><td>• 사용빈도가 일정하지 않거나 사용빈도가 낮은 품목으로 정규청구 시 정수보충물품과 같이 불출됨</td></tr>
<tr><td>응급청구</td><td>• 응급상황 및 정수물품에 없는 물품으로 응급청구 시 즉시 불출됨</td></tr>
<tr><td>물품 보관·사용</td><td colspan="3">
• 품명과 규격에 따라 분류하여 보관함
• 소독품은 소독날짜가 최근 것일수록 뒤에 둠
• 보관은 간호단위관리자의 책임 하에 창고나 물품장에 보관함
• 새로운 물품은 사용법과 사용 후 처리에 대한 지침서를 제시함
• 고액물품, 변질되기 쉬운 물품, 고무제품 등은 통풍에 주의하여 보관
• 모든 간호사가 쉽게 찾을 수 있도록 항상 같은 자리에 두어야 함
• 비품은 유용성, 청결, 안정성을 고려하여 배치함
• 정기적으로 유효기간 확인(유효기간 지난 것은 즉시 폐기)
</td></tr>
<tr><td>재고관리</td><td colspan="3">
• 재고조사 목적: 물품 기준량 확보, 소모량 파악, 불필요한 물품 파악, 수선/교환 물품 확인, 유효기간 관리 등
• 재고목록에 따라 물품량과 물품 상태를 확인하여 재고의 적정성 유지
</td></tr>
</table>

투약 및 약품 관리

약품처방 체계	• 정규처방(전체처방): 의사가 다른 처방을 낼 때까지 유지되거나 처방된 날짜가 만료될 때까지 지속되는 처방 • 추가·응급 처방: 의사의 처방 명령 변경 시, 응급 시에 발행되는 처방으로 투약은 1일분 이내로 제한 • 퇴원처방: 입원환자가 퇴원 시 처방되는 것으로 투약일수는 의료보험기준과 외래처방에 준하여 제공 • 휴일처방: 일요일이나 공휴일에 발행되는 처방. 모든 입원환자는 병동별로 정규처방 속에 일요일이나 공휴일 투약분까지 처방되나 환자의 상황변화, 처방의 누락, 새로운 입원환자 등에 대해서는 휴일처방이 가능
투약오류 예방치침	• 약품준비 및 투약 전에는 반드시 손을 씻고 무균술을 지킴 • 모든 투약은 의사의 입력된 처방에 의해 시행되어야 하고, 응급상황인 경우에만 전화로 처방받을 수 있고, 추후 의사에게 처방을 입력하도록 하고 이를 확인함 • 처방을 완전하게 받고 이해한 후 투약준비를 함. 특히 정확한 약어, 정확한 도량형 단위를 이해하여야 함 • 투약 시 5right 또는 7right를 정확히 지킴 - 5right: right patient, drug, dose, time, route+documentation, teaching • 정신과 환자 및 환자가 알아서는 안되는 예외적인 경우를 제외하고는 약의 작용, 투여 방법, 기대효과를 환자에게 설명함 • 투약은 **투약 직전에 준비**하고 약물을 준비한 간호사가 직접 시행하는 것을 원칙으로 함 • 경구 투약 시 환자가 완전히 복용할 때까지 옆에서 지켜보며 확인함 • 설하, 직장 내, 질 내, L-tube 등으로 투여되는 약은 보호자나 환자에게 맡기지 말고 간호사가 직접 투약함 • 물약 또는 침전이 생기는 약물은 투약 전에 섞이도록 잘 흔든 후에 투약함 • 항생제 주사 시 시작 전 반드시 skin test를 시행하고 이상반응 시 즉시 담당의에게 알리고 간호관리자에게 보고하며, 환자 기록지에 기록함 • 투약 시간과 투약 간격을 준수함 - 두 가지 이상의 항생제 투여 시 1시간 이상의 간격을 두고 투여함 - 혈압강하제를 두 가지 이상 투여 시 시간이 겹치지 않도록 함 • 마비가 있는 부위에 주사하지 않음 • 혈관수축으로 현기증을 유발할 수 있기 때문에 선 자세에서 채혈이나 정맥주사를 하지 않음 • 정맥주사 부위와 정맥주사 line은 72시간마다 교체함 • 정맥류, 하지부종, 순환상태가 좋지 않은 환자에게는 하지에 정맥주사를 금함 • 투약 실수가 있을 경우 즉시 담당의와 간호관리자에게 보고함 ※ 특별한 주의를 요하는 약물: 디곡신, 인슐린, 쿠마딘, 헤파린, 엠피실린, narcotics(마취제), 응급약품, 항암제 등
약품 보관방법	• 유효기간이 임박하여 3개월 이내인 약품에 대해서는 약국과 상의하여 교환함 • 약품을 보관하는 냉장고 온도는 1일 1회 점검하고 기록함(적정 냉장온도 2~8℃) • 인슐린, 백신, 좌약 및 혼합 약품은 4℃ 냉장 보관하며 항생제, 일반수액제, 수액은 실온 보관함 • 고영양 수액제는 차광용 비닐을 씌워 보관함 • 펜형 인슐린은 개봉 사용 중 환자별로 실온에 보관할 수 있고 유효기간은 28일임 • 수액의 정수량은 1일 사용량의 2.5배 이상을 보유하지 않음 • 고위험 의약품은 표시를 한 지정된 장소에 분리 보관함 • 고농도 전해질(KCl, 50% $MgSO_4$)의 경우 투약 직전에 개봉하며 사용 후 남은 약은 즉시 폐기함 • 응급약품은 응급카트 내에 보관함

마약관리

<table>
<tr>
<td>마약류 관리방법</td>
<td>

- 마약류: 마약, 향정신성의약품 및 대마
- 마약은 다른 약품과는 별도로 마약대장과 함께 **이중잠금장치가 된 철제금고의 마약장**에 보관하며, 마약장은 항상 잠겨 있어야 함
  - 향정신성의약품은 잠금장치가 설치된 장소에 보관하며, 대마는 반입·반출의 경우는 제외하고, 잠금장치와 다른 사람의 출입제한 조치를 취할 것
- 마약장은 **일반인이 쉽게 발견할 수 없는 장소**에 설치하고 **이동할 수 없게** 해야 함
- 마약장에는 마약 외에 다른 것은 보관하지 않고, 마약대장은 사용할 때마다 **개인별로** 기록함
- 냉장보관을 요하는 향정신성약물의 경우 **잠금장치가 되어 있는 냉장고**에 보관함
- 마약류 저장시설에 있는 장소에 무인 경비장치 또는 cctv 등을 설치함
- 마약은 **일일재고관리**를 하고, 근무교대 시마다 마약과 마약장 열쇠를 인수인계하며 열쇠는 관리자나 선임간호사가 관리함
- 간호관리자는 단위 마약류 관리책임자로서 비품수량, 보관생태, 기록방법 등을 매일 평가하고 마약안전관리점검표에 서명함
- 마약 관련 처방전 및 마약대장 등 관련 기록은 **2년간** 보관함
- 투약원칙에 따라 투약 후 반드시 마약대장, 의사처방, 간호기록에 기록함
- 사고 마약 재해로 인한 상실 분실 또는 도난 변질 부패 또는 파손의 경우 **지체 없이** 사유를 보고하고 그 사유가 발생한 것을 안 날부터, **5일 이내**에 별지 서식을 첨부하여 **지방식품의약품안전청장, 시·도지사 또는 시장 군수 구청장**에게 **제출**해야 하며, 사고마약류의 보고를 받은 지방식품의약품안전청장, 시·도지사 또는 시장·군수·구청장은 이를 **식품의약품안전처장**에게 **보고**해야 함

[마약 반납 절차]
- 사용 후 남거나 중단 시 남은 마약은 모두 수령 후 24시간 이내에 반납함
- 마약류 반납 처방전을 작성하여 남아 있는 마약과 대조 후 병동 약국에 반납함
- 반납대장에 병동 직원과 약국 직원 간의 상호서명 후 반납함
- 반납 시 마약대장에는 반납 또는 잔량반납이라고 기재함
- 환자의 전동 시에는 전동 전에 남은 마약을 반납하고 전입병동에서 새 처방을 받음
- 마약이 파손된 경우 **깨어진 조각까지** 보존하며, 부서장 서명 후 마약파손보고서와 함께 **약국으로 반납**함

- 마약류 처방은 **마약류 취급의료업자**만이 가능하며, **4명 이상**의 마약류 취급의료업자가 의료에 종사하는 의료기관의 대표자는 그 의료기관에 **마약류 관리자**를 두어야 함(다만, 향정신성의약품만을 취급하는 의료기관의 경우에는 그러하지 아니함)

[마약류 취급자]
㉠ 마약류 취급의료업자: 의사·한의사·치과의사 또는 수의사로서 마약류를 투약하기 위해 제공하거나 처방전을 발급하는 자
㉡ 마약류 관리자: 의료 기관에 종사하는 약사로서, 환자에게 투약하기 위해 제공하는 마약류를 수수·조제하고 관리하는 책임을 진 자
㉢ 마약류 관리보조자: 마약류를 운반, 보관, 관리하는 약사, 간호사 또는 기타 원내종사자

- 마약류 취급의료업자가 마약류 처방전 발급 시 기재사항
  : 발급자의 업소 소재지, 상호(명칭), 면허번호, 환자 성명 및 주민등록번호를 기입하여 서명 또는 날인
- 마약류 처방전 또는 진료기록부는 **2년간** 보존하여야 함

[참고: 진료에 관한 기록의 보존기준]
- 2년: 처방전(**마약 관련** 기록 포함)
- 3년: 진단서, 사망진단서, 시체검안서
- 5년: 환자명부, 조산기록부, **간호기록부**, 가정간호에 관한 기록, 검사내용 및 검사소견기록, 방사선 사진(영상물 포함) 및 그 소견서
- 10년: 진료기록부, 수술기록

</td>
</tr>
</table>

감염관리

<table>
<tr><td rowspan="5">병원감염</td><td colspan="2">• 입원당시 감염과 관련된 증상이 없었으며 감염증의 잠복상태(48시간 기준)도 아니었던 감염증이 입원·치료 시작 48시간 이후, 퇴원 후 14일(2주) 이내에 발생하는 경우를 말하며 포괄적으로는 재원 시 발생한 모든 감염을 말함
• 외과환자의 경우 삽입물이 없으면 수술 후 30일 이내, 삽입물이 있으면서 수술 절차와 관련이 있는 경우는 수술 후 1년 이내 생긴 감염으로 절개부위의 근막층이나 근육조직에 생긴 감염을 의미함
• 병원감염의 인적범위는 입원환자뿐만 아니라 환자를 돌보는 의료인, 병원직원, 방문객까지 범위가 확대됨</td></tr>
<tr><td>직원 감염관리 규정</td><td>• 날카로운 기구를 사용할 경우 손상 주의
• 사용한 주사기 바늘은 뚜껑을 씌우지 않고 주사침용 쓰레기통에 버림
• 바늘을 부러뜨리거나 구부리지 않도록 함
• 주사바늘, 칼날 등 날카로운 기구는 구멍이 뚫리지 않는 안전용기에 모음
• 바늘 끝이 사용자의 몸 쪽으로 향하지 않도록 함
• 심폐소생술 시행 시 반드시 앰부 마스크(ambu mask)를 이용하여 직접적 접촉을 피함</td></tr>
<tr><td>감염관리 체계확립</td><td>• 감염관리 정책과 우선순위를 정함
• 병원감염 조사를 실시하여 병원감염 실태를 파악함
• 감염관리를 위한 세부적인 규칙이나 지침을 수립함
• 병원직원들에 대한 지속적인 교육을 시행함
• 감염관리 전문간호사를 배치함
• 우선순위를 정하여 병원감염관리 사업이나 교육 진행 등 병원감염 발생 감시체계를 구축함</td></tr>
<tr><td colspan="2">[감염관리 필요성]
• 저항력이 약한 만성질환자 및 노령인구 증가
• 각종 인체 내 삽입기구 시술의 확대 등으로 병원감염 증가
• 한정된 병원 공간 내 저항력이 약한 환자의 밀집으로 감염 노출 가능성 증가
• 장기간의 항생제 사용으로 인한 항생제 내성균 증가</td></tr>
<tr><td colspan="2">[병원감염 양상]
• 병원감염은 중환자실과 화상환자병동, 투석실 등에서 발생빈도가 높음
• 원인병원체: 그람음성균(50~70%, 대부분)>포도상구균(10~20%)>연쇄상구균, 진균, 바이러스 등
• 발생부위별: 요로감염(30~40%)>수술 후 창상 감염(20~25%)>호흡기감염(10~20%) > 패혈증(5~15%) 순
• 병원감염의 2/3정도는 환자 자신의 면역능력 저하와 관련된 내인성 감염이며, 1/3정도는 외부 균이 진료과정과 처치로 인해 감염되는 외인성감염</td></tr>
<tr><td>감염환자 관리</td><td colspan="2">• 감염질환에 준하여 환자의 증상에 따른 격리방법 적용
• 감염질환 환자의 차트와 침상카드에 감염질환과 감염자임을 표시하는 스티커 및 주의 표지판 부착
• 미국 병원감염관리 자문위원회(HIVPAC) 격리지침, 질병관리청 의료관련감염 표준예방지침을 적용하여 관리
• 격리실 이용
- 격리가 필요한 환자는 우선적으로 1인실 사용
- 중환자실 내 격리실: 실내 압력을 음압으로 유지하고, 역격리의 경우 양압 유지
- 실내 적정 공기압 유지를 위하여 출입문은 항상 닫아둠
- 격리실에 격리실 이용 대상자를 모두 수용하지 못할 경우, 공기전파주의 환자가 우선적으로 격리실을 이용해야 함(그 외 전파가능성, 중증도 고려)</td></tr>
</table>

<table>
<tr>
<td rowspan="3">감염 환자 격리 지침</td>
<td colspan="2">[전파경로에 따른 감염병 분류]
<table>
<tr><td rowspan="2">호흡기 주의</td><td>공기전파주의</td><td>홍역, 수두, 활동성 결핵, SARS</td></tr>
<tr><td>비말전파주의</td><td>디프테리아, 폐렴, 백일해, 유행성이하선염, 인플루엔자바이러스, 성홍열, 아데노바이러스, 파라보바이러스 B19, 폐탄저, 수막알균, 풍진</td></tr>
<tr><td colspan="2">접촉주의</td><td>VRSA, VRE, MRSA, 세균성이질, 클로스트리디움 디피실리, 장출혈성 대장균감염증, A형간염, 로타바이러스, 농가진, 피부탄저</td></tr>
<tr><td colspan="2">혈액(체액)주의</td><td>B형간염, C형간염, 매독, 후천성면역결핍증(HIV/AIDS)</td></tr>
</table>
</td>
</tr>
<tr>
<td>공기 전파 주의</td>
<td>• 감염을 유발하는 작은 입자(5㎛ 이하)가 공기 중에 먼지와 함께 떠다니다 흡입에 의하여 감염이 발생하는 것을 방지하기 위한 주의법
• 공기주의 격리가 필요한 환자는 음압격리실에 배치하며, 격리실 사용 불가 시 코호트 격리 실시
• 홍역이나 수두처럼 각 감염병마다 바이러스가 동일한 경우 코호트 격리를 할 수 있음
• 음압격리실은 개별 화장실, 세면대, 샤워실이 있어야 하고 의료진을 위한 손 위생 시설이 있어야 함
• 활동성 폐결핵은 균주의 특성과 전염력이 다를 수 있어 방을 공유하지 않으며(코호트 격리 불가), 방문객의 출입을 제한함
• 음압격리실은 최소한 6회 이상 공기가 순환되도록 하며, 신규설비의 경우 12회 이상을 권장함
• 음압격리병실 제공이 불가능할 경우 시간당 최소한 6~12회 이상 공기순환이 되는 헤파필터 시스템을 갖춘 병실 제공
• 출입 시 외에 문은 항상 닫혀있어야 하며, 외부의 공기가 들어오지 않도록 방은 잘 밀폐되어 있어야 함
• 음압 격리실의 방과 외부의 기압은 최소 2.5㎩ 이상 차이가 나도록 함
• 인공호흡기 사용시 인공호흡기 호기부 말단에 필터를 연결하고, 기관흡인 시 폐쇄형 흡인카테터를 사용함
• 환자가 사용한 물건은 매일 깨끗이 소독하고 청진기, 혈압계, 체온계 등의 기구는 다른 환자와 같이 사용하지 않음
• 올바른 보호구 착용을 준수함
- N95마스크를 올바로 착용하고 착용 전 손 위생을 함
- 마스크를 사용하지 않을 때에 목에 걸지 않도록 하며, 마스크를 벗을 때는 끈을 이용하여 조심스럽게 벗음
- 젖었거나 오염되었을 경우 교체함
• 이송 중 환자가 마스크를 쓰고 있고 피부 병변이 덮여 있으면, 이송 요원은 수술용 마스크나 N95마스크를 착용할 필요가 없음
• 모든 의료종사자들은 홍역과 수두에 대해 면역이 형성되어 있어야 함
- 항체가 없다면 전파 가능한 기간에 홍역, 수두, 대상포진에 걸린 환자의 치료와 간호에 관여해서는 안 됨
- 만약, 대체인력이 없다면 N95마스크를 착용하고, 수두나 파종성 대상포진의 경우 환자와 접촉 시 장갑을 착용함
• 환자가 격리실 밖으로 이동해야 하는 경우 수술용 마스크를 착용하고 호흡기 예절을 준수하도록 함(의료진은 N95마스크 착용)
• 퇴원 후 병실청소 시 공기 중에 에어로졸이 없어질 때까지 충분한 시간이 지난 후 청소를 함
※ 음압격리병실 설치: 300병상 이상 종합병원, 상급종합병원, 권역응급의료센터, 소아전문응급의료센터</td>
</tr>
<tr>
<td>비말 전파 주의</td>
<td>• 감염을 유발하는 비교적 큰 입자(5㎛ 이상)가 기침, 재채기, 흡인 시 다른 사람의 눈, 코, 입의 점막 등에 튀어 단거리(약 1m 이내)에 있는 사람에게 감염을 유발하는 것을 방지하기 위한 주의법
• 가능한 한 1인실에 배치하며(음압격리x) 1인실 수가 제한적이라면, 과도한 기침과 객담이 있는 환자, 활동량이 많을 것으로 예상되는 환자는 1인실을 우선적으로 배치하고, 1인실 사용이 제한될 경우 동일한 병원체에 감염된 환자들끼리 코호트 격리를 실시함
• 코호트 격리 시 병상 간 간격은 1.5m 이상을 유지하고 접촉의 기회를 줄이기 위하여 가능한 한 침대 사이에 물리적 칸막이를 설치함
• 코호트 격리 불가 시, 감염환자와 다른 환자 또는 방문객과의 거리를 최소한 1m의 간격을 확보하고 환자 사이에 커튼을 사용하여 차단하는 방법을 제공함</td>
</tr>
</table>

감염 환자 격리 지침	비말 전파 주의	• 인공호흡기 사용시 호흡기 전파주의에 준하여 호기 필터와 흡인 카테터 사용 • 의료종사자들은 자가 오염을 방지하기 위해 자신의 눈, 코, 입의 점막을 손으로 만지지 않음 • **유행성이하선염이나 풍진**에 면역력이 없는 의료종사자는 이러한 감염을 앓고 있는 환자의 진료에 참여하지 않도록 함 • 특별한 공기청정기, 환기장치 등은 필요 없고 병실 출입문을 열어놓아도 됨 • 환자의 병실에 들어갈 때는 **수술용 마스크**를 착용함(N95x) • 환자가 밖으로 이동할 경우 환자는 수술용 마스크를 착용하고 호흡기 예절을 준수하며 **병실 밖을 나가기 전 손 위생**을 수행함 • 퇴원 후 병실청소 시 공기 중에 에어로졸이 없어질 때까지 충분한 시간이 지난 후 청소를 함
	접촉 전파 주의	• 직접 혹은 간접 접촉에 의한 감염을 방지하기 위해 수행됨 • 가능한 한 1인실을 사용하며(**음압격리x**) 1인실 사용이 제한될 경우 동일한 병원체에 감염된 환자들끼리 코호트 격리를 실시함 • 코호트 격리 시 병상 간 간격은 1.5m 이상을 유지하고 접촉의 기회를 줄이기 위하여 가능한 한 침대 사이에 물리적 칸막이를 설치함 • 접촉주의 환자를 직접 접촉하거나 환자의 물건을 만져야 할 경우 **손 위생 수행 후 장갑**을 착용하고, 옷이 오염될 것으로 예상할 경우 세탁된 가운이나 비닐앞치마 착용하며, 처치 후 **병실을 나오기 전** 장갑과 가운을 벗어 의료폐기물통에 버리고 손 위생을 수행함 • 오염된 장갑으로 다른 환자나 기구를 만지지 않음 • 환자의 치료를 위해 필요한 물품은 **가능한 한 일회용품을 사용**하고 **다른 환자와 공유하여 사용하지 않음** • 접촉주의 병실은 다른 병실보다 더 자주 청소하고 소독해야 하며, 특히 환자가 자주 만지는 물건은 철저히 청소하고 소독함 • 유행상황에서는 일반적인 환경소독에도 불구하고 특정 병원체가 지속적으로 전파되고 있다면 다른 소독 방법을 추가하거나 소독 횟수를 늘리고 필요하다면 소독제의 효과를 비교평가하여 더 나은 것으로 선택해야 함 • 유행상황에서는 하루 최소 2회 이상 청소하고 육안으로 오염이 확인되면 바로 청소함 [다제내성균 환자 관리] • **다제내성균: VRSA, VRE, MRSA, MRPA, MRAB, CRE(6종)** • 환자의 어느 부위에서든지 **균이 분리되는 경우** 격리 시작함 • 과거 입원(3개월 이내) 당시 균이 분리되었던 사실이 확인되는 경우에는 가능한 한 격리조치를 취하고 선별검사를 실시함 - 최초 선별검사는 즉시 시행하고 1~2일 이후에 반복검사를 시행함 • 가능하면 1인실 격리를 시행하고 전파의 위험이 큰 환자(설사, 창상배액, 요/변실금, 다량의 호흡기 분비물)부터 우선적으로 배정하며, 1인실 격리가 어려운 경우 코호트 격리 시행함. 코호트도 불가능하다면 다제내성균으로 인한 감염 위험이 높은 환자(면역저하환자, 개방창상 환자 등)와 같은 병실을 피하며, 가능한 한 물리적인 장벽을 마련함 • 의료용품(혈압계, 체온계 등)은 가능한 한 환자 전용으로 사용하며, 공용할 경우 다른 환자 사용 전에 소독함 • **VRSA는 1인실 격리 필수**이며 VRSA와 VRE는 개별의료기구(혈압계/청진기, 체온계, 대소변기, 토니켓 등)를 사용해야 함 • 격리의 해제에 대해 명확히 정해진 바는 없으며, 보균검사에서 반복적으로 음성이었다가 다시 양성으로 나타나는 경우가 있으므로 감염관리담당자는 균주의역학과 환자의 임상상태에 따라 다음의 내용을 참고하여 격리해제의 시기를 결정함 - 원래 분리되었던 부위와 보균검사에서 3일~1주 간격으로 검사를 시행하여 **연속적으로 3회 이상** 음성인 경우 격리 해제 - 과거 입원(3개월 이내)에서 균이 분리되어 선제 격리된 환자는 감시배양에서 2~3회 음성(1-2일 간격)이면 격리 해제 - 항생제를 수 주간 사용 않은 경우 검사간격과 횟수 조정 가능 • 퇴원 시 **접촉주의지침에 대한 교육**을 시행하고, 타 의료시설로 전원 할 경우 전원대상 시설에 다제내성균에 관한 정보를 제공함

<table>
<tr><td rowspan="6">표준전파 주의 (표준주의)</td><td colspan="2">• 병원감염 예방을 위한 표준주의: 노출에 따른 손 씻기, 장갑, 가운, 보안경, 안면보호대 사용을 포함하여 감염 여부에 상관없이 진단 전 환자로부터 나온 혈액, 체액, 배설물, 분비물(땀 제외)로부터 의료인과 다른 환자를 보호하기 위한 주의법으로 병원 내 모든 환자에게 적용</td></tr>
<tr><td>손 씻기</td><td>• 혈액, 체액, 분비물(땀 제외), 배설물에 오염된 물건을 만졌을 경우 장갑 착용 여부와 상관없이 손을 씻어야 함
• 환자 처치 후 다른 환자를 처치할 경우 손을 씻으며, 동일한 환자라도 다른 부위 처치 시 손을 씻어야 함
• 평상시에는 일반 비누를 사용하여 손 씻기를 해도 무방하나, 감염환자 접촉 후 등 환자의 분비물에 오염되었거나 항균제 내성균 검출 환자 등과 접촉 후에는 손소독제를 사용하도록 함
• 손 위생이 필요한 경우: 환자 접촉 전, 청결/무균 처치 전, 체액 노출 위험 후, 환자 접촉 후, 환자 주위 접촉 후</td></tr>
<tr><td>장갑</td><td>• 혈액, 체액, 분비물, 오염물건, 손상된 피부나 점막과 접촉 시 장갑을 착용함
• 환자 처치 시마다 장갑을 바꿔 착용하며, 장갑 사용 후 즉시 벗고 반드시 손 씻기</td></tr>
<tr><td>마스크 보안경
안면보호대
실드마스크</td><td>• 환자 처치 시 체액, 혈액, 분비물, 배설물이 튈 때 사용함
• 혈액매개질환(HIV) 의심 시 혈액, 분비물이 튈 가능성이 있을 때 안면보호대나 실드마스크 착용함</td></tr>
<tr><td>가운</td><td>• 피부, 옷 등이 환자의 혈액, 체액, 분비물 등으로 오염될 가능성이 있는 경우 착용하며, 가운 오염 시 바로 벗고 손 씻기</td></tr>
<tr><td>환자처치기구</td><td>• 혈액, 체액, 분비물, 배설물 등으로 오염된 것은 피부, 점막이 오염되지 않도록 씻기
• 재사용 물품은 소독액에 담근 후 씻어 멸균이나 소독하고, 일회용 물품은 분리수거하여 버리기</td></tr>
</table>

「의료법」 감염 관련

<table>
<tr><td>감염관리 위원회</td><td>• 종합병원 및 150개 이상의 병상을 갖춘 병원은 감염관리위원회와 감염관리실을 설치해야 함
• 감염관리위원회는 위원장 1명을 포함한 7명이상 15명이하로 구성
• 위원은 감염관리실장, 진료부서의 장, 간호부서의 장, 진단검사부서의 장을 포함하여 해당 의료기관의 장이 위촉하는 외부 전문가로 구성
• 위원장은 해당 의료기관의 장으로 하고, 부위원장은 위원 중에서 위원장이 지명
• 위원회는 정기회의와 임시회의로 운영하며, 정기회의는 연 2회 개최하고, 임시회의는 위원장이 필요하다고 인정하는 때 또는 위원 과반수가 소집을 요구할 때에 개최할 수 있으며, 회의는 재적위원 과반수의 출석과 출석위원 과반수의 찬성으로 의결함

[감염관리위원회 업무]
• 병원감염에 대한 대책, 연간 감염예방계획의 수립 및 시행에 관한 사항
• 병원의 전반적인 위생관리에 관한 사항
• 감염관리요원의 선정 및 배치에 관한 사항
• 병원감염관리에 관한 자체 규정의 제정 및 개정에 관한 사항
• 감염병환자 등의 처리에 관한 사항
• 그 밖에 병원감염관리에 관한 중요한 사항</td></tr>
</table>

<table>
<tr>
<td>감염관리실</td>
<td>
• 종합병원 및 150개 이상의 병상을 갖춘 병원은 감염관리위원회와 감염관리실을 설치해야 함
• 감염관리실 근무 인력: 감염관리에 관한 경험과 지식이 있는 사람으로서 의사, 간호사 또는 해당 의료기관의 장이 인정하는 사람
• 감염관리실에 두는 인력 중 1명 이상은 감염관리실에서 전담 근무해야 함
• 감염관리실 업무: 병원감염의 발생 감시, 병원감염관리 실적의 분석 및 평가, 직원의 감염관리교육 및 감염과 관련된 직원의 건강관리에 관한 사항, 그 밖에 감염관리에 필요한 사항
• 감염관리실에서 근무하는 사람은 감염관리 관련 교육을 받아야 함

[감염관리실 근무 인력 교육 관련]
<table>
<tr><td>교육 내용</td><td>감염관리업무 개요 및 담당 인력의 역할, 감염관리 지침, 감시 자료 수집 및 분석, 의료관련 감염진단, 미생물학, 소독 및 멸균, 환경관리, 병원체별 감염관리, 분야별 감염관리, 역학통계, 임상미생물학, 유행조사, 감염감소 중재전략, 격리, 감염관리사업 기획평가 등 감염관리와 관련된 내용</td></tr>
<tr><td>교육 이수 시간</td><td>매년 16시간 이상</td></tr>
<tr><td>교육 기관</td><td>의사회 또는 간호사회, 한국보건복지인력개발원, 그 밖에 감염관리 관련 전문 학회 또는 단체</td></tr>
<tr><td>비 고</td><td>감염관리실 근무 인력(감염관리 경력 3년 이상인 사람으로 한정)이 감염관리 관련 전문 학회에서 주관하는 학술대회 또는 워크숍에 매년 16시간 이상 참석한 경우 규정에 따라 교육을 받은 것으로 봄</td></tr>
</table>
</td>
</tr>
<tr>
<td>감염관리
교육</td>
<td>
• 의료기관의 장은 감염병의 예방을 위하여 해당 의료기관에 소속된 의료인 및 경비원 등 의료기관 종사자, 보건의료인력을 양성하는 학교 및 기관의 학생으로서 해당 의료기관에서 실습하는 자에게 보건복지부령으로 정하는 바에 따라 정기적으로 교육을 실시하여야 함
• 의료기관의 장은 감염병이 유행하는 경우 해당 의료기관 내에서 업무를 수행하는 사람에게 [교육 사항]의 교육을 2회 이상 실시해야 함

[교육 사항]
• 감염병의 감염 원인, 감염 경로 및 감염 증상 등 감염병의 내용 및 성격에 관한 사항
• 감염병에 대한 대응조치, 진료방법 및 예방방법 등 감염병의 예방 및 진료에 관한 사항
• 감염병 환자의 관리, 감염 물건의 처리, 감염 장소의 소독 및 감염병 보호장비 사용 등 감염병의 관리에 관한 사항
• 의료기관, 보건의료인 또는 의료기관 종사자의 보고·신고 및 협조 등에 관한 사항
• 그 밖에 감염병 예방 및 관리 등을 위하여 보건복지부장관이 특히 필요하다고 인정하는 사항

• 의료기관의 장은 감염병이 유행하는 경우 환자, 환자의 보호자, 의료인, 의료기관 종사자 및 경비원 등 해당 의료기관 내에서 업무를 수행하는 사람에게 감염병의 확산 방지를 위하여 필요한 정보를 제공하여야 함
• 의료기관의 장은 감염병의 확산 및 방지에 필요한 정보를 다음 각 호의 방법으로 제공해야 함
- 의료기관의 인터넷 홈페이지 게시
- 매뉴얼·게시물 또는 안내문 등의 작성·비치
- 그 밖에 보건복지부장관이 신속하고 정확한 정보 제공을 위하여 적합하다고 인정하여 고시하는 방법
• 의료기관의 장은 교육 및 정보 제공을 위하여 필요하다고 인정하는 경우에는 질병관리청 또는 관할 보건소에 필요한 협조를 요청할 수 있음
• 감염병 예방 정보 교육 및 정보 제공의 내용·방법 및 절차 등에 필요한 세부 사항은 보건복지부장관이 정하여 고시함
</td>
</tr>
<tr>
<td>의료관련
감염
감시 시스템</td>
<td>
• 질병관리청장은 의료관련감염의 발생·원인 등에 대한 의과학적인 감시를 위하여 의료관련감염 감시 시스템을 구축·운영할 수 있음
• 의료기관은 의료관련감염 감시 시스템을 통하여 매월 의료관련감염 발생 사실을 등록할 수 있음
• 질병관리청장은 의료관련감염 시스템의 구축·운영 업무를 대통령령으로 정하는 바에 따라 관계 전문기관에 위탁할 수 있음
• 질병관리청장은 업무를 위탁한 전문기관에 대하여 그 업무에 관한 보고 또는 자료의 제출을 명할 수 있음

[의료관련감염 감시 대상]
• 중환자실에서 발생한 감염(혈류감염, 요로감염, 폐렴)
• 수술한 부위의 감염
• 신생아중환자실에서 발생한 감염
• 손 위생 수행률
• 중심정맥관 관련 혈류감염예방
• 기타 그 밖에 질병관리청이 필요로 하는 의료관련감염 감시
</td>
</tr>
</table>

간호기록 관리

<table>
<tr><td>간호기록</td><td>

- 환자의 **입원 시의 사정부터 퇴원시의 평가**에 이르기까지 간호현장에서 수행된 간호과정의 타당성과 그 결과를 증명할 수 있는 정확하고 완전한 내용을 조직적이고 체계적으로 기록한 문서
- 간호기록의 목적: 의료진 간 의사소통, 간호계획, **법적 증거(소송 시 주장을 뒷받침할 주요 증거)**, 교육, 질 향상, 통계 및 연구, 감사, 진료비 산정
- **반드시 간호기록이 필요한 경우: 입·퇴원 시 환자의 초기 사정 직후, 수술·처치 후, 근무조 정규순회 후,** 환자의 현 상태를 기록할 필요가 있는 경우, 특별한 투약 후, 기타 상태 기록 필요시

[간호기록의 원칙]

<table>
<tr><td>정확성</td><td>• 기록의 표기가 올바르고 정확해야 함. 사실 또는 관찰한 것을 적어야 하며 의견을 덧붙이지 않음
• 환자의 호소가 근거가 없어 보일지라도, 호소 내용을 기록해 둠(기록하지 않아서 해를 끼친 경우 간호과오로 인정됨)</td></tr>
<tr><td>정합성</td><td>• 환자의 건강문제와 간호에 관계되는 정보만을 기록해야 함
• 환자의 건강문제와 직접적인 영향이 없는 것은 의무기록에 기록하지 않음</td></tr>
<tr><td>적시성</td><td>• 기록은 사전에 하는 것이 아니라 간호를 수행한 직후에 해야 함</td></tr>
<tr><td>완전성</td><td>• 기록된 정보만큼은 완전하여 다른 건강요원에게 도움을 줄 수 있어야 함
• 환자의 상태변화와 육체적 증상이나 징후, 제공된 간호, 다른 의료요원의 처치 등 기본적인 정보를 필수적으로 포함해야 함</td></tr>
<tr><td>간결성</td><td>• 간호기록은 의사소통 시간을 절약하기 위해 간결해야 함
• 환자이름이나 '환자'라는 주어는 생략하고 존칭을 쓰지 않으며 환자가 한 말이나 문장은 각각 마침표와 함께 끝나도록 함</td></tr>
</table>

[일반적 간호기록 작성법]

- 법적으로 중요한 자료가 되고 직원을 보호하는 근거가 됨
- 간호 실시 전과 제공된 간호 기록 전 다른 동료의 기록을 읽어 참고함
- 주어가 환자일 경우 주어 생략하고 존칭을 쓰지 않음
- 다른 사람 대신 기록이나 서명을 하지 않음
- 의학 용어를 제외하고 한글을 사용하는 것이 원칙이며, 약어 사용시 표준약어만 사용함
- 증상관찰, 약물투여, 간호시술 등을 기록할 때 실시한 시간과 시술 과정 및 기록자 서명을 기재함
- 거짓으로 작성하거나 고의로 사실과 다르게 추가기재·수정하지 않음
- 기록내용을 타인의 요청으로 함부로 보여주지 못하며 기록내용을 변경하지 않음
- 구체적이고 정확한 표현을 쓰도록 하며, 기록을 미리 하거나 시간이 지난 다음 하지 않고 **간호 수행 후 바로 기록해야 함**
- 사실이나 관찰을 근거로 정확히 기록하며 **의견이나 관찰내용을 해석하여 기록하지 않음**
- 시간적인 순서로 연속적으로 기록하고 부주의로 인하여 환자간호의 중요한 정보가 누락되었을 경우 추가기록을 함

</td></tr>
<tr><td>간호기록 형식</td><td>

㉠ 서술기록: 시간의 경과에 따라 정보를 서술하는 방법으로 정보중심기록과 관련됨

㉡ SOAP기록: 주관적자료(Subjective data), 객관적자료(Objective data), 사정(Assessment), 계획(Planning)으로 문제 중심 기록에서 비롯된 것

㉢ PIE기록: 간호수행상의 문제(Problem), 중재(Intervention), 평가(Evaluation)를 의미하며 상례기록과 경과기록으로 구성됨

㉣ Focus기록: data, action, response로 구성되며 환자의 현재 상태, 앞으로의 목표, 중재결과 등에 초점을 맞춘 환자중심의 기록

</td></tr>
</table>

기록부 기재사항	진료 기록부	• 진료를 받은 자의 주소·성명·주민등록번호·병력 및 가족력 • 치료내용(주사·투약·처치 등)	• 주된 증상, 진단결과, 진료 경과 및 예견 • 진료 일시(시간)
	조산 기록부	• 조산을 받은 자의 주소, 성명, 연락처, 주민등록번호 등 인적사항 • 생·사산별 분만 횟수 • 임신 중 의사에 의한 건강진단의 유무(결핵, 성병에 관한 검사 포함) • 산아와 태아부속물에 대한 소견 • 산후의 의사의 건강진단 유무	• 산아 수와 그 성별 및 생·사의 구별 • 분만의 경과 및 그 처치 • 임신 후의 경과와 그에 대한 소견 • 분만장소 및 분만 연월일시분
	간호 기록부	• 간호를 받는 사람의 성명 • 섭취 및 배설물에 관한 사항 • 간호 일시(시간)	• 투약에 관한 사항 • 체온·맥박·호흡·혈압에 관한 사항 • 처치와 간호에 관한 사항

간호보고 관리

간호보고

[간호보고의 중요성]
- 병원과 직원을 법적 소송에서 보호함
- 환자와 직접 관계된 사건에 대한 보고는 법적으로 중요한 자료가 됨
- 업무의 파악과 조정을 위해 필수적임

[보고의 종류]

서면보고		• 보고내용이 간단하더라도 중요한 경우로 판단되거나 기록으로 남기는 것이 도움이 되는 경우 서면으로 보고함 • 육하원칙에 준하여 기록한 후 보고일자, 보고자의 직위, 서명·날인을 함
	24시간 보고서 (일일업무보고)	• 각 근무교대 시간 약 30분전 기록하는 보고서로 **간호단위의 상황을 한눈에** 알 수 있음 • 환자의 일일상태, 입·퇴원환자, 전과, 수술 및 특수 검사환자, 근무시간에 입원중인 중환자 수, 간호진단계획 등 기록
	사건보고서	• 환자에게 직접 관계되는 것으로 환자의 치료과정에서 발생하는 **비정상적이거나 기대하지 않았던 사건**을 기록함 예 약물오용, 약물 부작용, 의료사고, 도난, 기구나 물품 파손 등 • 사건일시·장소, 사고 대상자 이름, 환자 반응, 후속 조치, 작성자 서명·직위 등 기록 • 모든 사건을 객관적으로 기술하며, 사건발생 원인에 대한 주관적 의견이나 증명되지 않은 사실에 대한 가성은 피함 [사건보고서 작성 시 유의사항] ㉠ 간호사는 모든 사건을 객관적으로 서술하여야 함 ㉡ 간호사는 이미 완성된 사건보고서에 추가로 기록해서는 안 됨 ㉢ 간호사는 사건보고서를 개인이 파일화하기 위해 복사해서는 안 됨 ㉣ 의사와 상급간호사가 사건보고서를 파일화하도록 한 지시를 기록해서는 안 됨(원고 측 변호사의 관심의 대상이 됨) ㉤ 비정상적·비일상적인 발생과 사건도 기록하도록 함
구두보고		• 긴급상황이나 서면보고의 보완, 인수인계의 보완 등 간단한 보고에 적합

필수 학습 주제 셀프 점검표

주제를 읽고 학습한 내용이 머릿속에 정확히 떠오르는지 셀프 점검해봅시다.

점검 주제	학습 완료	학습 미흡
간호단위 개념, 기능 및 목표		
환자관리(입원 시, 입원 중, 전과, 퇴원 관리)		
환경관리(심미적 환경, 온도, 습도, 환기, 채광·조명 등)		
중환자실 시설규격		
일반병실 시설규격		
안전관리과정 및 안전사고 위험관리		
낙상 고위험환자 및 낙상예방 간호중재		
화재 안전관리(대피순서 및 대피대상 우선순위)		
수술환자의 수술부위 표시		
수혈 관리		
물품 종류, 물품공급방법, 가치분석		
투약오류 예방지침		
마약류 관리방법		
병원감염 개념 및 병원감염 양상		
전파경로에 따른 감염병 분류		
감염환자 격리지침(공기전파주의, 비말전파주의, 접촉전파주의)		
표준전파주의		
감염관리위원회		
감염관리실		
감염관리 교육		
의료관련감염 감시 시스템 및 감시 대상		
간호기록 원칙 및 일반적 간호기록 작성법		
간호보고 종류(24시간 보고서와 사건보고서 비교)		

VIII.

간호정보화

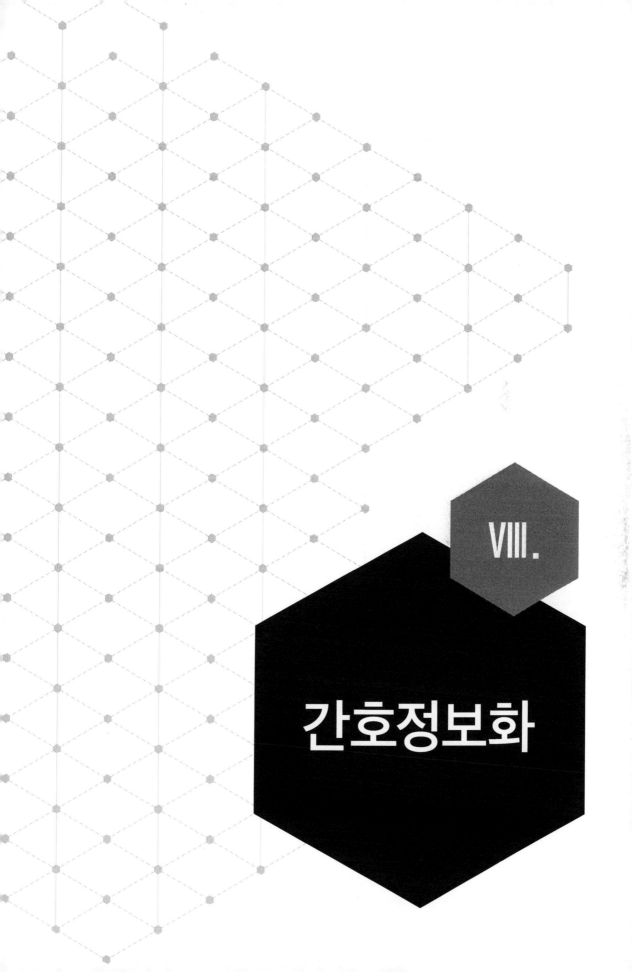

정보와 데이터

- 자료(데이터): 해석되지 않고 객관적으로 서술된 것
- 정보: 의사결정에 사용되기 위해 **의미 있고 유용한 형태로 처리된 데이터**
- 지식: **정보를 합성한 것**으로, 의사결정에 논리적 근거를 제공함
- 데이터베이스(DB): **상호관련된 자료를 체계적으로 조직한 자료의 집합**으로, 어느 주제와 관련된 여러 정보를 공유할 수 있도록 통합되어, 필요한 정보를 **검색, 저장, 관리하는 데 있어 효율적이고 편리한 환경의 제공**을 목적으로 함
- 정보시스템: 다양한 자원을 이용하여 조직이 보유한 **자료를** 조직의 목적 달성에 필요한 **정보로** 변화시켜주는 시스템
- 빅데이터: 데이터베이스의 역량을 넘어 대량의 데이터 세트와 이로부터 원하는 결과를 분석하여 가치를 창조하는 기술

간호정보 표준화

[간호정보 표준화 목적]

- 간호진단, 중재, 결과 사이의 지식 연결
- 간호학생들의 의사결정 및 교육 촉진
- 간호정보체계와 의료정보체계 개발
- 다른 보건의료분야 정보체계와의 연계
- 간호사가 제공한 서비스의 비용 계산

[간호정보 표준화 종류]

NMDS	간호최소자료세트(최소 간호자료 규정)	Omaha System	**지역사회**간호의 간호문제, 간호중재, 간호결과 분류
NMMDS	간호**관리**최소자료세트(최소 간호관리자료 규정)	HHCCs	**가정간호**의 간호문제, 간호중재, 간호결과 분류
NANDA	북미간호**진단**체계(임상의 간호진단 분류)	UNLG	통합된 간호용어 체계 (Uniform Nursing Language System)
NIC	간호**중재**분류체계(임상의 간호중재 분류)	ICNP	국제 간호실무 분류체계 (간호진단, 간호중재, 간호결과의 국제적 통용)
NOC	간호**결과**분류체계(임상의 간호결과 분류)		

[간호최소자료세트(NMDS; Nursing Minimum Data Set)]

- 간호분야 최초의 표준화된 대규모 데이터베이스로, 간호사의 수행업무를 위한 **최소한의 공통된 핵심자료**를 정리한 것
- 필요적인 자료수집을 위한 표준화 노력으로서 특수한 간호영역에 관하여 동일한 정의와 범주를 갖는 정보 항목을 표준화시킨 최소한의 세트
- 3개 영역(간호요소, 대상자 인적사항 요소, 서비스요소), 16개 요소: 가장 중요한 요소는 간호진단, 간호중재, 간호결과

[간호관리최소자료세트(NMMDS; Nursing Management Minimum Data Set)]

- 미국 아이오와 대학 연구팀이 간호관리에 대한 중요 자료를 표준화하여 정리한 것
- 3개 영역(환경, 간호지원, 재정지원), 17개 요소

간호정보 시스템 (간호정보 체계)

- 간호정보시스템: **간호정보를 수용하고 분류하는 하나의 방법**으로, 자료수집 및 조직화를 위해 사용된 조직적인 시스템으로 **간호행정, 환자간호 제공, 간호교육과 간호연구를 지원**하는 데 사용되는 전산화된 정보시스템
- 간호정보시스템의 궁극적 목적: **환자간호의 질 향상**

간호정보 시스템 (간호정보 체계)

[간호정보시스템의 4가지 활용영역(CARE)과 유용성]

간호실무 (Care)

- 간호기록에 틀과 구조를 제공하여 더 정확하고 일관성있는 간호기록을 제공함
- 임상에서 개별적인 의사결정을 하는 데 필요한 자료와 정보가 기초적으로 사용됨
- 현재 분명하게 기록되지 않고 인식되지 않으며 원가산정이 되지 못한 간호행위를 기록하도록 유도함

  예 처방전달시스템, 전자의무기록시스템(전자간호기록), 간호과정시스템, 간호진단, 중재 및 결과시스템 등

처방전달시스템 (OCS)	• 병원정보시스템 중 가장 기본이 되는 시스템으로, **환자의 처방을 중심으로** 진료부서, 진료지원부서, 지원부서 간 전달 과정을 전산화함
영상정보(PACS)	• 병원에서 발생하는 영상정보(X-ray, CT, 초음파 등)를 전산화하여 저장하고 검색할 수 있는 시스템
사무자동화	• 처방전달시스템(OCS)에서의 정보를 기초로 인사급여, 경리와 물품관리 및 원가분석, 경영분석 등 **병원경영에 필요한** 시스템을 정보화한 것
전자의무기록시스템 (EMR)	• **환자의 진료행위를 중심으로** 발생한 업무상의 자료나 진료 및 수술·검사 기록을 전산시스템에 입력하여 정리하고 보관하는 시스템

간호행정 (Administration)

- 제공된 간호를 측정하고 평가하는 것을 용이하게 함
- **간호와 관련된 자원을 효율적으로 배분하고 관리하기 위한 정보를 산출하여 간호정책기획을 가능하게 함**
- 의료기관별, 지역별 및 국가 간 임상간호자료와 인적자원의 자료의 비교가 가능함
- 간호의 질을 측정하고 모니터하기 위한 자료와 간호실무표준, QA를 개발하기 위한 자료수집과 사용을 용이하게 함

  예 간호인력산정시스템, 환자분류시스템, 물품관리시스템, 질 관리시스템, 간호수가시스템, 보고서작성시스템 등

환자분류시스템	• 환자중증도에 따른 간호 요구량에 기초하여 환자를 분류하는 방식
물품관리시스템	• 간호간호를 위해 필요한 물품의 청구와 물품 감시를 위한 시스템으로 병동별 청구 현황 파악 가능
간호질관리시스템	• 간호의 질을 측정·관리하기 위해 간호부서에서 질관리에 관한 모든 투입, 결과 정보를 확인하여 평가, 관리하도록 함

간호연구 (Research)

- 간호접근법, 간호중재유형에 관한 기술적 연구를 촉진시키며, 근거기반 간호실무의 초석이 됨
- 간호과학, 지식, 이론 구축의 발전을 위해 국가적·국제적 데이터베이스의 구축이 가능함
- 간호자원을 할당하는 방법론을 규명하고, 환자의 중증도와 관련된 인력자원배치 유형의 효과성에 대한 연구가 가능함

  예 문헌검색시스템(MEDLINE, CINAHL), 통계시스템, 데이터마이닝, 데이터웨어하우징 등

간호교육 (Education)

- 시간과 장소에 구애됨 없이 교육이 가능하며, 학습과정에서 수많은 교육 자료의 이용과 접근을 용이하게 함
- 교육과정의 계획과 평가를 위한 기초를 마련함

  예 컴퓨터지원교육시스템(CAI, CMI) 등

CAI	• 교사와 학습자 사이 직접적인 **상호작용 없이** 컴퓨터시스템을 통해 학습자에게 정보가 **전달**되는 것 • 기록보관, 성적관리, 스케줄, 시간표 등에 적용됨
CMI	• 컴퓨터를 직접 학습상황의 수업매체로 활용하여 학습을 교사가 직접 지시함 • 컴퓨터는 학습을 직접 실시하는 것보다는 학습에 관한 제반사항 관리에 도움을 주는 매체

간호정보시스템의 기능	간호정보시스템의 필요성
• 간호의 질 관리 및 간호업무의 표준화 • 간호진단과 간호중재가 포함된 간호과정의 관리 • 신속하고 정확한 의사소통 및 의사결정 지원 • 각종 통계자원과 교육적 운용 • 간호인력자원의 효율적 활용	• **직접간호시간의 확보**로 **간호의 질 향상** • 비용절감 효과 및 합리적인 인력관리와 업무능률 증대 • 간호비용의 효율성, 적정 간호인력 산정 등 간호행정의 기초자료 분석을 위한 기준 제공 • 신뢰성과 타당성 높은 정보 확보 및 간호연구를 위한 데이터 활용 용이

필수 학습 주제 셀프 점검표

주제를 읽고 학습한 내용이 머릿속에 정확히 떠오르는지 셀프 점검해봅시다.

점검 주제	학습 완료	학습 미흡
정보와 데이터 개념		
간호정보 표준화 목적		
간호정보 표준화 종류(NMDS, NMMDS, NANDA, Omaha sys, HHCCs 등)		
간호정보시스템의 기능 및 필요성		
간호정보시스템의 4가지 활용영역(CARE) 개념 및 활용 예시		

IX.

간호의 법적 의무와 책임

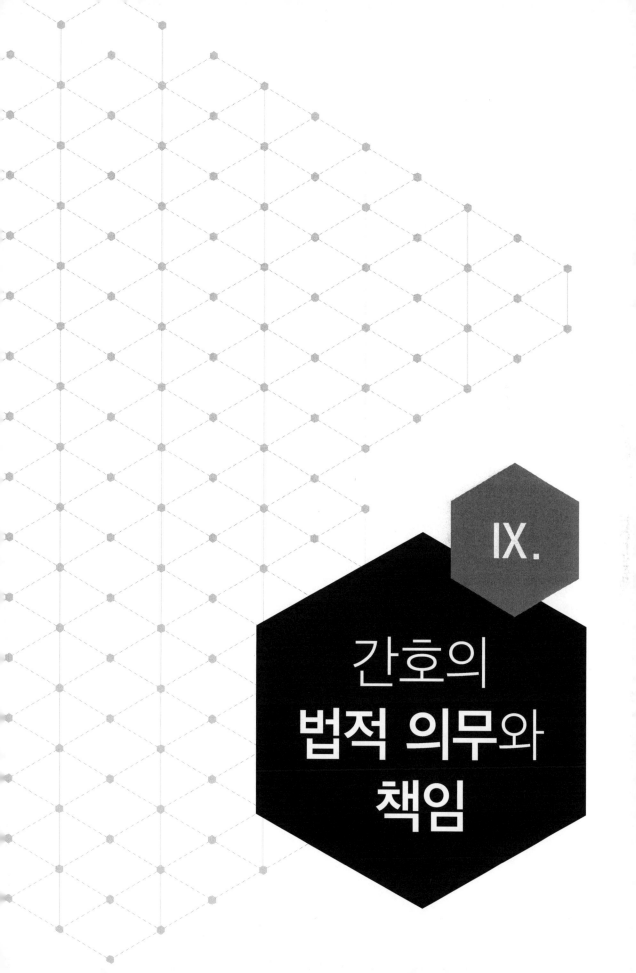

01 「의료법」상 간호사의 자격

간호사 면허, 자격

- 간호사의 면허: 간호사가 되려는 자는 평가인증기구의 인증을 받은 간호학을 전공하는 대학이나 전문대학을 졸업하고, 간호사 국가시험에 합격한 후 보건복지부장관의 **면허**를 받아야 함
- 전문간호사의 자격: 보건복지부장관은 간호사에게 간호사 면허 외에 전문간호사 **자격**을 줄 수 있음
- 전문간호사의 자격 구분, 자격 기준, 자격증 외 그 밖에 필요한 사항은 **보건복지부령**으로 정함

[보건복지부령 「전문간호사 자격인정 등에 관한 규칙」]

- 전문간호사의 자격은 **보건, 마취, 정신, 가정, 감염관리, 산업, 응급, 노인, 중환자, 호스피스, 종양, 임상, 아동** 분야(13개)로 구분함
- 전문간호사 교육과정은 보건복지부장관이 지정하는 전문간호사 교육기관이 실시하고 그 교육기간은 2년 이상으로 함
- 전문간호사 교육과정을 신청할 수 있는 자는 교육을 받기 전 **10년 이내**에 **해당 분야**의 기관에 **3년 이상**의 간호사로서 실무경력이 있는 자로 함
- 전문간호사 자격을 인정 받을 수 있는 자는 다음의 어느 하나에 해당하는 자로서 보건복지부장관이 실시하는 전문간호사 시험에 합격하여야 함
  ㉠ 전문간호사 교육과정을 이수한 자(대학원 석사과정)
  ㉡ 보건복지부장관이 인정하는 외국의 해당 분야 전문간호사 자격이 있는 자

[「의료법」상 간호사의 임무]

가. 환자의 간호요구에 관한 관찰, 자료수집, 간호판단 및 요양을 위한 간호
나. 의사, 치과의사, 한의사에 지도하에 시행하는 진료의 보조
다. 간호 요구자에 대한 교육·상담 및 건강증진을 위한 활동의 기획과 수행, 그 밖의 대통령령으로 정하는 보건활동

[「의료법 시행령」 간호사의 보건활동]

- 「농어촌 등 보건의료를 위한 특별조치법」보건진료 전담공무원으로서 하는 보건활동
- 「모자보건법」모자보건전문가가 행하는 모자보건 활동
- 「결핵예방법」 제18조에 따른 보건활동
- 그 밖의 법령에 따라 간호사의 보건활동으로 정한 업무
  ㉠ 보건관리자의 직무(산업안전보건법)
  ㉡ 보건교사의 직무(학교보건법)
  ㉢ 정신보건전문요원의 활동(정신건강증진 및 정신질환자 복지서비스 지원에 관한 법률)
  ㉣ 응급의료종사자의 활동(응급의료에 관한 법률)

라. 그 밖에 간호조무사가 수행하는 가목부터 다목까지의 업무보조에 대한 지도

<table>
<tr><td>면허취소</td><td>
□ 의료법 제65조: 보건복지부장관은 의료인이 다음 어느 하나에 해당할 경우에는 그 면허를 취소할 수 있음
• 의료인 결격사유(반드시 면허를 취소해야 함)
㉠ 정신질환자. 다만, 전문의가 의료인으로서 적합하다고 인정하는 사람은 그러하지 아니함
㉡ 마약·대마·향정신성의약품 중독자
㉢ 피성년후견인·피한정후견인
㉣ 의료 관련 법령을 위반하여 금고 이상의 형을 선고받고 그 형의 집행이 종료되지 아니하였거나 집행을 받지 아니하기로 확정되지 아니한 자
• 자격정지 처분 기간 중에 의료행위를 하거나 3회 이상 자격정지 처분을 받은 경우
• 면허 조건을 이행하지 아니하는 경우(보건복지부장관은 보건의료 시책에 필요하다고 인정하여 면허를 내줄 때 3년 이내의 기간을 정하여 특정 지역이나 특정 업무에 종사할 것을 면허의 조건으로 붙일 수 있음)
• 면허증을 다른 사람에게 대여한 경우
• 일회용 의료기기를 한번 사용한 후 다시 사용하여 사람의 생명 또는 신체에 중대한 위해를 발생하게 한 경우
• 사람의 생명 또는 신체에 중대한 위해를 발생하게 할 우려가 있는 수술, 수혈, 전신마취를 의료인 아닌 자에게 하게 하거나 의료인에게 면허 사항 외로 하게 한 경우
</td></tr>
<tr><td>자격정지</td><td>
□ 의료법 제66조: 보건복지부장관은 의료인이 다음 어느 하나에 해당하면 1년의 범위에서 면허자격을 정지시킬 수 있음 이 경우 의료기술과 관련한 판단이 필요한 사항에 관하여는 관계 전문가의 의견을 들어 결정할 수 있음
• 의료인의 품위를 심하게 손상시키는 행위를 한 때

[의료인의 품위 손상 행위의 범위]
㉠ 학문적으로 인정되지 아니하는 진료행위(조산 업무와 간호 업무를 포함)
㉡ 비도덕적 진료행위
㉢ 거짓 또는 과대 광고행위
㉣ 불필요한 검사·투약·수술 등 지나친 진료행위를 하거나 부당하게 많은 진료비를 요구하는 행위
㉤ 전공의의 선발 등 직무와 관련하여 부당하게 금품을 수수하는 행위
㉥ 다른 의료기관을 이용하려는 환자를 영리를 목적으로 자신이 종사하거나 개설한 의료기관으로 유인하거나 유인하게 하는 행위
㉦ 자신이 처방전을 발급하여 준 환자를 영리를 목적으로 특정 약국에 유치하기 위하여 약국개설자나 약국에 종사하는 자와 담합하는 행위

• 의료기관 개설자가 될 수 없는 자에게 고용되어 의료행위를 한 때
• 일회용 주사 의료용품 재사용금지 위반 시
• 진단서·검안서 또는 증명서를 거짓으로 작성하여 내주거나 진료기록부등을 거짓으로 작성하거나 고의로 사실과 다르게 추가기재·수정한 때
• 태아의 성 감별 금지규정 위반 시
(성 감별을 목적으로 임부를 진단하거나, 임신 32주 이내에 태아의 성(性)을 임부, 임부의 가족, 그 밖의 다른 사람이 알게 하여서는 안 됨)
• 의료기사가 아닌 자에게 의료기사의 업무를 하게 하거나 의료기사에게 그 업무 범위를 벗어나게 한 때
• 관련 서류를 위조·변조하거나 속임수 등 부정한 방법으로 진료비를 거짓 청구한 때
• 부당한 경제적 이익 등을 제공받은 때
• 그 밖에 이 법(의료법) 또는 이 법에 따른 명령을 위반한 때
</td></tr>
</table>

02 간호사의 법적 의무

주의의무		• 나쁜 결과가 발생하지 않도록 의식을 집중할 의무 • 과실 유무 판단은 전문직 간호사(**간호사로서 요구되는 일반적인 지식수준**을 갖춘 간호사)의 주의 정도를 말함 • **민사상의 책임**과 별도로 **형사상의 책임**을 지게 되며 주의의무를 태만히 하여 타인의 생명과 건강에 위해를 초래하는 상황이 이에 해당함 • 간호사의 주의의무 불이행에 대한 민사책임은 간호사 본인뿐만 아니라 병원의 사용자책임도 있음 • 구체적 내용이 명확히 서술되어 있는 것이 아니라, **사고가 발생한 후** 주의의무의 위반 여부가 검토됨 [주의의무 관련 간호실무표준 지침] • 간호실무표준은 전문간호사의 주의의무와 관련된 **최소한의 법적 기준**임 • 간호실무표준은 강제가 따르는 외적 기준이며 간호전문직의 내적 기준임 • 간호실무표준은 관련 법령, 판례, 전문단체가 편찬한 간호표준, 행정명령 및 지침, 병원정책 및 매뉴얼, 간호의 직무기술서 등에서 발견됨 • 간호실무표준은 전문가 증인 또는 사실조회 등의 절차를 통한 재판과정을 통하여 결정됨 • 간호사는 직무를 수행하는 한 간호실무표준을 이행할 책무가 있으며 보수교육 이수 등을 통해 전문적 능력과 기술을 유지하도록 하여야 함 ※ 간호실무표준: 민사소송 시 간호과실이나 간호과오 결정을 위하여 간호사의 실제 행위와 비교되는 법적 기준
	결과예견 의무	• **예견 가능성이 있는 범주**에서만 추궁되며, 예견 가능성이란 행위의 성질에 따라 **일반인(특정된 영역의 통상인)**이라면 행위 시 결과발생을 예견할 수 있는 것을 말함 • 발생 가능성이 매우 낮은 경우라도 **객관적으로 일반 간호사에게 알려진 상태의 것**이라면 예견의무가 있음 • 일반 간호사에게는 알려지지 않은 단계일지라도 **간호사가 이를 알 수 있는 위치에 있는 경우**라면 예견의무가 있음 • 해야 할 행위를 하지 않는 것도 주의의무 위반으로 취급함
	결과회피 의무	• 예견 가능한 위험이 발생하는 경우 이를 **피할 수단을 강구해야 하며** 나쁜 결과를 회피할 의무가 있음 • 위험이 발생했어도 이를 회피시켜 환자에게 **아무런 손해를 입히지 않았다면** 비록 예견의무를 다하지 못하였더라도 문제되지 않음(회피 수단을 다하였다면 주의의무를 다한 것으로 취급함) • 의료인이 최선을 다하여 위험을 회피하려 하였으나, 현대의학의 지식과 기술로 회피 불가능한 경우에는 주의의무가 성립되지 않음
설명 및 동의 의무		• 수술 등 침습적 의료행위 과정과 그 후에 나쁜 결과가 발생한 개연성이 있는 의료행위를 하는 경우 또는 사망 등의 중대한 결과발생이 예측되는 의료행위 등과 같이 **환자의 자기결정이 요구되는 경우**, 환자에게 의료행위를 받을지의 여부를 결정하는 데 **필요한 정보를 제공하고 동의를 구하여야** 할 의무 • 위험이 내포된 의료행위 시 환자나 그의 대리인에게 동의를 얻지 않을 경우, **전단적 의료**가 되며, 설명의무 위반 시 민사상 책임을 질 수 있음 • **의료행위에 따르는 후유증이나 부작용 등의 발생 가능성이 희박하다는 사정만으로는 설명의 의무가 면제될 수 없으며**, 그 후유증이나 부작용이 당해 치료행위에 전형적으로 발생하는 위험이거나 회복할 수 없는 중대한 것인 경우, 그 발생 가능성의 희소성이 있다하더라도 반드시 설명의 대상이 됨 • 의료인이 설명을 하지 않고 치료를 해서 환자에게 중대한 결과를 초래한 경우, 환자 측에서 자기결정권을 행사할 수 없게 된 것에 대한 사실만 입증하면 **자기결정권 침해**에 따른 위자료 청구를 할 수 있음(환자는 인과관계를 입증할 필요 없음) • 설명 및 동의 의무의 궁극적 목적: 환자의 알권리를 통한 대상자의 자기결정권 존중 □ 의료법 제24조의 2: 의사·치과의사 또는 한의사는 사람의 생명 또는 **신체에 중대한 위해를 발생하게 할 우려**가 있는 **수술, 수혈, 전신마취**를 하는 경우 요양방법이나 그 밖에 건강관리에 필요한 사항을 **환자(환자가 의사결정능력이 없는 경우 환자의 법정대리인)에게 설명하고 서면(전자문서 포함)으로 그 동의를 받아야 함**. 다만, 설명 및 동의 절차로 인하여 수술 등이 지체되면 환자의 생명이 위험해 심신상의 중대한 장애를 가져오는 경우에는 그러하지 아니함

<table>
<tr>
<td>설명 및 동의 의무</td>
<td>
[「의료법」상 환자에게 설명하고 동의를 받아야 하는 사항]
• 환자에게 발생하거나 발생 가능한 증상의 진단명
• 수술 등에 따라 전형적으로 발생이 예상되는 후유증 또는 부작용
• 환자에게 설명을 하는 의사, 치과의사 또는 한의사 및 수술 등에 참여하는 주된 의사, 치과의사 또는 한의사의 성명
• 수술 등의 필요성, 방법 및 내용
• 수술 등 전후 환자가 준수하여야 할 사항

[판례법 상 담당의사의 설명의무 사항]
• 환자의 병의 상태
• 의료행위로 기대되는 결과 및 그에 수반되는 위험성
• 대체 가능한 다른 치료방법
• 의사가 필요하다고 생각되는 의료행위와 그 내용
• 당해 의료행위를 실시하지 않을 경우 예견되는 결과

[설명의 방법]
• 설명을 할 경우 시술자가 직접 대상자에게 해야 하는 것이 원칙이며, 간호사가 시술자 대신 서면동의서를 받아서는 안 됨
• 의사가 해야 할 설명의무를 간호사가 대신한다고 해서 의사의 의무가 면제되는 것은 아님
• 설명은 구두로 해야 하며 정형화된 서면에 따른 설명은 정확성이 부족하여 설명을 위한 준비용으로는 가능하지만, 설명을 대체할 수 없음
• 대상자가 설명을 이해하고 의사표현을 할 능력이 있어야 하며, 그렇지 못한 경우 법적 대리인이나 부모에게 동의를 구하여야 함
• 대상자가 동의서에 서명하는 과정에서 부당함이나 협박이 없어야 하며, 충분한 설명을 들을 수 있어야 그 동의서가 법적 효력을 가짐
• 대상자가 일반인의 상식 수준에서 이해할 수 있는 언어로, 시간적 여유가 있으며 심리적으로 자유로운 상태에서 이루어져야 함

[전단적 의료가 가능한 경우 = 설명 및 동의 의무가 면제되는 경우]
• 위험이 중대하거나 시간적으로 급박한 경우(응급상황)
• 올바른 설명을 하였다면 환자가 승낙할 것으로 명백히 예상될 경우(가정적 승낙)
• 환자에게 발생한 위험이 매우 비전형적이고 발생 개연성이 낮은 경우
• 환자가 설명 청취를 포기하는 경우
• 설명 자체가 환자에게 심신에 중대한 영향을 미치거나 건강이나 치료에 역기능을 하는 경우
• 환자가 이미 위험을 알고 있었을 경우

[참고: 법적 효력이 없는 동의]
• 동의자 본인이 모든 내용을 충분히 이해하고 자유의사에 따라 동의하지 않았을 경우
• 미성년자, 정신장애자 등과 같이 의료의 내용을 이해하지 못하는 자에게서 얻은 동의
• 착오에 의한 동의
</td>
</tr>
<tr>
<td>확인의무</td>
<td>
• 간호사가 간호의 내용 및 그 행위가 정확하게 이루어지는지를 확인해야 하는 의무로, 우리나라는 확인의무를 주의의무의 한 내용으로 봄
• 간호사는 본인이 위임한 간호보조인력의 행위를 지도·감독하여야 할 의무가 있을 뿐만 아니라 다른 보건의료인의 행위가 실무표준행위에 위반되지 않고 적절한지도 관찰하여야 함
• 간호사는 의사의 처방을 그대로 따르기만 하면 간호사의 주의의무가 끝나는 것이 아니라, 처방의 적절성에 대한 간호사의 확인의무가 있음
• 의료장비 및 의료 관련 물품과 의약품의 사용 과정에 대한 확인 또한 포함

[확인의무 내용]
• 피투여자(환자)의 확인
• 의약품, 재료의 변질 여부 확인
• 수혈 시 수혈용 보존혈 오염 여부 확인
• 의약품의 용량, 사용 부위, 방법의 확인
• 투여 또는 사용의 필요성과 시기의 확인
• 의료기구 및 장비의 사용 전 확인
</td>
</tr>
</table>

비밀유지 의무

- 간호사가 간호를 통해 알게 된 개인의 비밀을 제3자에게 누설하거나 보여주어서는 안 됨
- 의료인이나 의료기관 종사자는 이 법이나 다른 법령에 특별히 규정된 경우 외에는 의료·조산 또는 간호업무나 진단서·검안서·증명서 작성·교부 업무, 처방전 작성·교부 업무, 진료기록 열람·사본 교부 업무, 진료기록부등 보존 업무 및 전자의무기록 작성·보관·관리 업무를 하면서 알게 된 다른 사람의 정보를 누설하거나 발표하지 못함
- 의료기관 인증에 관한 업무에 종사하는 자 또는 종사하였던 자는 그 업무를 하면서 알게 된 정보를 다른 사람에게 누설하거나 부당한 목적으로 사용하여서는 안 됨
- 업무상 비밀누설죄: **의사, 치과의사, 조산사, 변호사, 변리사, 공인회계사와 그 업무상 보조자 등**이 **직무처리 중** 알게 된 타인의 비밀을 누설한 경우
- 비밀유지업무는 **절대적인 것이 아니라** 환자 개인의 이익보다 **공익을 우선**함

[업무상 비밀유지의무가 면제되는 경우]

- 환자의 동의가 있는 경우
- 법령에 의해 요구되는 경우: 감염병 환자 신고
- 정당한 업무행위: 국가적으로 승인된 공동생활의 목적 달성을 위한 정당한 수단으로 인정되는 경우(집단검진 시 감염병 환자의 고지)
- 의료인이 업무상 알게 된 타인의 비밀에 관한 것은 증언 거부가 가능하나 중대한 공익상의 필요가 있어 법원에서 증언을 하는 경우

[기록의 열람 또는 내용 확인이 가능한 경우: 「의료법」 제21조(기록 열람 등)]

- 환자는 의료인, 의료기관의 장 및 의료기관 종사자에게 본인에 관한 기록(추가기재·수정된 기록 및 추가기재·수정 전의 원본을 모두 포함)의 전부 또는 일부에 대하여 열람 또는 그 사본의 발급 등 내용의 확인을 요청할 수 있다. 이 경우 의료인, 의료기관의 장 및 의료기관 종사자는 정당한 사유가 없으면 이를 거부하여서는 아니 된다.
- 의료인, 의료기관의 장 및 의료기관 종사자는 환자가 아닌 다른 사람에게 환자에 관한 기록을 열람하게 하거나 그 사본을 내주는 등 내용을 확인할 수 있게 하여서는 아니 된다.
- 다만, 다음 각 호의 어느 하나에 해당하면 그 기록을 열람하게 하거나 그 사본을 교부하는 등 그 내용을 확인할 수 있게 하여야 한다.

㉠ 환자의 배우자, 직계 존속·비속, 형제·자매(배우자 및 직계 존속·비속, 배우자의 직계존속이 모두 없는 경우) 또는 배우자의 직계 존속이 **환자 본인의 동의서**와 **친족관계임을 나타내는 증명서** 등을 첨부하는 등 보건복지부령으로 정하는 요건을 갖추어 요청한 경우

㉡ 환자가 지정하는 **대리인**이 **환자 본인의 동의서**와 **대리권이 있음을 증명하는 서류**를 첨부하는 등 보건복지부령으로 정하는 요건을 갖추어 요청한 경우

㉢ **환자가 사망하거나 의식이 없는 등** 환자의 동의를 받을 수 없어 환자의 배우자, 직계 존속·비속, 형제·자매(배우자 및 직계 존속·비속, 배우자의 직계존속이 모두 없는 경우) 또는 배우자의 직계 존속이 **친족관계임을 나타내는 증명서** 등을 첨부하는 등 보건복지부령으로 정하는 요건을 갖추어 요청한 경우

- 「국민건강보험법」 급여비용 심사·지급·대상여부 확인·사후관리 및 요양급여의 적정성 평가·가감지급 등을 위하여 국민건강보험공단 또는 건강보험심사평가원에 제공하는 경우
- 「의료급여법」의료급여 수급권자 확인, 급여비용의 심사·지급, 사후관리 등 의료급여 업무를 위하여 보장기관(시·군·구), 국민건강보험공단, 건강보험심사평가원에 제공하는 경우
- 「형사소송법」 제106조, 제215조 또는 제218조에 따른 경우(압수, 수색, 검증)
- 「민사소송법」 제347조에 따라 문서제출을 명한 경우
- 「산업재해보상보험법」근로복지공단이 보험급여를 받는 근로자를 진료한 산재보험 의료기관(의사포함))에 대하여 그 근로자의 진료에 관한 보고 또는 서류 등 제출을 요구하거나 조사하는 경우
- 「자동차손해배상 보장법」 제12조제2항 및 제14조에 따라 의료기관으로부터 자동차보험진료수가를 청구받은 보험회사등이 그 의료기관에 대하여 관계 진료기록의 열람을 청구한 경우
- 「병역법」지방병무청장이 병역판정검사와 관련하여 질병 또는 심신장애의 확인을 위하여 필요하다고 인정하여 의료기관의 장에게 병역판정검사대상자의 진료기록·치료 관련 기록의 제출을 요구한 경우

비밀유지 의무	-「학교안전사고 예방 및 보상에 관한 법률」 제42조에 따라 공제회가 공제급여의 지급 여부를 결정하기 위하여 필요하다고 인정하여 「국민건강보험법」 제42조에 따른 요양기관에 대하여 관계 진료기록의 열람 또는 필요한 자료의 제출을 요청하는 경우 -「고엽제후유의증 등 환자지원 및 단체설립에 관한 법률」 제7조제3항에 따라 의료기관의 장이 진료기록 및 임상소견서를 보훈병원장에게 보내는 경우 -「의료사고 피해구제 및 의료분쟁 조정 등에 관한 법률」 제28조제1항 또는 제3항에 따른 경우 -「국민연금법」 제123조에 따라 국민연금공단이 부양가족연금, 장애연금 및 유족연금 급여의 지급심사와 관련하여 가입자 또는 가입자였던 사람을 진료한 의료기관에 해당 진료에 관한 사항의 열람 또는 사본 교부를 요청하는 경우 - 다음 각 목의 어느 하나에 따라 공무원 또는 공무원이었던 사람을 진료한 의료기관에 해당 진료에 관한 사항의 열람 또는 사본 교부를 요청하는 경우 가. 「공무원연금법」 제92조에 따라 인사혁신처장이 퇴직유족급여 및 비공무상장해급여와 관련하여 요청하는 경우 나. 「공무원연금법」 제93조에 따라 공무원연금공단이 퇴직유족급여 및 비공무상장해급여와 관련하여 요청하는 경우 다. 「공무원 재해보상법」 제57조 및 제58조에 따라 인사혁신처장(업무를 위탁받은 자를 포함)이 요양급여, 재활급여, 장해급여, 간병급여 및 재해유족급여와 관련하여 요청하는 경우 -「사립학교교직원 연금법」 제19조제4항제4호의2에 따라 사립학교교직원연금공단이 요양급여, 장해급여 및 재해유족급여의 지급심사와 관련하여 교직원 또는 교직원이었던 자를 진료한 의료기관에 해당 진료에 관한 사항의 열람 또는 사본 교부를 요청하는 경우 -「장애인복지법」 제32조제7항에 따라 대통령령으로 정하는 공공기관(국민연금공단)의 장이 장애 정도에 관한 심사와 관련하여 장애인 등록을 신청한 사람 및 장애인으로 등록한 사람을 진료한 의료기관에 해당 진료에 관한 사항의 열람 또는 사본 교부를 요청하는 경우 -「감염병의 예방 및 관리에 관한 법률」 제18조의4 및 제29조에 따라 **질병관리청장, 시·도지사 또는 시장·군수·구청장**이 감염병의 역학조사 및 예방접종에 관한 역학조사를 위하여 필요하다고 인정하여 **의료기관의 장에게** 감염병환자등의 진료기록 및 예방접종을 받은 사람의 **예방접종 후 이상반응에 관한 진료기록의 제출을 요청**하는 경우 -「국가유공자 등 예우 및 지원에 관한 법률」 제74조의8제1항제7호에 따라 보훈심사위원회가 보훈심사와 관련하여 보훈심사대상자를 진료한 의료기관에 해당 진료에 관한 사항의 열람 또는 사본 교부를 요청하는 경우 -「한국보훈복지의료공단법」 제24조의2에 따라 한국보훈복지의료공단이 같은 법 제6조제1호에 따른 국가유공자등에 대한 진료기록등의 제공을 요청하는 경우 • **진료기록을 보관하고 있는 의료기관이나 진료기록이 이관된 보건소에 근무**하는 의사·치과의사 또는 한의사는 **자신이 직접 진료하지 아니한 환자의 과거 진료 내용의 확인 요청을 받은 경우**에는 진료기록을 근거로 하여 **사실을 확인하여** 줄 수 있다. • 보건복지부장관은 진료기록의 사본 및 진료경과에 대한 소견 등의 전송 업무를 지원하기 위하여 전자정보시스템을 구축·운영할 수 있다. □ 「의료법」제17조(**진단서 등**) • 의료업에 종사하고 **직접 진찰하거나 검안한 의사**(검안서에 한하여 검시업무를 담당하는 국가기관에 종사하는 의사를 포함), **치과의사, 한의사가 아니면 진단서·검안서·증명서를 작성**하여 **환자**(환자가 사망하거나 의식이 없는 경우에는 직계존속·비속, 배우자 또는 배우자의 직계존속을 말하며, 환자가 사망하거나 의식이 없는 경우로서 환자의 직계존속·비속, 배우자 및 배우자의 직계존속이 모두 없는 경우에는 형제자매를 말함) 또는 「형사소송법」 제222조제1항에 따라 검시(檢屍)를 하는 지방검찰청검사(검안서에 한함)**에게 교부하지 못한다**. 다만, 진료 중이던 **환자가 최종 진료 시부터 48시간 이내에 사망한 경우에는 다시 진료하지 아니하더라도 진단서나 증명서를 내줄 수 있으며**, 환자 또는 사망자를 직접 진찰하거나 검안한 의사·치과의사 또는 한의사가 **부득이한 사유로 진단서·검안서 또는 증명서를 내줄 수 없으면 같은 의료기관에 종사하는 다른 의사·치과의사 또는 한의사가 환자의 진료기록부 등에 따라 내줄 수 있다.** • 의료업에 종사하고 직접 조산한 의사·한의사 또는 조산사가 아니면 출생·사망 또는 사산 증명서를 내주지 못한다. 다만, 직접 조산한 의사·한의사 또는 조산사가 부득이한 사유로 증명서를 내줄 수 없으면 같은 의료기관에 종사하는 다른 의사·한의사 또는 조산사가 진료기록부 등에 따라 증명서를 내줄 수 있다.

비밀유지 의무	□ 「의료법」제21조의2(**진료기록의 송부 등**) • 의료인 또는 의료기관의 장은 다른 의료인 또는 의료기관의 장으로부터 진료기록의 내용 확인이나 진료기록의 사본 및 환자의 진료경과에 대한 소견 등을 송부 또는 전송할 것을 요청받은 경우 해당 환자나 환자 보호자의 동의를 받아 그 요청에 응하여야 한다. 다만, 해당 환자의 의식이 없거나 응급환자인 경우 또는 환자의 보호자가 없어 동의를 받을 수 없는 경우에는 환자나 환자 보호자의 동의 없이 송부 또는 전송할 수 있다. • 의료인 또는 의료기관의 장이 응급환자를 다른 의료기관에 이송하는 경우에는 지체 없이 내원 당시 작성된 진료기록의 사본 등을 이송하여야 한다.
「의료법」상 기타 의무	• 명찰 착용의 의무: 의료기관의 장은 환자와 보호자가 의료행위를 하는 사람의 신분을 알 수 있도록 의료인, 학생, 간호조무사 및 의료기사에게 의료기관 내에서 대통령령으로 정하는 바에 따라 명찰을 달도록 지시·감독해야 함 ※ 명찰 부착 예외: 격리병실, 무균치료실, 중환자실(보건복지부장관이 병원감염 예방에 필요하다고 인정하여 고시하는 시설) • 일회용 의료용품 재사용 금지: 의료인은 일회용 주사 의료용품을 한 번 사용한 후 다시 사용하여서는 아니 됨 • 의료인의 진료 거부금지: 의료인은 진료나 조산 요청을 받으면 정당한 사유 없이 거부하지 못함 • 의료인은 응급환자에게 「응급의료에 관한 법률」에서 정하는 바에 따라 최선의 처치를 하여야 함 • 의료 관련 감염예방: 의료인과 의료기관의 장은 의료의 질을 높이고 의료 관련 감염을 예방하며 의료기술을 발전시키는 등 환자에게 최선의 의료서비스를 제공하기 위해 노력해야 함 • 요양 방법의 지도 의무: 의료인은 환자나 환자의 보호자에게 요양방법이나 그 밖에 건강관리에 필요한 사항을 지도하여야 함 • 의료인은 대통령령으로 정하는 바에 따라 최초로 면허를 받은 후부터 **3년마다** 그 실태와 취업 상황 등을 보건복지부장관에게 신고하여야 함(보건복지부장관은 보수교육을 이수하지 아니한 의료인에 대하여 그 신고를 반려할 수 있음) • 성감별 금지 의무: 태아의 성감별을 목적으로 임부를 진단하거나, 임신 32주 이내에 태아의 성을 임부, 임부 가족, 그 밖의 다른 사람이 알게 해선 안 됨 • 간호기록부의 기록 및 보존의무 [간호기록부 기재사항] ㉠ 간호를 받는 사람의 성명 ㉡ 투약에 관한 사항 ㉢ 섭취 및 배설물에 관한 사항 ㉣ 체온·맥박·호흡·혈압에 관한 사항 ㉤ 간호 일시(시간) ㉥ 처치와 간호에 관한 사항 [기록의 작성 및 보관] • 의료인은 각각 진료기록부, 조산기록부, 간호기록부, 그 밖의 진료에 관한 기록을 갖추어 두고 환자의 주된 증상, 진단 및 치료의 내용을 보건복지부령으로 정하는 의료행위에 관한 사항과 의견을 상세히 기록하고 서명하여야 함 • 의료인이나 의료기관 개설자는 진료기록부등(전자의무기록을 포함하며, 추가기재·수정된 경우 추가기재·수정된 진료기록부등 및 추가기재·수정 전의 원본을 모두 포함)을 보건복지부령으로 정하는 바에 따라 보존하여야 함 • 의료인은 진료기록부등을 거짓으로 작성하거나 고의로 사실과 다르게 추가기재·수정하여서는 아니 됨 • 보건복지부장관은 의료인이 진료기록부등에 기록하는 질병명, 검사명, 약제명 등 의학용어와 진료기록부등의 서식 및 세부내용에 관한 표준을 마련하여 고시하고 의료인 또는 의료기관 개설자에게 그 준수를 권고할 수 있음 [참고: 진료에 관한 기록의 보존기준] ㉠ 2년: 처방전(마약 관련 기록 포함) ㉡ 3년: 진단서, 사망진단서, 시체검안서 ㉢ 5년: 환자명부, 조산기록부, **간호기록부**, 가정간호에 관한 기록, 검사내용 및 검사소견기록, 방사선 사진(영상물 포함) 및 그 소견서 ㉣ 10년: 진료기록부, 수술기록

[참고: 환자의 법적 권리와 의무]

권리	• 진료받을 권리: 환자는 자신의 건강 보호와 증진을 위하여 적절한 보건의료서비스를 받을 권리를 가짐 • 알 권리 및 자기 결정권: 환자는 의료인으로부터 자신의 질병에 대한 치료방법, 장기이식 여부 등에 관해 충분한 설명을 들은 후 동의 여부를 결정할 권리를 가짐 • 비밀을 보호받을 권리: 환자는 진료와 관련된 신체상·건강상의 비밀과 사생활의 비밀을 침해받지 아니함 • 상담·조정을 신청할 권리: 환자는 의료서비스 관련 분쟁이 발생한 경우, 한국의료분쟁조정중재원 등에 상담 및 조정 신청을 할 수 있음
의무	• 의료인에 대한 신뢰·존중 의무: 환자는 자신의 건강 관련 정보를 의료인에게 정확히 알리고 의료인의 치료계획을 신뢰하고 존중하여야 함 • 부정한 방법으로 진료를 받지 않을 의무: 환자는 진료 전 본인의 신분을 밝혀야 하고 타인의 명의로 진료를 받는 등 거짓이나 부정한 방법으로 진료 받지 아니함

03 간호사고와 법적 책임

간호사고 관련 용어

과실	• 합리적이고 신중한 태도로 행동하지 않는 잘못(통상 요구되는 **주의의무를 태만히** 하는 것)
과오	• 과실의 특수한 형태로서 합리적이고 신중하게 행동하도록 교육받고 훈련된 **전문가**에게 기대되는 **업무표준을 위반**하는 경우
간호사고	• 간호사의 간호행위가 시작되어 끝날 때까지의 과정에서 **예상 밖의 원치 않은** 불상사가 야기된 경우의 총칭 • 간호사가 간호업무를 수행할 때 고의, 태만, 기타 원인으로 발생함 • 간호과실 또는 간호과오 여부의 판단을 전제로 한 개념은 아님
간호과오	• 간호사가 간호행위 시 **평균적인 간호사**에게 요구되는 **업무상의 주의의무**를 게을리하여 환자에게 손해를 입힌 경우(법적 의무 위반) • 간호사고는 가치중립적인 개념인 데 반해 간호과오는 **법률적**인 개념임
간호과실	• 간호과오가 객관적으로 입증(인정)되었을 때로 보통 **법적 판단**을 받은 경우에 해당 [간호과실 성립요소] ㉠ 환자-간호사 관계에서 발생할 것 ㉡ 간호사의 환자에 대한 주의의무 태만이 증명될 것 ㉢ 구체적인 손상 또는 손해가 있었을 것 ㉣ 간호사의 과실과 환자의 손해 사이의 **인과관계**가 있을 것 간호사고 시 간호사의 법적 책임: • **행정질서벌**로 과태료를 부과함 • **민사상** 불법행위책임, 채무불이행 책임을 짐 • **행정형벌**로 면허 및 자격이 제한됨 • **형사상** 업무치사(상)죄에 해당하여 형이 가중됨

간호사고와 법적 책임

민사상 책임

- 민사상 책임: 계약에 대한 **채무불이행 책임**과 불법행위에 대한 **불법행위책임**이 있으며 원고(피해자) 승소 시 손해에 대한 배상은 **금전배상**이 원칙

	채무불이행책임	불법행위책임
발생사유	• 의료계약은 위임관계로 보며, 위임관계에 따른 계약상 의무(채무)을 다하지 않을 시 채무불이행 책임을 짐 • 간호사의 업무상 책임의 일부 또는 전부를 수행하지 않은 결과(계약의 불완전이행 또는 불이행)로 타인이 상해를 입은 경우	• 간호사의 **업무상 주의의무 태만(간호과실)**으로 인하여 환자가 손해를 입은 경우
귀책사유	간호사의 고의 또는 과실(주의의무 위반)	
입증책임	• 채무자(간호사)가 귀책사유 없음을 입증	• 피해자(환자)가 간호사의 귀책사유 있음을 입증
손해배상 책임	• 의료기관 간호사: 이행보조자(간호사)의 고의·과실은 채무자(병원개설자)의 고의·과실과 동일시됨(사용자/개설자 배상책임) • 요양원을 개설한 간호사: 간호사의 책임 • 과실상계 적용: 채권자(환자)에게 과실이 있을 경우, 이를 참작하여 채무자(간호사)의 손해배상 금액을 정함	• 의료기관: 피고용인(간호사)의 불법행위에 대한 병원개설자의 사용자 배상책임 • 의료기관 간호사 ㉠ 의사진료 협조 시: 감독관계 확인 시 의사 단독책임 또는 간호사와 공동불법행위책임 ㉡ 간호사 고유업무 시: 간호사 단독책임, 대부분 병원개설자와 공동불법행위책임
배상범위	• 통상손해(실제로 발생한 손해)	• 통상손해+위자료
소멸시효	• 채무불이행이 있는 날로부터 10년	• 손해 및 가해자를 안 날로부터 3년 • 불법행위를 한 날로부터 10년
비고	• 의료채무는 결과(질병의 완치)를 보장하는 결과채무가 아니라, 질병의 완치를 위해 의료행위 시 최선을 다하겠다는 수단 채무임	• 불법행위책임은 신체적 침해와 **정신적 침해**를 포함하며, 위법행위를 한 자 외에 이익의 귀속자인 사용자에게 **사용자 책임**도 물을 수 있음(정신적 침해에 대한 손해배상=위자료)

형사상 책임

- 형사상 책임: 국가가 범죄자에게 형벌이라는 법률효과를 과하는 것
- '유책'이란 범죄인을 비난할 수 있는 경우를 의미하므로 **정신병자·정신박약자 등**은 형사책임을 부담할 능력이 없으며, 고의·과실이 없는 **단순한 우발사고**에 대하여는 **형사책임을 부담하지 않음**

[업무상 과실치사(상)죄]

- 업무상 과실치사(상)죄: 업무상의 과실로 인하여 사람을 사망에 이르게 하거나 사람의 신체를 상해하는 죄
- **주의의무**를 태만히 하여 사람의 생명과 신체를 침해하는 경우에 「형법」은 이를 과실치사상의 죄에 의하여 벌하고 있으며, 간호사고의 경우 간호사는 고의범이 아니므로 업무상 과실치사(상)죄가 성립됨
- 업무상의 과실로 인하여 사망에 이르게 하거나 사람의 신체를 상해하는 것을 내용으로 하는 범죄로서 **업무자라는 신분관계로 인하여 형이 가중**되는데, 이는 일반적으로 **업무자가 결과에 대한 예견 가능성이 크기 때문임**

[업무상 과실치사상죄의 구성요건]

㉠ 업무상 **주의의무를 위반**하여야 함(과실O, 고의x)

㉡ 행위와 결과 사이에 **인과관계**가 있어야 함

㉢ 환자-간호사라는 업무상의 **신분관계**여야 함

참고: 주의의무 적용의 제한

허용된 위험의 원칙	• 허용된 위험: 일정한 생활 범위에서 예견하고 회피할 수 있는 위험일지라도 전적으로 금지할 수 없는 것 • 외과적 수술과 같이 위험이 따를 수 있는 의료행위를 시행하지 않는 경우보다, 위험을 감수하고서라도 시행하는 경우가 환자에게 이익이 되는 때에만 '허용된 위험의 원칙'이 적용됨(환자가 동의한 의료행위 = 환자가 허용한 의료행위의 위험) • 허용된 위험이 원칙이 적용될 경우, 환자의 동의를 받은 의료행위에서 환자에게 위험이 발생하였다 할지라도 의료인의 전적인 주의의무 위반으로 볼 수 없음
신뢰의 원칙	• 간호사가 의사의 이행보조자로서 의료행위 시, **의사는 간호사에 대한 지휘·감독의 위치**에 있으므로 **의사는** 간호사의 주의의무 위반에 대하여 신뢰의 원칙이 적용되어 **자신의 책임을 부정할 수 없음** • 외관상 명백히 잘못된 지시가 아닌 이상, 의사의 지시를 신뢰하여 의료행위를 한 **간호사**는 신뢰의 원칙을 이유로 **면책을 주장할 수 있음** [판례에서의 간호업무] • 수혈업무: 의사의 업무로 규정됨 • 자살위험환자의 감시 및 관리업무: 의사 지시 없이도 간호사가 수행해야 함 • 수술 후 환자의 경과 관찰 및 보고업무: 간호사의 업무 • 간호사의 진료보조행위: 의사 처방에 의한 간호사의 side injection 방식의 정맥주사는 의사의 입회가 필요 없음 • 간호사는 의사의 직접진찰에 의하지 않고 전화상의 구두처방만으로 주사 및 투약 불가 • 간호사의 혈맥주사는 의사의 지도하에 시행되어야 함 • 의사의 직접 진찰에 의하지 않은 간호조무사의 의사 사전구두처방에 의한 주사 및 투약행위는 불법임

필수 학습 주제 셀프 점검표

주제를 읽고 학습한 내용이 머릿속에 정확히 떠오르는지 셀프 점검해봅시다.

점검주제		학습 완료	학습 미흡
전문간호사 자격 종류와 자격 기준			
「의료법」상 간호사의 임무			
면허취소 및 자격정지 사항			
주의 의무	개념 및 특성		
	주의의무 관련 간호실무표준지침		
	결과예견의무 및 결과회피의무 비교		
설명 및 동의의 의무	「의료법」상 설명하고 동의를 받아야 하는 사항		
	설명의 방법		
	전단적 의료가 가능한 경우		
확인의무			
비밀유지업무	업무상 비밀유지의무가 면제되는 경우		
	기록의 열람 또는 내용 확인이 가능한 경우		
간호기록부 기재사항			
진료에 관한 기록의 보존기준			
환자의 법적 권리와 의무			
간호사고 관련 용어(과실, 과오 등)			
민사상 책임(채무불이행책임과 불법행위책임 비교)			
형사상 책임			
주의의무 적용의 제한(허용된 위험의 원칙, 신뢰의 원칙)			

X.

간호윤리

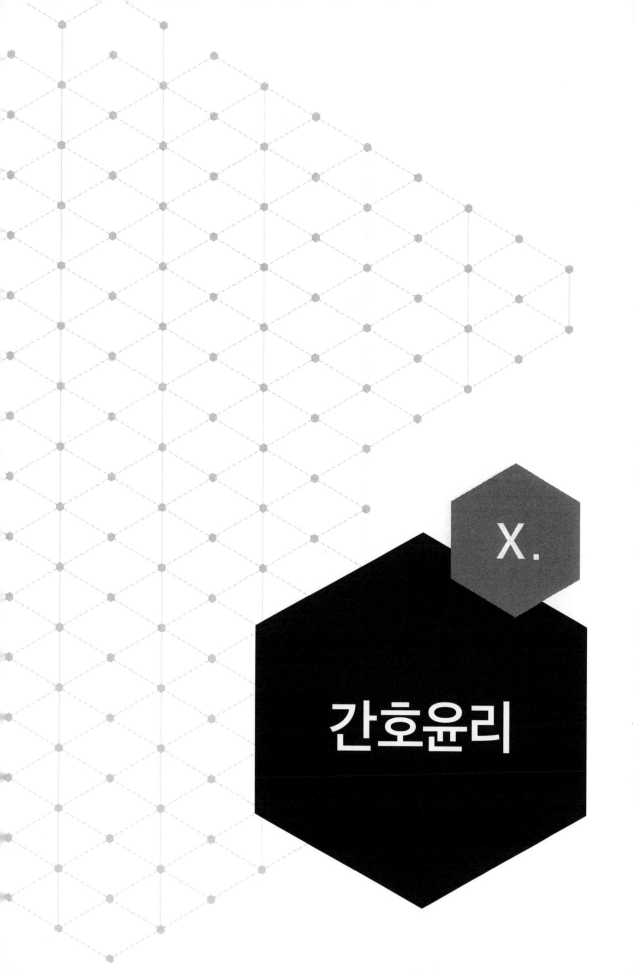

01 간호윤리와 윤리학

간호윤리

간호윤리	• 법이나 어떤 규칙에 의해서가 아니라 간호사로서 마땅히 지켜야 할 도리나 의무를 실천하는 것으로 자율적, 자발적 의지에 따라 이루어지는 실천행위 • 간호사와 대상자와의 관계, 안락사 등 간호윤리의 논의는 규범 윤리학의 범주에 속함 [간호윤리의 중요성] • 환자와 간호사와의 관계는 인간의 존엄성과 개별성을 중요시하는 윤리적 바탕 위에서 이루어짐 • 간호사가 환자의 생명에 영향을 줄 수 있는 중요한 의사결정에 참여함 • 사회적으로 간호사의 위치와 역할이 변화하고 있고, 책임과 활동의 한계의 범위가 명확하지 않음 • 현대사회가 전문직 간호사로서 책임 있는 행동을 요구하고 있음 • 환자와 그 가족들의 권리와 주장에 대한 책임이 증가하고 있음 • 현대사회에서는 의료기술의 발전, 평균수명의 연장, 이식술의 발전, 유전공학으로 인한 치료기술의 발전 등으로 생명을 다루는 의료인의 역할확대에 따라 윤리를 기반으로 한 필요성이 커짐 [간호윤리의 기능] • 간호행위를 안내하고 평가하기 위한 일반적인 원칙 제공 • 간호행위가 윤리적 근거가 확실한 선한 행위가 되도록 안내하는 역할 • 윤리적 의사결정 시 또는 대상자와 다른 건강요원들에게 전문적 간호의 책임을 수행할 수 있도록 기본적인 틀 제공

윤리학의 철학적 기반

공리주의 (목적론)	• 행동의 옳고 그름은 그 결과에 달려 있다는 **결과주의**의 대표적 이론으로 **목적론**에 해당함 • 대표 이론가: 영국의 밀(Mill)과 벤담(Bentham) [공리주의의 특징] • 기본원리: **효용**의 원리와 **결과주의** • 치료 중단 결정도 특정 경우에는 존중될 수 있음 • 과정보다 결과가 중요하며, 목적이 수단을 정당화함 • 안락사는 환자의 동의가 있거나 허용되는 조건이면 살인으로 볼 수 없음 • 과정보다 결과를 중시하므로 행위의 결과에 의해 옳고 그름을 판단 • 다수의 행복을 위해 소수의 희생 필요(**최대다수의 최대행복**) • 신축성 있는 도덕규칙을 적용함 • 모든 생명은 동일한 가치를 지니고 있지 않음

공리주의 (목적론)

[공리주의 분류]

기준	'효용의 원리를 어떻게 적용하느냐'(효용원리의 적용)	'무엇을 효용으로 보는가'(효용성에 따른 분류)
분류	㉠ 행위 공리주의: 공리 원리를 개별행위에 직접 적용 ㉡ 규칙 공리주의: 주어진 상황에서 최대의 효용을 가져오는 규칙 적용	㉠ 쾌락적 공리주의: 쾌락을 최대화, 고통을 최소화 ㉡ 선호적 공리주의: 주어진 상황에서 다수가 선호하는 것 ㉢ 다원적 공리주의: 행복, 우정, 쾌락 등 다양한 내재적 가치 수용

장점	단점
• 딜레마나 도덕적 갈등에 대한 합리적인 방향을 제시함 • 행해야 할 일을 결정할 때 분명한 절차를 제시함 • 윤리적 상황에 처했을 경우 신축적으로 결과의 예외를 인정함	• 도덕적 의무보다 효용의 원리가 중시됨 • 소수의 권리는 다수의 이익을 위해 무시될 수 있음 • 도덕적이고 일상적인 가치가 무시될 수 있음

의무론 (형식주의)

- **행위의 동기**에 의해서 옳은 행위가 존재한다는 **비결과주의**의 대표적인 이론으로 **형식주의, 법칙주의**에 해당함
- 행위의 **과정**을 중요하게 여기므로 **결과와 무관하게** 도덕적으로 옳은 행위를 수행해야 함을 주장함
- 칸트의 의무론: 인간이 마땅히 따라야 하는 도덕법칙이 존재하며, 옳은 행동을 오로지 그것이 옳다는 이유에서 항상 선택하는 의지인 선의지를 강조함
- 로스(Ross)의 조건부 의무론: 칸트와 의무론과 공리주의를 합하여 옳고 그름이 결과에 의해 결정되지는 않으나 결과를 배제시킬 수 없음을 인정함

[의무론의 특징]

- 결과보다 과정이 중요하며, 목적이 수단을 정당화할 수 없음
- 결과가 좋지 않더라도 도덕적으로 옳은 행위를 해야 함
- 인간은 수단이 아니라 목적으로, 생명의 가치에 관심을 가짐
- 치료 중단 결정은 어떤 이유에서라도 존중될 수 없는 비윤리적 행위
- 인간의 과거 행위를 고려하여 특정한 의무를 지움
- 안락사는 도덕적으로 허용될 수 없는 살인행위임
- **행위의 일반원칙**을 제시하여 상황에 좌우되지 않음
- 어떠한 상황에서도 존중되고 지켜야 할 절대적 가치를 전제로 함
- 결과보다 취해진 행동의 형태나 본질을 중시함
- 모든 생명은 동일한 가치를 지님

장점	단점
• 일반적(보편적)인 행위의 일반원칙을 제시하므로 상황에 좌우되지 않음 • 인간의 과거 행위를 고려하여 특정한 의무를 지움	• 도덕 규칙 간 상충 시 문제해결이 어려움 • 도덕 추론의 절차가 복잡하여 합의에 도달하지 못하는 경우가 발생함 • 도덕의 목표인 도덕의 중요성과 절대적 가치에 명확한 근거 제시 불가

02 도덕발달이론

길리건의 도덕발달이론

- 도덕발달을 **여성중심** 성향으로 보았으며 도덕성은 **인간관계**를 통해 실현되는 것으로 봄
  ㉠ 남성중심 성향: 권리와 정의의 윤리　　㉡ 여성중심 성향: 따뜻한 돌봄, 책임감의 윤리
- **여성들이 스스로의 선택에 의해 돌봄을 실천한다**고 보면서 여성의 도덕발달을 **3수준 2과도기**로 설명
- 도덕원칙에 있어서 보편성과 일반화를 인정하지 않고, **상황의 특수성**을 고려함
- 도덕성을 **정의**와 **보살핌**의 두 가지 측면으로 구성

제1 수준	• 자기이익 지향단계로, 생존을 위해 자신을 돌보는 단계 • 실용주의적, 자기중심적으로 자기 이익과 생존에 집착	제1 과도기	• 자신의 이기적인 부분을 비판하고 책임감으로 이행 • 자아와 타인의 연결에 대한 이해를 바탕으로 형성
제2 수준	• 책임감과 자기희생 단계 • 여성만의 모성적인 돌봄에 대해 실천하는 단계 • 다른 사람을 기쁘게 해주는 욕구, 자기희생이 발달	제2 과도기	• 인간관계의 평형상태가 깨지고 자신에 대한 보살핌이 필요함을 깨닫고 인간관계 재고 시작 • 동조에서 새로운 내적판단으로 가는 시기
제3 수준	• 자신과 타인의 역동성을 인식하는 단계로, 인간관계의 상호적 부분에 대해 새로운 깨달음을 얻는 단계 • 최고의 도덕성 발달 단계로 비폭력성에 대한 확인을 기초로 함 • 다른 사람과 더불어 자신도 보살피며 이기심과 책임감의 대립을 해소함		

콜버그의 도덕발달이론

- 도덕발달을 **남성중심** 성향으로 보았으며 도덕성을 도덕적으로 옳은 행위원칙으로 봄
- **도덕적 판단의 합리성**을 중시하였으며, 각각의 단계들은 **합리적 보편적이고 객관적이며** 하나의 구조화된 전체를 이루고 있다고 주장
- 행위자와 대상자의 **구체적 상황을 고려하지 않았으며**, 단계의 순서대로 발달하므로 단계의 **도약이나 퇴행을 고려하지 않음**

관습 이전 단계	**1단계**	• 처벌과 복종 지향 단계 • 9세 이하 아동이나 범죄자들의 도덕발달 수준 • 체벌의 필요성이 인정되고, 처벌은 피하고 힘에 대한 무조건적 존경을 보임	부모와 교사의 강요에 의해 도덕 규칙을 따름
	2단계	• 도구적 목적과 상대주의 지향 단계 • 자신이나 타인의 욕구를 수단적으로 만족시키는 행위가 도덕적으로 옳은 행위	
관습 단계	**3단계**	• 개인 간 기대와 관계 지향 단계 • 타인의 기대에 따라 주변 사람을 기쁘게 하거나 도와주는 것이 도덕적으로 옳은 행위 • 착하다고 인정받는 것이 도덕적 행동을 하게 되는 동기가 됨	타율에 의해 습관화 또는 내면화된 도덕 규칙을 비판적 반성 없이 따름
	4단계	• 법과 사회질서 지향 단계 • 청소년 중기부터 발달하며, 정해진 규칙과 사회질서 유지를 지향함 • 사회질서를 유지하고 각자의 의무를 이행하는 것이 도덕적으로 옳은 행동	
관습 이후 단계	**5단계**	• 권리와 사회계약 지향 단계 • 기본적 권리나 가치, 사회의 합법적인 계약을 지지함 • 생명, 자유와 같은 절대적 가치는 어떤 사회에서도 다수의 의견과 관계없이 지지되어야 함	스스로 도덕 규칙을 만들어 준수하고 자율적이고 비판적인 도덕 생활을 영위함
	6단계	• 보편적 윤리의 원리 지향 단계 • 법을 초월하는 추상적이고 보편적인 원리에 대하여 보다 명확한 개념 형성 • 보편적·윤리적 원리에 따라 행동하는 것이 도덕적으로 옳은 행동	

03 생명윤리

생명윤리의 원칙과 규칙

<table>
<tr><td>생명윤리</td><td colspan="3">• 생명윤리: 생물학 지식과 인간의 가치체계에 관한 지식을 결합하는 새로운 학문 분야

[생명윤리의 대두 배경]
• 급변하는 현대사회에서 도덕적 가치관의 변화
• 새로운 의료기술의 발달로 인한 임상시험의 증가
• 사회적 여건의 변화: 핵가족화로 인한 노인문제, 임신중절문제 등
• 도덕적 가치관의 변화: 상대주의, 회의주의, 허무주의 등
• 연구대상자들의 권리 보장에 대한 관심 증가
• 체세포 복제(유전공학)에 따른 인간의 정체성에 대한 우려</td></tr>
<tr><td rowspan="4">생명윤리 원칙</td><td>자율성의 원칙</td><td colspan="2">• 인간은 누구나 개인이 스스로 선택한 계획에 따라 행동을 결정하는 자율권을 지니며, 그것이 타인에게 피해를 주지 않는 한 어느 누구도 그 권리를 침해받아서는 안 된다는 원칙
• 의사는 환자에게 치료과정과 방법, 필요한 약품의 효능과 부작용 등을 거짓 없이 상세히 설명하고, 환자는 자신의 치료에 대해 충분한 설명에 근거하여 치료를 선택하고 자율적으로 이에 동의해야 함
• 적극적 의무: 정보를 제공하거나 상대방이 자율적으로 의사결정을 하도록 여건을 조성함
• 소극적 의무: 자율적 행위가 타인에 의해 억압되어서는 안된다는 절대적 의무</td></tr>
<tr><td rowspan="3">사전 동의의 원칙</td><td colspan="2">• 자율성의 원리에 근본적인 근거를 두고 있으며 충분한 설명에 근거한 동의를 뜻함

[충분한 정보에 근거한 동의: 사전동의의 원칙의 조건]
㉠ 대상자가 동의할 능력(의식)이 있어야 함
㉡ 외부의 강요나 간섭이 없는 자발적인 결정이어야 함
㉢ 충분한 지식과 정보를 듣고 이해할 수 있어야 함

• 대리결정: 자의적 동의능력이 없는 사람의 사전동의의 원칙에 의한 자율성 보장 장치

[대리결정의 기준]
㉠ 순수자율성 표준: 대상자가 동의능력이 있었을 당시의 의견 기준
㉡ 대리판단 표준: 대리인이 대상자의 입장에서 무엇을 원하겠는가 기준
㉢ 최선의 이익 표준: 이해득실을 따져 대상자에게 최선이 된다고 여겨지는 기준</td></tr>
<tr><td>사전동의의 정당화 조건</td><td>피험자에게 사전동의 과정에서 설명해야 할 내용</td></tr>
<tr><td>• 외부의 강요나 간섭 없는 자발적인 결정
• 대상자가 정보를 이해하여 결정할 수 있는 의사결정 능력이 있어야 함
• 의료인이 관련된 정보를 대상자가 이해할 수 있도록 전달해야 함
• 대상자의 결정 후 의료인이 그 결정을 인정하는 소정의 절차(서명, 날인 등)를 통하여 대상자의 결정을 객관화해야 함</td><td>• 연구의 목적과 피험자의 역할
• 실험에 참여하여 얻는 이익과 피해
• 피험자의 기록에 대한 비밀보장 정도
• 대상자의 자발성 내용
• 연구 참여 도중 언제라도 참여중단 가능하다는 내용</td></tr>
</table>

<table>
<tr><td rowspan="3">생명윤리 원칙</td><td>무해성의 원칙
(악행금지 원칙)</td><td>• 건강전문가에게 가장 엄중한 임무로, 타인에게 의도적으로 해를 입히거나 해를 입히는 위험을 초래하는 것을 금지한다는 원칙
• 의료인은 환자에게 해가 되는 행위를 해서는 안되며 치료과정에서 환자에게 신체적으로 또는 정신적으로 상처를 주어서는 안 됨

[이중효과의 원리: 무해성의 원칙 vs 선행의 원칙]
• 어떤 행위로 유익한 효과와 부수적으로 해를 입히는 손상 효과가 함께 발생하는 경우를 말하며, 책임을 면하려면 일정한 정당화 조건이 있어야 함 (직접 의도하지는 않았지만 나쁜 결과가 발생하였더라도 정당화할 수 있는 조건) 예 질환의 예방(유익한 효과)을 위해 접종한 백신의 부작용으로 발생한 폐활량 저하(손상 효과)
• 정당화 조건
㉠ 행위 자체가 선해야 되고 도덕적으로 무관해야 함(행위 자체의 성질)
㉡ 예측되는 유익한 효과는 예측되는 손상 효과보다 크거나 같아야 함(비율성)
㉢ 유익한 효과는 성취하려 하고, 손상 효과는 가능한 한 피하려고 하는 행위자의 의도가 있어야 함(행위자의 의도)
㉣ 손상 효과가 유익한 효과의 수단이 되어서는 안 됨(인과성)</td></tr>
<tr><td>선행의 원칙</td><td>• 발생할 수 있는 악결과를 미리 예측하여 예방할 의무와 당장의 해악을 제거할 의무를 포함
• 악행금지의 소극적 의미에서 적극적 의미로 확대되어 환자에게 예방과 더불어 이득을 제공하는 것으로, '적극적 선행의 원칙'이라 함
• 선의의 간섭주의(온정적 간섭주의): 개인의 이익, 복지 등을 위해서라면 개인의 자율성이나 자유는 희생될 수 있다는 입장 → 선행의 원칙 > 자율성 원칙
예 환자의 안전을 위한 억제대 착용, 수술 후 조기이상 권유, 종교로 인한 수혈거부환자에게 수혈권유
※ 위약투여는 선행의 원칙과 정직의 원칙 간 충돌의 예

[선의의 간섭주의 정당화 요건]
㉠ 자율성의 조건: 대상자가 관련 정보를 전혀 모르고 있거나 합리적인 사고를 할 수 없음
㉡ 해의 조건: 대상자의 결정에 동의할 경우 반드시 대상자가 손상을 입게 됨 예 자살방조
㉢ 승인의 조건: 대상자의 합리적인 사고가 회복되거나 지식을 얻게 되는 경우 지금의 제재를 당연히 인정해 줄 것이라는 판단</td></tr>
<tr><td>정의의 원칙</td><td>• 각자에게 자기의 권리나 몫을 돌려주는 것으로 공정함, 평등함을 뜻함
• 해악과 이득이 공존하는 상황에서 이득을 분배하는 것으로, 핵심은 각자에게 그들의 몫을 주는 데 있음
• 주로 병원에서는 분배적 정의 즉, 부족한 의료자원의 공평한 분배와 관련됨
예 치료순서, 장기기증 수혜순서 등과 관련

[분배적 정의의 유형]
㉠ 균등한 분배: 선착순 분배　㉢ 필요에 따른 분배: 건강보험 수혜　㉤ 성과에 따른 분배
㉡ 능력에 따른 분배　㉣ 노력에 따른 분배</td></tr>
<tr><td rowspan="3">윤리 규칙</td><td>정직의 규칙</td><td>• 다른 사람을 존중하고 선을 위해서 진실을 말해야 하는 의무로, 인간존중의 원리와 성실의 규칙과 함께 행해져야 함
※ 보호자 요청으로 암환자에게 진단명을 언급하지 않음 → 정직의 규칙과 성실의 규칙 간 충돌</td></tr>
<tr><td>신의의 규칙</td><td>• 의료인들은 환자 개인의 의료기밀을 보장하기 위해 최선을 다해야 함
• 환자의 사생활을 유지할 의무와 환자의 비밀을 지킬 의무가 신의의 규칙에 해당함</td></tr>
<tr><td>성실의 규칙</td><td>• 간호사로서 환자를 돌보는 일을 하는 것으로 계약관계에서 기본적인 윤리원칙으로 약속이행과 동일하게 사용됨
• 간호업무표준 준수와 같이 표준으로 정해진 규칙과 절차를 따라야 함</td></tr>
</table>

<table>
<tr><td rowspan="2">윤리적 의사결정</td><td>윤리적 딜레마</td><td>• 딜레마: 두 개 혹은 그 이상의 바람직하지 않은 대안 중 하나를 선택해야만 하는 상황으로, 한 가지의 좋은 해결책은 없음
• 윤리적 딜레마: 윤리나 도덕적 문제가 내재된 상황에서 만족스러운 해결이 불가능할 때 또는 둘 다 만족스럽지 못한 두 가지 중 하나를 선택해야 하는 경우</td></tr>
<tr><td>윤리적 사고 단계</td><td>• 윤리적 사고(추론) 단계: 윤리적 딜레마 상황 속에서 윤리적인 판단을 내리고 그에 따른 행동에 이르기까지의 사고과정
• 윤리적 판단과 행동 → 도덕규칙(구체적/특수한 상황) → 윤리규칙(정직·신의·성실) → 윤리원칙 → 윤리이론(추상적/일반적 상황)</td></tr>
</table>

간호연구와 윤리

<table>
<tr><td rowspan="2">인간대상 연구 관련</td><td colspan="2">연구대상자의 권리</td><td>연구 전 연구대상자로부터 서면동의를 받아야 할 내용</td></tr>
<tr><td colspan="2">• 연구에 대하여 알 권리
• 연구 참여 여부를 자율적으로 결정하고 동의할 권리(사전동의권)
• 개인의 사생활과 신의에 대한 권리
• 연구대상자로 참여할 동등한 기회를 가질 권리
• 치료나 간호를 받을 권리</td><td>• 인간대상연구의 목적
• 연구대상자의 참여 기간, 절차 및 방법
• 연구대상자에게 예상되는 위험 및 이득
• 개인정보 제공 및 보호에 관한 사항
• 연구 참여에 따른 손실에 대한 보상
• 동의의 철회에 관한 사항
• 그 밖에 기관위원회(IRB)가 필요하다고 인정하는 사항</td></tr>
<tr><td rowspan="4">기관생명 윤리위원회
(IRB)</td><td colspan="3">• 기관생명윤리위원회(IRB; Institutional Review Board):
인간 또는 인체유래물을 대상으로 하는 연구대상자의 권리·안전·복지를 보호하기 위해 설치된 연구기관 자체의 독립적 윤리위원회</td></tr>
<tr><td>설치 목적</td><td colspan="2">• 인간과 인체유래물 등을 연구하거나, 배아나 유전자 등을 취급할 때 인간의 존엄과 가치를 침해하거나 인체에 위해를 끼치는 것을 방지함으로써 생명윤리 및 안전을 확보하고 국민의 건강과 삶의 질 향상이 이바지함을 목적으로 함</td></tr>
<tr><td>설치 기관</td><td colspan="2">• 인간대상연구를 수행하는 자가 소속된 교육·연구기관 또는 병원
• 인체유래물연구를 수행하는 자가 소속된 교육·연구기관 또는 병원
• 배아생성의료기관, 배아연구기관, 체세포복제배아등의 연구기관, 인체유래물은행, 배아줄기세포주를 이용하여 연구 하려는 자가 속한 기관</td></tr>
<tr><td>그 외</td><td colspan="2">• 기관위원회는 위원장 1명을 포함하여 5명 이상의 위원으로 구성하되, 하나의 성(性)으로만 구성할 수 없으며, 사회적·윤리적 타당성을 평가할 수 있는 경험과 지식을 갖춘 사람 1명 이상과 그 기관에 종사하지 아니하는 사람 1명 이상이 포함되어야 함
• 기관위원회의 심의대상인 연구·개발 또는 이용에 관여하는 위원은 해당 연구·개발 또는 이용과 관련된 심의에 참여하여서는 안 됨
• 기관위원회를 설치한 기관은 보건복지부장관에게 그 기관위원회를 등록하여야 함

[기관위원회의 업무]
• 다음 각 목에 해당하는 사항의 심의
가. 연구계획서의 윤리적·과학적 타당성
나. 연구대상자등으로부터 적법한 절차에 따라 동의받았는지 여부
다. 연구대상자등의 안전에 관한 사항
라. 연구대상자등의 개인정보 보호 대책
마. 그 밖에 기관에서의 생명윤리 및 안전에 관한 사항
• 해당 기관에서 수행 중인 연구의 진행과정 및 결과에 대한 조사·감독
• 그 밖에 생명윤리 및 안전을 위한 다음 각 목의 활동
가. 해당 기관의 연구자 및 종사자 교육
나. 취약한 연구대상자등의 보호 대책 수립
다. 연구자를 위한 윤리지침 마련</td></tr>
</table>

<table>
<tr>
<td rowspan="3">의료기관
윤리위원회</td>
<td>구성 및
운영</td>
<td>• 병원의 임상현장에서 발생할 수 있는 다양한 윤리문제를 해결하는 방법으로 시작함
• 초기에는 의사, 병원직원, 지역사회 일반인 등으로 구성되었으나, 현재는 의사, 간호사를 비롯하여 병원행정가, 변호사, 사회사업가, 성직자, 윤리학자, 환자의 가족, 관심 있는 지역주민 등으로 구성되어 운영되고 있음
• 윤리위원회의 위원은 위원장 1명을 포함하여 5명 이상으로 구성하되, 해당 의료기관에 종사하는 사람으로만 구성할 수 없으며, 의료인이 아닌 사람으로서 종교계·법조계·윤리학계·시민단체 등의 추천을 받은 사람 2명 이상을 포함하여야 함
• 다른 의료기관의 윤리위원회의 업무 수행을 위탁하기로 협약을 맺은 의료기관은 윤리위원회를 설치한 것으로 봄
• 2016년에 제정된 「호스피스·완화의료 및 임종과정에 있는 환자의 연명의료결정에 관한 법률」제14조: '연명의료중단등결정 및 그 이행에 관한 업무를 수행하려는 의료기관은 보건복지부령으로 정하는 바에 따라 해당 의료기관에 의료기관윤리위원회를 설치하고 이를 보건복지부장관에게 등록하여야 한다'고 하여 처음으로 법적 강제장치를 마련하였음</td>
</tr>
<tr>
<td>업무 및
역할</td>
<td>[의료기관윤리위원회의 업무]
• 연명의료중단등결정 및 그 이행에 관하여 임종과정에 있는 환자와 그 환자가족 또는 의료인이 요청한 사항에 관한 심의
• 담당의사가 연명의료중단 등 결정의 이행을 거부할 경우 담당의사의 교체에 관한 심의
• 환자와 환자가족에 대한 연명의료중단등결정 관련 상담
• 해당 의료기관의 의료인에 대한 의료윤리교육
• 그 밖에 보건복지부령으로 정하는 사항

[의료기관윤리위원회의 역할]
• 체계적인 의사결정 절차를 확보하는 기전
• 병원정책의 윤리적 측면 검토
• 다양한 전문가들의 의뢰된 사례에 대한 분석과 문제해결방안 모색
• 윤리적 사례 집담회
• 가족이나 다른 보건의료인의 충고를 구하고 지지받을 수 있는 자원이나 교육의 장을 제공함</td>
</tr>
<tr>
<td colspan="2">[참고: 연구 윤리 부정행위]
㉠ 변조(falsification): 사실을 왜곡해서 기술이나 데이터를 인위적으로 조작하는 행위
㉡ 위조(fabrication): 실험이나 관찰, 혹은 조사 등을 통해 얻은 결과가 없음에도 불구하고 거짓으로 결과를 만들어 내어 보고함
㉢ 표절(plagiarism): 출처를 분명히 밝히지 않고 다른 사람의 저작을 인용하거나 차용하여 자신의 창작물인 것처럼 발표하는 것</td>
</tr>
</table>

04 간호전문직과 윤리

간호사 윤리강령

전문직 윤리강령	• 윤리강령은 전문직 집단의 구성원이 따라야 하는 최소한의 윤리적 가치와 행동을 규정하는 것임 • 전문직이 부여한 책임과 신뢰를 받아들임을 명백히 하고 전문적인 개인으로서는 이 책임과 신뢰를 계승하여 이에 따른 의무를 다할 것을 사회적으로 천명하는 것 • 한국간호사 윤리강령은 간호사가 간호실무 중 경험하는 윤리적 갈등을 해결해주는 나침반의 역할을 하며, 국제간호윤리규약에 준하여 제정되었기에 윤리적 가치로서 보편성을 지님 [현대사회에서 간호윤리가 강조되는 이유] • 간호사에게 환자의 옹호자 역할이 요구됨(간호사의 역할 변화) • 환자와 가족의 권리주장에 대한 의료인들의 책임이 확대됨 • 의료지식과 기술의 발달로 새로운 가치관이 출현하고 윤리적 갈등을 초래함 • 간호사의 책임과 활동 한계의 범위가 명확하지 않음 • 간호사의 역할과 위치 변화: 전문적이고 합리적인 판단, 책임있는 행동으로 환자를 지원할 필요성이 대두됨 [윤리강령의 기능] • 도덕적 문제의 체계적 탐구를 시작하기 위한 출발점이 됨 • 전문직이 허용하는 최소한의 품위있는 행동에 대한 표준을 제공함(법적 근거는 아님) • 행동결정에 있어 전문직이 참고해야 하는 윤리적 고려점의 일반조건을 암시함 [윤리강령의 한계점] • 윤리강령은 도덕적 문제 해결을 위한 답을 주는 것이 아니라 최소한의 지침을 주는 것임 • 윤리강령은 지침 간에 상반되는 경우를 피할 수 없고 그에 따라 광범위한 수용을 하게 됨 • 윤리강령은 시간이 흐름에 따라 많은 부피를 가지게 되어 간결성과 단순성이라는 본래의 유용함을 잃게 됨 • 어떠한 윤리강령도 모든 상황에 분명한 지침이 될 수 있을 만큼 완전할 수는 없음 • 윤리강령은 시대적 산물이기 때문에 시대적 상황에 따라 함께 변해가는 한계를 가짐
한국간호사 윤리선언 (제정 2006, 개정 2014)	우리 간호사는 **인간의 존엄성과 인권을 옹호함**으로써 국가와 인류사회에 공헌하는 숭고한 사명을 부여받았다. 이에 우리는 간호를 통한 **국민의 건강 증진 및 안녕 추구를 삶의 본분으로 삼고 이를 실천할 것**을 다음과 같이 다짐한다. 우리는 어떤 상황에서도 간호전문직으로서의 **명예와 품위를 유지**하며, **최선의 간호로 국민건강 옹호자의 역할**을 성실히 수행한다. 우리는 인간 존엄성에 영향을 줄 수 있는 생명과학기술을 포함한 첨단 과학기술의 적용에 대해 윤리적 판단을 견지하며, **부당하고 비윤리적인 의료행위에 참여하지 않는다.** 우리는 **간호의 질 향상**을 위해 노력하고, 모든 보건의료종사자의 **고유한 역할을 존중**하며 **국민 건강을 위해 상호협력**한다. 우리는 이 다짐을 성심으로 지켜 간호전문직으로서의 사회적 소명을 완수하기 위해 최선을 다할 것을 엄숙히 선언한다.

<table>
<tr><td rowspan="6">한국간호사 윤리강령</td><td>제·개정 과정</td><td>1966년 대한간호협회 내 윤리위원회 발족 → 1972년 윤리강령 제정 및 채택 → 1983년 제1차 개정 → 1995년 제2차 개정 → 2006년 제3차 개정 → 2013년 제4차 개정</td></tr>
<tr><td>제·개정 이유</td><td>• 간호사의 자율적인 통제의 구체화된 표준을 사회에 알리고 구성원들에게 지키도록 권유하기 위함
• 급격한 의료환경 변화에 대처하기 위함
• 간호사의 의사결정에서 판단의 근거가 되게 하기 위함(법적 근거x)</td></tr>
<tr><td>윤리강령 목적</td><td>• 인류건강과 사회복지를 지향, 간호사업의 발전 도모, 간호사의 권익과 전문인으로서의 도덕적 의무 실현</td></tr>
<tr><td>서문</td><td>간호의 근본 이념은 인간 생명의 존엄성과 기본권을 존중하고 옹호하는 것이다.
간호사의 책무는 인간 생명의 시작으로부터 끝에 이르기까지 건강을 증진하고 질병을 예방하며, 건강을 회복하고, 고통을 경감하도록 돕는 것이다.
간호사는 간호대상자의 자기결정권을 존중하고, 간호대상자 스스로 건강을 증진하는 데 필요한 지식과 정보를 획득하여 최선의 선택을 할 수 있도록 돕는다.
이에 대한간호협회는 국민의 건강과 안녕에 이바지하는 전문인으로서 간호사의 위상과 긍지를 높이고, 윤리의식의 제고와 사회적 책무를 다하기 위하여 이 윤리강령을 제정한다.</td></tr>
<tr><td rowspan="2">본문</td><td>I. 간호사와 대상자
1. 평등한 간호 제공
간호사는 간호대상자의 국적, 인종, 종교, 사상, 연령, 성별, 정치적 사회적 경제적 지위,성적 지향,질병과 장애의 종류와 정도, 문화적 차이를 불문하고 차별 없는 간호를 제공한다.
2. 개별적 요구 존중
간호사는 간호대상자의 관습,신념 및 가치관에 근거한 개인적 요구를 존중하여 간호를 제공한다.
3. 사생활 보호 및 비밀유지
간호사는 간호대상자의 사생활을 보호하고, 비밀을 유지하며 간호에 필요한 정보 공유만을 원칙으로 한다.
4. 알 권리 및 자기결정권 존중
간호사는 간호대상자를 간호의 전 과정에 참여시키며, 충분한 정보 제공과 설명으로 간호대상자가 스스로 의사결정을 하도록 돕는다.
5. 취약한 대상자 보호
간호사는 취약한 환경에 처해 있는 간호대상자를 보호하고 돌본다.
6. 건강 환경 구현
간호사는 건강을 위협하는 사회적 유해환경,재해,생태계의 오염으로부터 간호대상자를 보호하고, 건강한 환경을 보전 유지하는 데에 참여한다.</td></tr>
<tr><td>II. 전문가로서 간호사의 의무
1. 간호표준 준수
간호사는 모든 업무를 대한간호협회 업무 표준에 따라 수행하고 간호에 대한 판단과 행위에 책임을 진다.
2. 교육과 연구
간호사는 간호 수준의 향상과 근거기반 실무를 위한 교육과 훈련에 참여하고, 간호표준 개발 및 연구에 기여한다.
3. 전문적 활동
간호사는 전문가로서의 활동을 통해 간호정책 및 관련제도의 개선과 발전에 참여한다.
4. 정의와 신뢰의 증진
간호사는 의료자원의 분배와 간호활동에 형평성과 공정성을 유지하여 사회의 공동선과 신뢰를 증진하는 데에 참여한다.
5. 안전한 간호 제공
간호사는 간호의 전 과정에서 인간의 존엄과 가치, 개인의 안전을 우선하여야 하며, 위험을 최소화하기 위한 조치를 취한다.
6. 건강 및 품위 유지
간호사는 자신의 건강을 보호하고 전문가로서의 긍지와 품위를 유지한다.</td></tr>
</table>

한국간호사 윤리강령		
	본문	**III. 간호사와 협력자** **1. 관계윤리 준수** 간호사는 의료와 관련된 전문직 산업체 종사자와 협력할 때, 간호대상자 및 사회에 대한 윤리적 의무를 준수한다. **2. 대상자 보호** 간호사는 **간호대상자의 건강과 안전이 위협받는 상황에서** 적절한 조치를 취한다. **3. 생명과학기술과 존엄성 보호** 간호사는 인간생명의 존엄성과 안전에 위배되는 생명과학기술을 이용한 시술로부터 간호대상자를 보호한다.

[3차 개정안과 4차 개정안 비교]

		제3차 개정(2006)	제4차 개정(2013)
서문	근본이념	• 인간의 존엄성과 생명의 기본권 존중	• 인간의 존엄성과 생명의 기본권을 존중하고 **옹호**
	책무 (기본임무)	• 건강증진, 질병예방, 건강회복, 고통경감	• **인간 생명의 시작부터 끝에 이르기까지** 건강증진, 질병예방, 건강회복, 고통경감을 하도록 하는 것
	대상/역할	• 개인, 가족, 집단, 지역사회에 전인적 간호중재와 상담, 교육 등을 수행함으로써 대상자의 지식을 증진하여 건강에 관한 최선의 선택을 할 수 있도록 함	• 간호대상자의 **자기결정권**을 존중하고, 간호대상자 스스로 건강을 증진하는데 필요한 지식과 정보를 획득하여 최선의 선택을 할 수 있도록 도움
	제정목적	• 우리사회의 건강과 안녕에 이바지 • 전문인으로서의 도덕적 의무를 수행	• 국민의 건강과 안녕에 이바지하는 **전문인**으로서 **간호사의 위상을 높임** • **윤리의식의 제고**와 **사회적 책무**를 다하기 위함
본문	간호사와 대상자 영역	① 평등한 간호 제공 ② 개별적 요구 존중 ③ 비밀유지 ④ 알 권리 및 자율성 존중 ⑤ 대상자 참여존중 ⑥ **취약계층 보호(신설)** ⑦ 건강환경 구현	① 평등한 간호 제공 ② 개별적 요구 존중 ③ **사생활 보호** 및 비밀유지 ④ 알 권리 및 **자기결정권** 존중 ⑤ **취약한 대상자 보호** ⑥ 건강환경 구현
	전문가로서의 간호사 의무	⑧ 책무 ⑨ 교육과 연구 ⑩ 전문적 활동 ⑪ **윤리적 간호 제공(신설)** ⑫ **건강 및 품위 유지(신설)**	⑦ **간호표준 준수** ⑧ 교육과 연구 ⑨ 전문적 활동 ⑩ **정의와 신뢰의 증진(신설)** ⑪ **안전한 간호 제공** ⑫ 건강 및 품위 유지
	간호사와 협력자 영역	⑬ 협력 ⑭ 대상자 보호 ⑮ **생명과학기술과 존엄성 보호(신설)**	⑬ **관계윤리 준수** ⑭ 대상자 보호 ⑮ 생명과학기술과 존엄성 보호

간호전문직관

전문직 특성	• 장기간에 걸쳐 체계적인 지식체가 수립됨 • 사회로부터 인정받는 시기에 근거한 권위가 있음 • 사회가치와 기본적인 관련성이 있어야 함 • 직업의 자율성이 보장됨 • 평생직으로서의 구성원 간 약속이행이 되어야 함 • 윤리강령 및 전문직으로서의 행위의 규범을 가짐 • 장기간의 교육을 통해 전문성 습득이 가능함 • 전문직을 선택할 때의 동기가 이타적이어야 함 • 고도의 개인적인 책임감과 강한 공동체의식, 참여의식을 가짐 • 이론적 기술과 지적 기술이 있어야 함
간호전문직 특성	• 간호는 과학인 동시에 예술이며 법적·도덕적 책임을 이행함 • 독립적으로 행동하는 권한과 자율성을 가지며 업무결과에 책임을 짐 • 직업에 헌신하고 능숙성을 보임 • 단체를 조직하여 활발한 활동으로 간호직만의 고유문화를 형성함 • 지역사회와 결속력이 높음 • 훈련기간이 다른 전문직과 비교하여 장기간 • 간호사는 다른 전문직에 비해 **강력한 윤리강령**을 가지고 **사회가치와의 관련성**을 내포함
간호전문직 발전 장애요인	• 대중의 간호사에 대한 부정적 이미지 • 간호 단독법의 부재 및 자율성과 파워의 부족 • 표준화된 교육체계의 결핍과 올바른 직업관 부재 • 짧은 근속년수 • 건강관련 분야의 부적절한 리더십 • 업무과중으로 인한 높은 이직률 등의 사회적 요인 • 임금차별과 기혼간호사의 재취업제도의 부재

전문간호사

전문간호사 역할	• 전문 영역별로 역할을 개발하고 간호계획을 수립·시행하며 탁월한 임상개발능력을 지님 • 역할의 모델이 되어 변화촉진자의 역할을 수행함 • 전문적 성숙도를 가지면서 직접적인 간호제공의 역할을 수행함 • 전문분야를 발전시키기 위한 연구자의 역할 • 환자의 교육을 담당하고 간호활동을 증진시키는 교육자 역할
전문간호사 제도의 필요성	• 질병예방과 치료기간 단축으로 국민의료비 절감 및 보험재정 절감에 기여 • 전문적인 지식을 바탕으로 국민이 요구하는 다양하고 질 높은 간호서비스를 제공할 수 있음

필수 학습 주제 셀프 점검표

주제를 읽고 학습한 내용이 머릿속에 정확히 떠오르는지 셀프 점검해봅시다.

점검 주제		학습 완료	학습 미흡
간호윤리의 필요성 및 기능			
윤리학의 철학적 기반(공리주의와 의무론 비교)			
도덕발달이론(길리건과 콜버그의 도덕발달이론)			
생명윤리 대두 배경			
자율성의 원칙			
사전동의 원칙 및 대리결정의 기준			
무해성의 원칙 및 이중효과 원리의 정당화 요건			
선행의 원칙 및 선의의 간섭주의 정당화 요건			
정의의 원칙			
윤리 규칙(정직, 신의, 성실의 규칙)			
윤리적 딜레마 및 윤리적 사고 단계			
연구대상자의 권리			
연구 전 연구대상자로부터 서면동의를 받아야 하는 내용			
기관생명윤리위원회 설치 기관 및 업무			
의료기관윤리위원회 업무 및 역할			
연구 윤리 부정행위			
전문직 윤리강령 및 한계점			
한국간호사 윤리선언			
한국간호사 윤리강령	제정 및 개정 과정		
	제정 및 개정 이유 및 목적		
	제4차 개정 상세 내용(제목과 내용의 매칭)		
	제3차 개정과 제4차 개정의 비교		
전문직의 특성 및 간호전문직의 특성			

XI.

간호서비스 마케팅

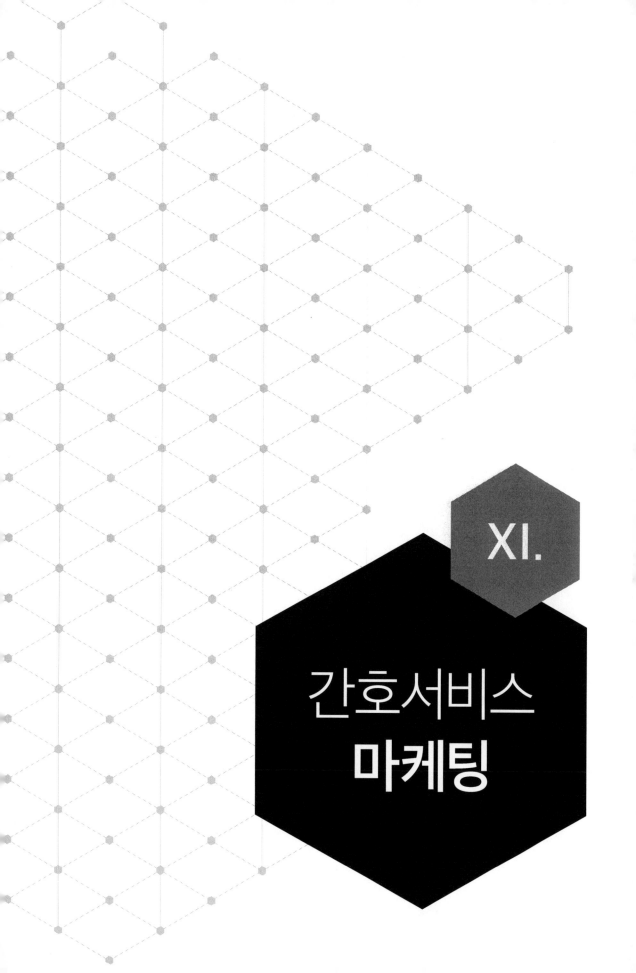

01 마케팅의 이해

<table>
<tr><td rowspan="2">마케팅</td><td colspan="2">[마케팅 개념]
• 개인이나 집단이 제품과 가치있는 것을 창출하고 이를 타인들과 교환함으로써 자신들이 가진 욕구와 욕망의 획득을 목적으로 하는 하나의 사회적 내지 관리적 과정
• 마케팅은 실질적·잠재적 고객의 욕구를 충족시키는 재화나 서비스를 제공하기 위해 이를 계획하고 가격을 선정하여 구매를 촉진하고 유통하는 조직의 총체적 시스템
• 개인이나 조직의 목적 달성을 위해 아이디어, 제품 및 서비스에 대한 개념 정립, 가격 결정, 촉진, 그리고 유통을 계획하고 실행하는 과정</td></tr>
<tr><td colspan="2">[마케팅 관련 주요 개념]
• 욕구: 마케팅의 가장 기본적인 개념으로 사람이 결핍을 느끼는 상태, 즉, 기본적인 만족이 결핍됨을 느끼는 상태
• 필요: 결핍이라는 1차적 욕구를 충족시킬 수 있는 구체적인 것에 대한 바람을 뜻함. 각자의 기호, 개성, 사회·문화적 특성에 따라 천차만별
• 수요: 제품을 구입할 능력과 의지에 의해서 뒷받침되는 제품에 대한 필요이며 구매력이 뒷받침될 때 수요가 창출됨
• 상품: 재화, 서비스 및 아이디어 등으로 구성된 무형, 유형의 것으로 소비자의 필요를 충족시켜 줄 수 있는 관심의 대상
• 교환: 누군가로부터 바람직한 것을 얻어내고 무엇인가를 제공하는 것
• 시장: 인간의 욕구와 필요를 충족시키려는 실제적 또는 잠재적인 구매자들의 집합</td></tr>
<tr><td rowspan="5">마케팅개념 발달과정</td><td>생산개념</td><td>• 제품의 수요가 공급을 초과하는 초과수요 상태에서 제품을 생산하면 그것이 바로 판매로 연결되는 상태
• 소비자들은 제품의 특성보다 제품의 획득 자체에 관심을 가졌기 때문에 공급자는 생산을 증가시키는 방법에만 집중</td></tr>
<tr><td>품질개념</td><td>• 무조건 좋은 품질의 상품을 만들면 소비자가 이를 필요로 하여 구입할 것이라는 가정을 기반으로 한 개념
• 공급자는 좀 더 좋은 품질과 성능의 상품을 만들어 내기 위해 노력했으나, 생산자 중심의 사고로 인한 한계를 드러냄</td></tr>
<tr><td>판매개념</td><td>• 고객은 그냥 내버려 두면 절대로 제품을 구매하지 않는다는 가정에 기반을 둔 개념
• 소비자의 욕구를 고려하지 않고 판매와 영업(판촉)에만 집중한다는 한계를 드러냄</td></tr>
<tr><td>마케팅 개념</td><td>• 제품을 강조하는 것이 아닌 고객의 욕구에 초점을 두며, 장기적인 이윤을 목표로 함(구매자 우선)
※ 시장중심적 개념: 시장세분화, 표적시장 선정, 포지셔닝으로 이어지는 STP(Segmentation, Tergeting, Positioning) 전략</td></tr>
<tr><td>사회지향적 마케팅</td><td>• 기존의 마케팅개념에 소비자의 복지와 사회복지를 접목한 개념
• 환경캠페인, 문화행사 지원, 기부행사, 사회적 기업 등의 다양한 기업 활동</td></tr>
</table>

SWOT분석	[SWOT 전략] ㉠ SO전략(공격적 전략): 강점요인 바탕으로 기회요인 활용 예 사업구조, 사업영역, 사업대상 확대 ㉡ ST전략(다각화 전략): 강점요인 활용하여 위협요인에 대응 예 신사업, 신기술, 신공정, 새로운 소비자층 개발 ㉢ WO전략(국면전환 전략): 약점요인 보완하고 기회요인 활용 예 구조조정, 혁신운동 ㉣ WT전략(방어적 전략): 약점요인 극복하며 위협요인 회피 예 사업 축소, 철수, 폐지 [SWOT분석 시 고려사항] • 기업은 자신의 제품 혹은 기업이 처한 상황을 종합적으로 분석하기 위함(내부환경: SW, 외부환경: OT) • 기업수준이 아닌 **개별적인 제품 수준**에서 적용되어야 함 • 기업의 여러 부서들의 시각이 충분히 반영되어야 함 • **고객중심적인 시각**으로 진행되어야 함

서비스 마케팅

		의미	특징 및 문제점	해결전략
서비스 특성	무형성	• 서비스는 **뚜렷한 실체가 있지 않아** 보거나 만질 수 없고, 서비스를 제공받기 전에는 어떤 것인지 실체를 파악하기 어려움 • 소비자에 의해 만져질 수 없는 **물질적** 무형성, 정신적으로 파악하기 힘들다는 **정신적** 무형성이 있음	• 저장 불가능 → 고객이 소유 불가능 • 특허로 보호 불가능 • 진열하거나 **실체를 확인하기가 어려움** • 커뮤니케이션이 어려움 • 가격 설정 기준이 모호함	• **유형적 단서**를 강조, **브랜드 이미지 구축** • 인적 원천을 정보 제공에 활용 • 구전 활동(입소문)을 적극적으로 활용 • 고객과의 접촉빈도를 높이며, 커뮤니케이션 강화 • 기업의 브랜드 가치를 향상 • 신뢰받는 기업 이미지 창출 • 구매 후 커뮤니케이션 강화
	비분리성 (동시성)	• **생산과 소비가 동시에** 일어나는 것으로, 서비스가 제공되는 시점에 소비자가 존재해야 제공이 가능함 • 서비스 제공자와 소비자의 상호작용 정도가 서비스 결과에 큰 영향을 미침	• **직접 판매**만 가능 • 집중화된 대량생산이 불가능함 • **생산과 소비**가 분리될 수 없고 **동시에** 이루어짐 • 서비스 생산과정에 **소비자가 참여함**	• **서비스인력의 질**이 중요하므로 인력 선발 및 교육에 비중을 둠 • 서비스 제공자의 표준화 및 자동화 강화 • 여러 지역에 서비스망 구축 및 제공 • 친절하고 세심한 고객관리 • **서비스 접점**에 대한 관리 강화 (서비스 현장에서의 상호작용의 질 강화)
	이질성 (가변성)	• 동일한 서비스라도 누가, 언제, 어디서 어떠한 방법으로 제공하느냐에 따라 **매번 달라짐**	• 표준화 및 **품질통제가 곤란함** • 서비스 내용, 과정, 질이 일정하지 않음	• 서비스 표준 설계 및 수행 (표준화 및 개별화) • 서비스의 기계화, 산업화 강화 • 환자 중심의 개별화된 맞춤서비스 제공 • 의료인력의 지속적인 역량 개발
	소멸성	• 비분리성에 기본을 두는 개념으로 서비스는 **저장될 수 없음** • 이용 시기가 지나면 이용할 기회는 사라짐	• 재고 보관과 **저장 불가능** • 수요 및 공급의 균형 문제 • **시간적 요소**가 중요함	• 수급 및 제공능력의 **동시 조절** • 비수기의 **수요변동에 대비** • 서비스 제공**시간**에 대한 **정보 제공** • 진료**예약**제도

서비스 마케팅 유형	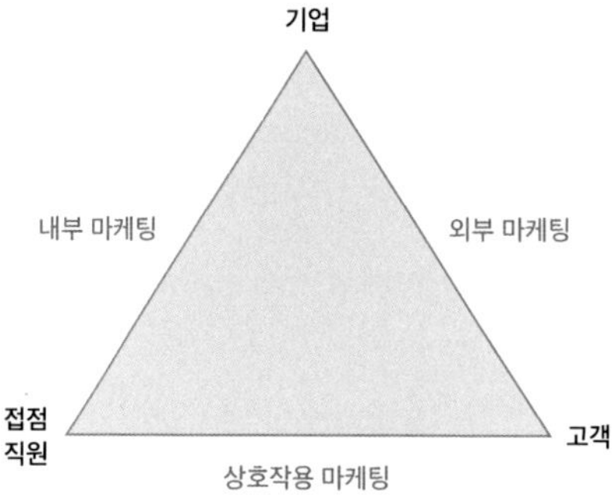	[서비스 마케팅 삼각형] ㉠ 외부마케팅: 약속 정하기 - 조직이 고객에게 일정 서비스에 대해 기대할 수 있게 하고 어떠한 서비스가 제공되는지에 대한 정보를 제공하고 약속함 - 기업이 고객에게 제공하는 마케팅(4P) ㉡ 내부마케팅: 약속 가능하게 만들기 만족스러운 서비스를 제공하기 위해 조직이 조직원을 훈련시키고 동기부여하여 고객과 약속한 서비스를 제공할 수 있도록 하는 것으로, **접점 직원의 만족**과 **내부 부서 간의 소통**에 초점을 둠 ㉢ 상호작용 마케팅: 약속 지키기 - 고객의 관점으로 보았을 때 **가장 중요한 부분**으로 서비스 제공자는 우수한 기술과 인간적인 접촉까지 제공해야 함(3P) - 서비스의 질은 판매자만으로 향상될 수 없고, **판매자와 구매자 간의 상호작용**을 통해 향상된다는 가정에입각한 마케팅
마케팅믹스 전략 (4P)	제품전략 (Product)	• 물리적 제품, 품질 수준, 포장, 품질 보증, 제품계열, 브랜드 등의 **서비스 그 자체**를 의미하며 서비스의 질과 양으로 구성됨 • 간호서비스 제품이 될 수 있는 것을 개발 • 심혈관센터, 통증관리센터, 종합검진센터, 너싱홈, 산전간호서비스 등
	유통전략 (Place)	• **접근경로** 형태, 노출, 중간상, 유통점포입지, 운송, 보관, 위치, 시간관리 등 **시간·장소·정보의 접근성과 관련** • 서비스가 생산자로부터 소비자에게 안전하고 무난히 전달되도록 지원해주는 활동으로, 서비스 마케팅은 제품의 유통경로(접근경로)가 다양함 • 핵심요소: **편리함(접근성)**
	촉진전략 (Promotion)	• 소비자에게 설득력 있는 커뮤니케이션으로 제품을 알리고 소비의 촉진을 위해 소비자를 **설득**하는 모든 마케팅 활동 • 일반적으로 서비스를 제공하는 조직은 **무형성**이라는 **서비스의 특징** 때문에 촉진전략을 구사하기가 어려움 • 인적판매(선발, 훈련, 인센티브 등), 광고, 판촉, 홍보, 구전활동(입소문) 등
	가격전략 (Price)	• 가격유연성, 가격수준, 가격차별화, 할인, 무료쿠폰, 거래조건 등으로 원가, 가치 등에 기반하여 설정됨 • 상품 또는 서비스에 부여된 값(비용)으로 간호서비스에 대한 수가책정전략 및 기존 수가 조정 전략 등
+3P	사람전략 (People)	• 서비스 제공 및 구매자의 서비스 인식에 영향을 미치는 모든 사람들(종업원, 고객 등)이 포함됨 • 고객과 직원 간의 직접적·간접적 상호작용 등
	물리적근거 전략 (Physical)	• 서비스 조직과 고객이 상호작용하는 환경 또는 서비스 의사소통이나 성과를 촉진시키는 유형의 요소들을 대상으로 전략 수립 • 시설, 설비 디자인, 장비, 표지, 종업원 복장, 기타 유형물(명함, 품질보증서) 등(Physical evidence)
	과정전략 (Process)	• 서비스를 제공하는 데 필요한 절차, 작동구조, 활동의 흐름 등을 의미함 • 서비스 대기시간 관리, 고객의 참여수준, 서비스 단계 등

02 의료 및 간호서비스 마케팅

의료서비스 마케팅

[의료 및 간호서비스 마케팅 특징]

- 노동집약적·전문적·개별적 서비스
- 공공의 책임을 지므로 사회적으로 많은 규제를 받음
- 병원은 **이원화된 구조**로 분리되어 있으므로 운영상에 갈등이 발생함
- 환자를 대상으로 서비스를 제공하고 그에 따른 보상은 제3자 지불단체가 함
- 의료서비스를 소비하기 전까지는 그 결과에 대해 알 수 없고, 소비 후에도 그 질을 평가하기가 어려움
- 마케팅 전략 수립 순서: 시장상황분석(SWOT) → 의료시장 세분화(S) → 표적시장분석(T) → 포지셔닝(P) → 마케팅 믹스(4P) 전략 개발 → 통제

[간호서비스 마케팅믹스(4P) 전략의 예]

제품 전략 (Product)	• 새로운 종류와 유형의 간호서비스 개발 • 고객맞춤 간호서비스 • 간호서비스 질 보장 및 관리(TQM) • 전문적이고 고급 간호서비스 개발 • 서비스 제공 과정의 개선 • 기존 간호서비스 향상 • 전문화된 간호서비스 • 고령인구 맞춤 서비스 등	유통경로 전략 (Place)	• 물리적 접근성(장소 다양화, 원격진료, 가정간호서비스, 통원수술, 인터넷을 통한 환자 상담, **무료주차장** 등) 제고 • 서비스 전달체계의 다원화(자가 간호를 위한 어플 적용, 지역사회 간호서비스센터 운영, 전화·인터넷 건강 상담 등) • 정보의 접근성(상담, 설명, 조언 등) 제고 • 시간적 접근성(대기시간, 예약서비스, 야간진료 등) 제고 • 서비스 제공자의 전문성 강화 • 의료전달체계 개선
촉진 전략 (Promotion)	• 이미지 제고 및 향상(친절함, 책임감, 전문적 인상 등) • 브로슈어, 안내서, 소책자 발간(유형적 단서 제공) • 홍보 및 광고(표적시장, 매체 선정 등) • 사회봉사적 차원의 간호활동에 대한 홍보를 통한 간호서비스의 이미지 향상 • **고객접점**에서 소비자만족을 위한 **전문적 이미지 강화** • 간호서비스에 대한 바람직한 포지셔닝 • 구매 후 의사소통(거래 후 피드백, 설문조사 등)	가격 전략 (Price)	• 기존 가격조정(비용-가치 분석) • 가격차별화 • 새로운 가격 개발(개별화된 간호서비스) • 보험수가 책정(경제적, 합리적 적정 가격) • 상품과 서비스 비용에 대한 수가책정 및 수가 조정 전략 등

시장세분화(S), 표적시장(T), 포지셔닝(P)

시장 세분화 (Segmentation)

- 시장세분화: 소비자 욕구를 분석하여 비슷한 성향을 지닌 사람들의 집단을 **다른 성향의 사람들의 집단과 분리**하고 **하나의 집단으로 묶어가는** 과정 → 전체 시장을 여러 하위시장으로 나누는 것

[시장세분화의 목적 및 필요성]

- 조직의 경쟁좌표 설정
- 마케팅 자원의 효과적 배분
- 세분시장별 소비자 욕구충족을 통한 매출액 증대
- 시장 상황을 정확히 파악하여 변화에 대응
- 정확한 표적시장 설정
- 미충족 소비자 욕구 분석을 통한 시장기회 파악

[효과적 시장세분화 요건]

㉠ 측정가능성: 각 세분시장의 규모나 구매력 등의 정보는 측정 가능해야 함
㉡ 접근가능성: 선정된 시장에 조직의 마케팅 활동이 효과적으로 집중될 수 있어야 함(잠재고객들에게 접근할 수 있어야 함)
㉢ 실질적 규모: 선정된 시장의 규모가 크고 수익성이 커서 별도의 시장으로 개척할 가치가 있어야 함
㉣ 실행가능성: 선정된 시장에 대한 마케팅 믹스 전략이 효과적으로 실행될 수 있어야 함
㉤ 일관성 및 지속성: 세분시장은 일관성과 지속성이 있어 일정기간 동안 유지되어 기간 내 일정한 마케팅믹스가 적용될 수 있어야 함

표적시장 (Targeting)

- 표적시장: 마케팅 노력을 집중시킬 고객들의 집단
- 세분시장의 매력 정도를 분산하여 조직의 한정된 자원을 가장 효과적으로 활용할 수 있는 세분시장을 선택해야 함

[표적시장에 따른 마케팅 종류]

비차별화 마케팅	• 잠재고객들이 **동질적 선호패턴**을 나타낸다는 가정하에 전체시장에 대해 **한 가지 마케팅믹스 전략**을 적용하는 것 • 가장 큰 표적시장이 대상이므로 **비용을 절감**할 수 있으며, 대량생산, 대량유통, 대량광고 등이 이용되어 **대량마케팅**이라고 함
차별화 마케팅	• 잠재고객들이 **군집화된 선호패턴**을 나타낸다 생각하고 전체시장을 몇 개의 세분시장으로 나누고 그 세분시장을 표적시장으로 선정하여 그 표적시장에 적합한 제품이나 서비스를 제공하는 것 • 비차별화 마케팅에 비해 총매출을 많이 달성할 수 있지만 차별화에 따른 경비가 함께 증대됨
집중화 마케팅	• 차별화 마케팅과 같은 개념이나, 비차별화 마케팅이나 차별화 마케팅은 전체시장을 표적시장으로 삼지만, 집중화 마케팅은 **한 개 또는 소수의 세분시장만**을 표적시장으로 삼고 표적시장에서의 시장 점유율을 확대하려는 전략 • **자원이 한정적**일 때 주로 사용하며 갑자기 표적시장이 붕괴될 수 있다는 위험성을 안고 있어 위험 부담률이 큼
일대일 마케팅	• 잠재고객들이 **확산된 선호패턴**을 나타내어 **고객 하나하나가 개별적으로 독특한 하나의 시장을 형성한다**고 봄 • 개별 고객을 별도의 세분시장으로 간주하여 표적시장을 정밀하게 조정하는 것 • 고객의 만족이 극대화되나, 경비 또한 증대됨

[간호서비스 시장의 표적시장]

- 간호고객 시장: 환자 및 가족, 개인, 지역사회 일반 대중 등으로 가장 중요한 시장
- 간호내부 시장: 간호사, 간호관리자, 의사, 병원행정가, 타직종, 기타 간호사와 함께 일하는 관련 직원들 등
- 영향자 시장: 간호서비스 활동에 영향을 미치는 국회, 정부기관, 정치집단, 소비자 단체, 건강보험공단 등
- 공급업자 시장: 의료용품 제조업자 및 공급업자, 의료업 관련 각종 용역업자 등
- 간호사 모집 시장: 간호학생, 장래 간호지망생, 간호교육기관 등
- 간호서비스 의뢰시장: 간호협회 및 의료관련 단체 등

포지셔닝 (Position-ing)	• 포지셔닝: 어느 한 제품이 주어진 시장에서 차지하는 위치로, 특정 제품이 경쟁제품과 비교하여 **소비자들의 마음속에 차지하는 상대적 위치** • 포지셔닝 절차: 소비자 분석 → 경쟁자 확인 → 경쟁자 포지션 분석 → 자신의 포지셔닝 개발 → 포지셔닝 실행 → 포지션 확인과 리포지셔닝 • 포지셔닝 맵: **소비자의 마음속에 내재**한 **자사제품과 경쟁회사 제품들의 위치**를 2차원 또는 3차원의 도면으로 작성한 것 • **포지셔닝 분석**: 어떤 브랜드, 기업, 제품 등이 소비자의 욕구나 경쟁자와 관련하여 **소비자의 지각 속에 그려지는 모습**을 확인하는 일로, 지각 지도를 작성하고 그곳에 자신과 경쟁관계인 제품이나 서비스의 위치를 결정하기까지의 과정 [포지셔닝 유형] • 속성에 의한 포지셔닝: 다른 기업의 제품이나 서비스와 비교하여 구별되는 속성이나 특성을 기준으로 포지셔닝 함 • 이미지 포지셔닝: 제품이나 서비스가 가진 추상적인 편익을 기준으로 포지셔닝 함 • 사용상황에 의한 포지셔닝: 제품이나 서비스의 사용상황을 묘사하거나 제시하면서 포지셔닝 함 예 숙취해소엔 여명808 • 사용자에 의한 포지셔닝: 특정 소비자집단이나 계층에게 적절함을 묘사하거나 제시하면서 포지셔닝 함 • 경쟁 제품에 의한 포지셔닝: 소비자의 지각 속에 자리 잡은 경쟁제품과 명시적·묵시적으로 비교함으로써 포지셔닝함

필수 학습 주제 셀프 점검표

주제를 읽고 학습한 내용이 머릿속에 정확히 떠오르는지 셀프 점검해봅시다.

점검 주제	학습 완료	학습 미흡
마케팅 개념 및 발달과정		
SWOT 분석 전략		
서비스 특성(무형성, 비분리성, 이질성, 소멸성)별 개념, 문제점 및 해결전략		
서비스 마케팅 삼각형		
서비스 마케팅 전략(4P)		
의료서비스 마케팅 특성 및 전략의 예		
시장세분화 필요성 및 요건		
표적시장에 따른 마케팅 종류 (비차별화 마케팅, 차별화 마케팅, 집중화 마케팅, 일대일 마케팅)		
포지셔닝 및 포지셔닝 분석의 개념		